编　委　会

主　　审：梁力建　何裕隆　朱家源

主　　编：陈创奇　赖佳明

参编人员：（按姓氏笔画排序）

马　毅　王劲松　朱　斌　朱庆棠
巫国勇　李　强　陈　羽　陈创奇
陈敏英　陈泓磊　林佳平　姚尖平
徐康清　唐　庆　黄　纲　戚　剑
赖佳明　蔡世荣

编写秘书：梁培文

绘　　图：龚　湛

编写单位：中山大学中山医学院

主　审：梁力建、何裕隆、朱家源

外科学
临床见习精要

陈创奇　赖佳明 ◎ 主编

中山大学出版社
·广州·

图书在版编目（CIP）数据

外科学临床见习精要/陈创奇，赖佳明主编．—广州：中山大学出版社，2010.10

ISBN 978－7－306－03733－6

Ⅰ.外…　Ⅱ.①陈…②赖…　Ⅲ.外科学—医学院校—教学参考资料　Ⅳ.R6

中国版本图书馆CIP数据核字（2010）第162400号

出 版 人：祁　军
策划编辑：鲁佳慧
责任编辑：鲁佳慧
封面设计：曾　斌
责任校对：马霄行
责任技编：黄少伟
出版发行：中山大学出版社
电　　话：编辑部 020－84111996，84113349
　　　　　发行部 020－84111998，84111981，84111160
地　　址：广州市新港西路135号
邮　　编：510275　　　　传　真：020－84036565
网　　址：http://www.zsup.com.cn
　　　　　E-mail:zdcbs@mail.sysu.edu.cn
印 刷 者：广州中大印刷有限公司
规　　格：787mm×1092mm　1/32　13印张　260千字
版次印次：2010年10月第1版　2010年10月第1次印刷
印　　数：1～3000册
定　　价：28.00元

序

21世纪是医学教育面临众多机遇和挑战的世纪：社会经济的全球化、科学技术的迅猛发展、医学模式的深刻转变、医疗卫生体制的逐步变革、群众卫生服务需求的稳步增加等等。因此，21世纪医学人才培养模式也面临着深刻的变革，在职业态度、职业行为、职业道德、人文素养、医学知识、临床技能、沟通技能、预防医学与群体保健等领域对医学教育都提出了更高的标准。

医学教育是“三基”（基本知识、基础理论、基本技能）、“三严”（严肃态度、严格要求、严密方法）的教育过程。近年来，中山大学遵循国际医学教育的先进理念与我国医学教育的标准，着力探索与推进“三早”（早期接触科研、早期接触社会、早期接触临床）、“两强”（动手能力强、科研能力强）教育模式改革，以培养“厚基础、强能力、发展后劲大”的高质量21世纪医学人才为目标，扎实推进各项教学工作。为适应全球医学教育发展趋势，同时进一步贯彻教高［2007］1号《教育部、财政部关于实施高等学校本科教学质量与教学改革工程的意见》、［2007］2号《教育部关于进一步深化本科教学改革全面提高教学质量的若干意见》的文件精神，切实实施医科教学质量工程，大力加强临床实践教学建设，中山大学医学教务处组织各附属医院外科教研室教学、临床经验丰富的教师编写了本教材。

见习教学是临床实践教学的重要环节，是从临床理论学习过渡到毕业实习的一个重要阶段。中山大学原内部教材《外科学临床见习指导》（2007版）对我校临床见习教学具有很好的指导与规范作用，但随着时间的推移与医学知识的更新，以及新的外科器械不断出现，该书在教学实践过程中逐渐出现了一些与临床实际操作不相符合的地方。因此，为了适应全国统编教材《外科学》（吴在德主编，第7版，人民卫生出版社出版）、供8年制及7年制临床医学专业使用的《外科学》（人民卫生出版社出版）教材的教学内容需要，并尽量使见习指导内容更加贴近临床，我校组织外科教研室再次对该书进行修订并出版《外科学临床见习精要》，以便与时俱进，推陈出新，进一步提升本书的科学性和实用性。

本教材不仅可供5年制本科生见习使用，也可供长学制（8年制或7年制）的医学生见习使用，对强化外科学基础知识、掌握外科基本操作技能、培养临床思维能力都有很大的帮助，同时也希望本教材在教学过程中不断发展、完善和补充，以促进我国外科人才的培养，推进我国医学教育的发展。

王庭槐

2010年8月30日

（王庭槐：中山大学医学部副主任、医学教务处处长、国家级教学名师）

前　言

《外科学临床见习精要》教材是在中山大学内部教材《外科学临床见习指导》（2007 版）基础上，经过各附属医院外科教研室多年的沉淀和积累编写而成。编写严格遵循了教材继承性与创新性相结合的原则。在参照吴在德主编的全国统编教材第 7 版《外科学》和陈孝平主编的供 8 年制及 7 年制临床医学专业使用的《外科学》（上、下册）的基础上，同时吸收国内外相关最新教材的新内容，组织我校教学、临床经验丰富的资深教师进行编写，使本教材在内容上体现科学性、先进性、实用性和继承性。

外科临床见习是医学生从理论学习过渡到毕业实习的一个重要阶段，是将书本学到的理论知识初步应用于临床实践的一个学习过程。此阶段能使医学生进一步加强医学基础理论、基本知识和基本技能的学习，并通过教师的指导，把所学的理论知识与临床实际工作结合起来，初步具有科学的临床思维方法及分析问题、解决问题的能力，掌握外科基本操作，掌握外科常见病、多发病的诊断和治疗，学会与病人沟通，培养良好的医德医风，为毕业实习打下坚实的基础。

本教材在编写中重点强化三个基本思想：一是注重巩固基础知识，强化“三基”内容；二是注重临床能力的培养，强调掌握外科学基本技能，使学生具有一定的独立处理外科常见病、多发病的能力；三是拓宽知识面，融入医学人文思想，提高医学生的医患沟通能力，并培养其良好的医德医风。另外，根据长学制（8 年制及 7 年制）和 5 年制本科生的特点，编写适合他们学习需要的见习教材。

在本教材的编写过程中，我们得到了中山大学医学部副主任、医学教务处处长、国家级教学名师、生理学博士生导师王庭槐教授的大力支持，并为本教材作序；也得到了外科教研室主任、肝胆外科首席专家梁力建教授，大外科主任何裕隆教授和教学主任朱家源教授的鼎力指导；同时还得到了麻醉科龚湛医生的相助，绘制了大量精美的教学图画。在此，衷心感谢所有在本教材编写过程中给予我们无私帮助和支持的老师们和朋友们！

尽管我们在本教材的编写过程中付出了许多心血，但由于水平和时间所限，教材中难免会有疏漏之处。我们真诚地希望所有使用本教材的教师、学生及时给予批评指正，以便我们在以后的教学过程中对教材进行修订，不断提高教材质量。

陈创奇　赖佳明

2010 年 8 月 12 日

目　录

外科见习内容安排（供参考）

外科见习时间共6周，每周6单元（周一至周五上午及周一下午），每单元4学时，共144学时。见习时间具体安排如下表：

教学模块	内　　容	学时数	合计学时数
外科基础	外科住院病历书写与体格检查	4	28
	无菌术	4	
	外科基本操作	4	
	水电解质和酸碱平衡	4	
	止血和包扎	4	
	动物外科手术	8	
	外科休克	自学	
普通外科	腹外疝、急性阑尾炎	4	48
	胃十二指肠疾病	4	
	肠梗阻	4	
	直结肠、肛管疾病	4	
	甲状腺疾病、乳腺疾病	4	
	周围血管疾病	4	
	肝脏疾病和胰腺疾病	4	
	胆道疾病	4	
	门静脉高压症和消化道出血	4	
	外科门诊	4	
	外科急诊	4	
	参观手术	4	

（续上表）

教学模块	内　容	学时数	合计学时数
烧伤科	各种烧伤处理	4	4
SICU	外科重症监测	4	4
神经外科	颅脑外伤、颅内高压等	8	8
心外科	心脏疾病	4	4
胸外科	胸外伤、肺部疾病	4	4
麻醉科	全麻和局麻	8	8
泌尿外科	泌尿系统损伤、感染、梗阻、肿瘤、尿石症	8	8
骨外科	骨折概论、上下肢骨关节损伤、运动系统慢性损伤、骨肿瘤、骨关节化脓性感染或结核	16	16
显微外科、整形外科	手外伤、周围神经损伤、皮肤移植等	4	4
移植外科	肝移植、肾移植	自学	—
理论考试、操作考试		8	8
累计学时	144		

第一章　外科住院病历书写与体格检查

一、见习要求

(1) 病历内容必须正确、详细，具有较好的条理性、逻辑性及科学性。

(2) 病历应按医院规定的统一格式书写，文字通畅，书写清楚、整齐，不得涂改，不得缺项，每张病历纸均应有病人姓名及住院号，病历完成后，记录人要签名。

(3) 对入院病人的病历，医生应在 24 小时内完成。对急诊病人，送入手术室前必须有较详细的首次病程记录，术后应马上完成病历书写。

二、见习方法与内容

教师示范一次病史询问及体格检查，后分病例给学生自行采集及体格检查，并写出一份外科完整病历交老师修改，最后作总结。病历应包括五部分，即病史、体格检查、外科情况、辅助检查及诊断。

1. 病史

(1) 一般项目。应详细填写。包括姓名、性别、年龄、籍贯、民族、职业、地址、入院日期、病史采集时间、病史提供人、是否可靠（幼儿及神志不清者应特别注明此项）。地址应是病人常住地，不应以单位代替住址。

（2）主诉。即病人入院的主要症状、解剖部位和发生时间。一般不要超过 20 个字。急症发病在 3 天内应以小时计算，一般不用诊断和体征代替症状，内容要简明扼要。如“转移性右下腹痛 20 小时，伴发热 6 小时”、“发现右腹股沟区可复性肿物 6 个月”等。

（3）现病史。自发病至入院的整个病情。包括有无诱因、各主要症状的发生和演变，急症应按日或小时说明病程、各症状的发生次序及相互联系、以前的治疗及其效果、有何特殊反应。避免写“流水账”，应根据病人诉述整理，突出描述清楚发病情况。如反复发病应详细描述其中一次最典型的发病情况，其次是反复发作次数及其间隔时间。对所患病症一般常有的症状而在本例没有时，或对本病诊断有鉴别诊断意义的症状，也应扼要说明。对病人一般情况如睡眠、饮食、大小便、体重等也需记录。

（4）既往史。按系统询问病人自幼以来患过何种病，特别注意有无出血性疾病、高血压病、心脏病、结核病、糖尿病、药物过敏史、外伤史及手术史等。可能与本病有关的情况应详细询问和记录。

（5）个人史。包括出生地、所到地、现住地、有无烟酒嗜好、生活及工作环境有无特殊情况（注意职业性疾病）。

（6）月经史及婚育史。女性病人应询问月经，是否结婚，了解患者生育情况。了解配偶及子女健康情况。

(7) 家族史。指直系亲属的健康状况。有无同样病史，对于一些有遗传可能的疾病，如肿瘤、血液病、先天性畸形等更应注意。

2. 体格检查

所有病人均应作全面、系统的体格检查，虽然有些外科疾病的最后诊断要用特殊检查方法来证实，但外科医师应有从病史和体检结果作出正确的初步诊断的训练。一般体检要全面而有顺序，不要遗漏。准确记录所有的阳性体征和与本病有关的阴性体征，其余作重点记录。

(1) 一般情况。包括病人的体温、脉搏、呼吸、血压、体重，以及病人发育、营养及精神状态。

(2) 皮肤。包括色泽（黄染、发绀、苍白）、皮温、皮疹、出血斑、色素沉着斑、瘢痕、溃疡、窦道、水肿或失水、皮肤弹性和皮下脂肪情况。

(3) 淋巴结。着重检查颈、锁骨上、腋窝、腹股沟等部位。有增大者，则需记录其数量、大小、硬度、光滑度、活动度及有无触痛等。

(4) 头部。有无畸形、肿物，以及毛发情况。有无眼球突出、眼睑浮肿或眼眶凹陷，结膜有无充血、苍白、滤泡及乳头，巩膜有无黄染，瞳孔是否等圆对称、对光反射如何、眼球活动有无受限或斜视。耳、鼻外形是否正常，有无异常分泌物，有无外耳道流脓。有无龋齿、义齿、松动齿及假牙等。伸舌是否居中，舌质及舌苔情况，是否有干裂。扁桃体有无增大和化脓，发声有无声嘶等。

（5）颈部。外观及活动度，有无血管怒张及异常搏动，有无肿物及其特征，气管是否居中或偏斜，甲状腺有增大时注意有无震颤及杂音，有无颈硬。

（6）胸部。胸廓有无畸形、是否对称，以及呼吸情况，肋间有无增宽或变窄。用视、触、叩、听四诊详细检查心肺情况，作重点记录。心界应以图示之。乳房是否对称，有无肿物及肿物的部位、大小、表面情况、边界、软硬度、与周围组织关系、活动度、乳头有无凹陷及分泌物、乳房皮肤情况等。乳房检查需注意检查手法，避免错误及遗漏。

（7）腹部。

1）视诊。腹式呼吸是否正常、减弱或消失，有无腹型、腹块、肠型、胃肠蠕动波，有无腹外疝及腹壁静脉怒张。

2）触诊。腹壁是否反射正常、减弱或消失，有无肿物及肿物的部位、大小、形状、硬度、表面情况、活动度、有无触痛及搏动、与腹壁及呼吸运动的关系，以及腹肌紧张时，肿块有无变化。腹肌紧张度、有无压痛及反跳痛、肝脾是否肿大及肿大程度、Murphy 征是否阳性、肾脏能否扪及、有无肾区触痛、膀胱是否膨胀、腹外疝能否回纳。

3）叩诊。肝浊音界的上界部位，有无缩小或消失。有无移动性浊音或局限性浊音区。

4）听诊。肠鸣音是否正常、减弱或消失，有无振水声及血管杂音。肠鸣应注意每分钟几次，如有亢进注意声调和有无气过水音。一般应在腹部视诊之后作听诊，然后再触诊、叩诊，否则触诊、叩诊之后会影响肠鸣音的听诊。

(8) 外生殖器。阴茎、阴囊、睾丸、附睾及精索是否正常。如无特殊指征，不应检查女性病人的生殖器。如有指征，应按妇科规定检查。阴道检查只限于已婚妇女，检查时应在上级医生指导下或有女护士在旁协助下进行。

(9) 肛门及直肠。有无外痔、直肠脱垂、肛裂、肛瘘，腹部外科病人应作直肠指检，以了解直肠是否有狭窄、肿物，前列腺是否肥大、直肠内容物及其性质、直肠内压痛部位、肛门括约肌功能及指套有无脓血沾染等。

(10) 脊柱及四肢。脊柱有无畸形或压痛、脊柱活动度，四肢长度、肌肉发育及各关节活动情况。有无杵状指（趾）、下肢静脉曲张、异常动脉搏动及溃疡、瘘管等。

(11) 神经系统。一般病人只作一般感觉、运动和膝反射、跟腱反射及常见的病理反射检查。

3. 外科情况

除上述的系统检查和描述外，将与诊断本病有关的外科局部检查所见，放在“外科情况”或“专科情况”内，内容应详细填写，必要时可配合用简图示之，这样可以突出重点。外科情况不应写入一般体格检查项目之内，但须在有关项目内注明“详见外科情况”。

4. 实验室检查及其他辅助检查

必要的有关临床、生化检验、X 线及其他特殊检查结果可写于此项目之下。外院的检查结果须注明该院名称、检查日期、重要描述及诊断等内容，以供参考。引述外院检查结果须用双引号标注。

5. 入院诊断

入院诊断应写于病历之末，要求诊断完整、规范，主次分明，如有跨科性的多种疾病，应将外科主要疾病放在诊断首位，以后依次写出其他诊断，并由住院病历书写者签名（若为完整病历，则在诊疗计划之后签名），以示负责。

6. 病历摘要

若书写完整病历，尚应有病历摘要，内容是对病史、体格检查、外科情况、辅助检查进行进一步的提炼、汇总，简明扼要地叙述病人的阳性症状、体征和对诊断帮助较大的实验室检查及其他辅助检查，可加上有鉴别诊断意义的重要阴性症状、体征，但不是对上述内容的重复。一般应控制在600字左右。

7. 诊断依据

对入院诊断有意义的病程、症状、体征、实验室检查及其他辅助检查。若有多个诊断，应先书写主要诊断的诊断依据，然后再分别列出次要诊断的诊断依据。

8. 鉴别诊断

根据主要疾病诊断的病史、体征进行鉴别，特别是最易误诊的疾病。

9. 诊疗计划

对诊断不明的疾病应提出诊断计划，进而制订治疗方案；对需要手术的病人应完善各种常规的术前检查，包括血常规及血型、尿常规、生化、肝功能、胸片、ECG、血 CEA、电子结肠镜、CT 扫描等检查，并制订手术治疗方案。

10. **签名**

学生书写外科完整病历后要签名，以示负责。另外，老师可对其病历进行修改，批注意见。

以上是外科完整病历的书写要求，如书写住院病历（或住院志）时可省去“病历摘要”、“诊断依据”、“鉴别诊断”和“诊疗计划”四部分内容。

[附一] 外科完整病历

姓名：王××籍贯：广东广州
性别：男　　住址：广州市上九路安良南4号二楼
年龄：60岁　入院日期：2010－1－28 11am
婚姻：未婚　记录日期：2010－1－28 12am
民族：汉族　病史叙述：患者本人
职业：无　　可靠程度：可靠

主诉：转移性右下腹痛24小时，伴发热2小时。

现病史：患者于24小时前无明显诱因出现上腹部及右侧腹部隐痛不适，疼痛呈持续性，无向其他部位放射，与饮食无明显关系，也无阵发性加剧，无伴畏寒、发热，间伴恶心，但无呕吐，无肛门停止排气排便。8小时后疼痛渐转移并固定至右下腹部，仍呈持续性胀痛，自觉疼痛较前明显加重，且2小时前同时出现发热、畏寒，体温达38.5℃，为求进一步诊治而于我院急诊，拟“腹痛查因：急性阑尾炎?” 收入我区。患者起病以来一般情况可，无咳嗽、咳痰，无胸闷、心悸、胸痛，无嗳气、反酸，无腹胀，无双目黄染，有排黄色软质大便2次，无腹泻及黏液血便，无腰痛、尿频、尿急、尿痛及肉眼血尿，体重无明显减轻。

既往史：平素体健，否认“高血压病、心脏病、糖尿病”等病史，否认“肝炎、肺结核”等传染病史。3年前右侧腹股沟区出现一椭圆形的可复性肿块，站立时突出，可入同侧阴囊内，平卧位时消失，无不适症状，未到医院诊治。无手术、外伤史，无输血史，无食物、药物过敏史。

系统回顾：

（1）头颅五官：无视力障碍，无耳聋、耳鸣、眩晕，无咽喉痛、声音嘶哑等。

（2）呼吸系统：无慢性咳嗽、咳痰、呼吸困难，无低热、咯血、盗汗等。

（3）循环系统：无心悸、气促、咯血、发绀，无心前区痛、晕厥、下肢水肿、血压增高等。

（4）消化系统：无慢性腹胀、腹痛，无嗳气、反酸，无呕血、便血、黄疸、慢性腹泻、便秘等。

（5）泌尿生殖系统：无肉眼血尿、尿频、尿急、尿痛，无腰痛、排尿不畅、尿量异常，无眼睑浮肿、双下肢浮肿等。

（6）造血系统：无头晕、乏力，无皮肤黏膜瘀点、紫癜、血肿，无鼻衄、牙龈出血、骨痛，无淋巴结肿大等。

（7）内分泌及代谢系统：无畏寒、怕热、多汗，无食欲异常、烦渴、多饮、多尿，无头痛、视力障碍、肌肉震颤、性格改变，无多毛及第二性征改变等。

(8) 肌肉和骨骼关节系统：无关节肿痛、运动障碍，无肢体麻木、痉挛、肌肉萎缩等。

(9) 神经系统：无头痛、失眠、嗜睡、意识障碍，无晕厥、痉挛、肌萎缩、瘫痪，无感觉异常等。

(10) 精神状态：无幻觉、妄想、定向力障碍、情绪异常等。

个人史：出生并生长于原籍，无长期外地居住史，无疫水、疫区暴露史。无烟酒等不良嗜好。

婚育史：未婚未育。

家族史：否认家族中有类似疾病者，否认家族性遗传性疾病现象。

体格检查

T 37.6℃，P 82 次/分钟，R 20 次/分钟，BP 105/70mmHg，体重 60kg。

一般状况：发育正常，营养中等，自主体位，痛苦病容，神志清晰，查体合作。

皮肤黏膜：全身皮肤黏膜无黄染，皮肤弹性可，双下肢无水肿，无蜘蛛痣，无肝掌，皮肤无潮红、紫绀、皮疹、皮下出血，毛发分布正常。

淋巴结：耳前、耳后、乳突区、枕骨下区、颈后三角、颈前三角、锁骨上窝、腋窝、滑车上、腹股沟、腘窝等浅表淋巴结无肿大、压痛。

头部及其器官：

头颅：头形如常，无压痛、包块、瘢痕，头发黑白相间、有光泽，分布正常。

眼：眉毛无脱落，眼眶稍凹陷，眼睑无水肿、闭合障碍，眼球无凸出、凹陷、震颤、运动障碍。结膜苍白，无出血。巩膜无黄染。角膜透明，角膜反射存在。双侧瞳孔等圆等大，直径3mm，直接、间接对光反射存在。

耳：耳廓无畸形，无结节，无耳前瘘管。外耳道无异常分泌物。粗试听力无异常，乳突区无压痛。

鼻：无畸形，无鼻翼扇动，无鼻阻塞，无分泌物。鼻中隔无穿孔或偏曲，无鼻甲肥大。鼻窦区无压痛。

口：无口臭，唇淡红色，无发绀、疱疹。牙列齐，牙龈淡红，无肿胀、溢脓、出血、色素沉着、铅线。口腔黏膜无出血点、糜烂。舌苔薄白，伸舌居中，无震颤。双侧扁桃体无肿大，无充血、分泌物、假膜。咽无充血、红肿及分泌物，咽反射存在。无声音嘶哑。

颈部：颈外观对称，无抵抗。颈动脉无异常搏动，颈静脉无怒张，肝静脉回流征阴性。气管居中，甲状腺无肿大。

胸部：胸廓对称，无畸形，胸部无局部隆起或凹陷，无异常搏动，无压痛，胸壁静脉无曲张。

肺：

视诊：呼吸运动对称，无增强或减弱，有节律。肋间隙无增宽或变窄。

触诊：呼吸动度对称。双侧触觉语颤对称，无增强或减弱，无胸膜摩擦感，无皮下捻发感。

叩诊：双肺叩诊呈清音，双肺下界锁骨中线、腋下线、肩胛下角线分别位于第6、8、10肋间，双肺下界移动度为5cm。

听诊：双肺呼吸音清，无增强或减弱，未闻及异常呼吸音，未闻及干湿啰音，无胸膜摩擦音，语音传导正常。

心：

视诊：心尖搏动于第5肋间锁骨中线内1cm，搏动范围约2cm，心前区无异常隆起和搏动。

触诊：心尖搏动位置同上，无抬举性心尖搏动，无心前区震颤，无心包摩擦感。

叩诊：心脏无扩大，卧位相对浊音界如表1－1所示。

表1－1　心脏叩诊的心浊音界大小

右（cm）	肋间	左（cm）
1.0	Ⅰ	3.0
2.5	Ⅱ	4.5
3.0	Ⅳ	6.0
	Ⅴ	8.0

注：锁骨中线距前正中线9cm。

听诊：心率82次/分钟，律整，S_1、S_2正常，无增强、减弱、分裂，未闻及额外心音，各瓣膜听诊区未闻及杂音，未闻及心包摩擦音。

周围血管征：无水冲脉、毛细血管搏动征、枪击音及动脉异常搏动。

腹部及肛门直肠：详见外科情况。

外生殖器：阴毛分布正常，外生殖器发育正常。

脊柱与四肢：

脊柱：弯度正常，活动度正常，无畸形，无压痛和叩痛。

四肢：无畸形，无静脉曲张、肌肉萎缩和骨折，运动正常，无红肿、压痛和畸形，关节活动不受限。

神经反射：皮肤划纹征阴性。腹壁反射、肱二头肌反射、膝跳反射和跟腱反射正常。Babinski 征（-），Oppenheim 征（-），Gordon 征（-），Chaddock 征（-），Hoffmann 征（-），Kerning 征（-），Brudzinski 征（-）。

外科情况：

腹部：

视诊：右侧腹股沟区可见一椭圆形的肿块，大小为5cm×3cm，可进入右侧阴囊内；余腹部对称，腹式呼吸存在，腹壁静脉无怒张，无皮疹、瘢痕、胃或肠蠕动波。

触诊：右下腹肌稍紧张，有深压痛及反跳痛，以麦氏点最为明显。无振水音、液波震颤，膀胱不胀，由于肥胖肝脾触诊不满意，Murphy 征阴性，也未扪及明显腹腔内包块。右侧腹股沟区椭圆形肿块大小为5cm×3cm，质软，无触痛，外环口松弛扩大，能容一指半；平卧时该肿块可向腹腔内回纳，站立时或咳嗽时该肿块又可脱出；回纳该肿块后按住内环口，嘱病人站立时或咳嗽时该肿块不再脱出。结肠充气试验

(-)，腰大肌试验（±），闭孔内肌试验（+）。

叩诊：无移动性浊音，腹部周围叩诊鼓音，肝浊音界存在。肝上界在右侧锁骨中线第5肋间，肝区及双侧肾区无叩痛。

听诊：肠鸣音减弱，2～3次/分钟。无血管杂音。右侧腹股沟区椭圆形肿块可闻及肠鸣音。

肛门和直肠：无肛裂、脱肛、瘘管、痔疮。直肠指检括约肌紧张度正常，直肠未触及肿物，指套无血污。

实验室检查及辅助检查

实验室检查：血常规：Hb 150g/L，RBC 4.50×10^{12}/L，WBC 16.40×10^{9}/L，中性粒细胞百分比86%，PLT 151×10^{9}/L。血生化：BUN 7.6mmol/L，血清Na^{+} 140mmol/L，K^{+} 3.8mmol/L，Cl^{-} 103mmol/L，HCO_3^{-} 23mmol/L。尿常规：尿液红细胞（镜检）0个/μL，尿液白细胞（镜检）6个/μL。

胸腹部X线检查：胸片示心肺未见异常；腹部膈下未见游离气体影，大小肠未见明显扩张及积气。

病 历 摘 要

患者王××，男，60岁。因“转移性右下腹痛24小时，伴发热2小时”于2010年1月28日入院。缘患者于24小时前无明显诱因出现上腹部及右侧腹部隐痛不适，疼痛呈持续性，无向其他部位放射，间伴恶心，但无呕吐，无肛门停止排气排便。8小时后疼痛渐转移并固定至右下腹部，仍呈持续性胀痛，自觉疼痛较前明显加重，且2小时前同时出现发热、畏寒，体温达38.5℃，于我院急诊，拟“腹痛查因：急性阑尾炎？”收入我区。患者起病以来一般情况可，无咳嗽、胸痛，无腹胀、腹泻及排黏液血便，无腰痛、尿频、尿急、尿痛及肉眼血尿，体重无明显减轻。

既往史：3年前右侧腹股沟区出现一椭圆形的可复性肿块，站立时突出，可入右侧阴囊内，平卧位时消失，无不适症状，未到医院诊治。个人史、婚育史及家族史无特殊。

体格检查：T 37.6℃，P 82次/分，R 20次/分，BP 105/70mmHg，体重60kg。发育正常，营养中等，全身皮肤无黄染及出血点，各浅表淋巴结未触及肿大。头颅五官无畸形，双侧瞳孔等圆等大，对光反射灵敏。颈软，气管居中，甲状腺不大。胸廓对称无畸形，双侧呼吸运动对称，双肺叩诊清音，双肺呼吸音清，未闻及干、湿性啰音。心率82次/分，心律齐，各瓣膜听诊区未闻及异常心音及病理性杂音。腹部检查见专科情况。脊柱四肢无异常。肛门及外生殖器未见异常。生理反射存在，病理反射未引出。

专科情况：腹平坦，未见胃肠型及其蠕动波，腹壁静脉无曲张。右侧腹股沟区有一椭圆形肿块，大小为5cm×3cm，质软，无触痛，外环口松弛扩大，能容一指半；平卧时该肿块可向腹腔内回纳，站立时或咳嗽时该肿块又可脱出，并可进入同侧阴囊内；回纳该肿块后按住内环口，嘱病人站立时或咳嗽时该肿块不再脱出。右下腹肌稍紧张，右下腹麦氏点有明显压痛及局部反跳痛，余腹柔软，无明显压痛及反跳痛，肝、脾肋下未触及肿大，Murphy 征阴性。肝区、双侧肾区叩击痛阴性，移动性浊音阴性，肠鸣音稍减弱。结肠充气试验（-），腰大肌试验（±），闭孔内肌试验（+）。

辅助检查：血常规：WBC 16.40×10^9/L，中性粒细胞百分比 86%。尿常规：尿液红细胞（镜检）0 个/μL，尿液白细胞（镜检）6 个/μL。

胸腹部 X 线检查：正常。

入院诊断：（1）急性阑尾炎。

（2）易复性右侧腹股沟斜疝。

诊断依据：

1. 急性阑尾炎

依据：（1）病史：患者男，60 岁。转移性右下腹痛 24 小时，伴发热 2 小时急诊入院。伴恶心，但无呕吐。

（2）体征：右下腹肌稍紧张，右下腹麦氏点有明显压痛及局部反跳痛。腰大肌试验（±），闭孔内肌试验（+）。

（3）血常规：WBC 16.40×10^9/L，中性粒细胞百分比 86%。尿常规：尿液红细胞（镜检）0 个/μL，尿液白细胞（镜检）6 个/μL。

2. 易复性右侧腹股沟斜疝

依据：（1）病史：3 年前右侧腹股沟区出现一椭圆形的可复性肿块，站立时脱出，可入同侧阴囊内，平卧位时消失，无不适症状。

（2）体征：右侧腹股沟区椭圆形肿块大小为

5cm × 3cm，质软，无触痛，外环口松弛扩大，能容一指半；平卧时该肿块可向腹腔内回纳，站立时或咳嗽时该肿块又可脱出，并可进入同侧阴囊内；回纳该肿块后按住内环口，嘱病人站立时或咳嗽时该肿块不再脱出。

鉴别诊断：

1. 右侧输尿管结石

支持点：右下腹痛，伴恶心，但无呕吐。体征右下腹有压痛。尿常规尿液白细胞（镜检）6 个/μL。

不支持点：转移性右下腹痛，伴发热。血常规：WBC 16.40 × 10^9/L，中性粒细胞百分比 86%。右下腹肌稍紧张，右下腹麦氏点有明显压痛及局部反跳痛。腰大肌试验（±），闭孔内肌试验（+）。

结论：基本可排除。

2. 右侧肺炎

支持点：转移性右下腹痛。血常规 WBC 16.40 × 10^9/L，中性粒细胞百分比 86%。

不支持点：双侧肺部听诊未见异常。右下腹肌稍紧张，右下腹麦氏点有明显压痛及局部反跳痛。腰大肌试验（±），闭孔内肌试验（+）。胸片正常。

结论：基本可排除。

诊疗计划：

急诊行阑尾切除术，右侧腹股沟斜疝待以后再择期行疝修补术。

医生签名：张 × ×

［附二］外科术前小结、术后小结及出院小结

术前小结

术前小结的记录内容包括患者姓名、性别和年龄等一般情况；入院时的主要症状和体征，主要辅助检查及术前诊断；有无手术禁忌症、其他重要脏器疾病；术前准备如何；明天在什么麻醉下行何手术；术前有无告知病人或家属病情、手术麻醉风险及可能出现的并发症，有无在手术同意书及输血同意书上签名；麻醉师的意见如何；主刀医生意见如何；如果病情比较复杂，还应加上其他科医生的会诊意见等内容；是否需要术后转到重症监护病房。

如胃癌合并糖尿病的术前小结如下：

2010 年 4 月 2 日 10 时　术前小结

患者张××，男，65 岁。因“上腹疼痛 5 个月，伴解黑便 1 个月”于 2010 年 3 月 25 日入院，入院时有贫血貌，空腹血糖 13. 8mmol/L，经胃镜检查发现“胃窦部小弯侧有一 4cm×3cm 的肿物，中央有溃疡，边缘隆起且不规则，呈灰白色”，取活检病理示“胃低分化腺癌”。腹部 CT 示“胃窦部小弯侧肿物，胃周有肿大的淋巴结，考虑为胃癌”。术前诊断为胃窦癌合并糖尿病，经过内分泌科医生会诊及控制血糖处理，目前血糖控制在正常范围内。经全科术前病例讨论及主刀医生教授意见，术前检查已完善，无明显手术禁忌症，今天积极做好术前准备，拟明早持气管内

麻下行胃窦癌根治术（毕Ⅱ式远端胃次全切除术）。已将病情及手术麻醉风险，术中、术后可能出现的并发症或输血可能发生的并发症告知患者及家属，他们表示理解和知情，同意手术或输血，并签字为证。麻醉师术前已诊视过病人，同意行气管内麻下手术。若术中情况不稳定，术后可转入 SICU 监护，已联系 SICU。

×××（医生签名）

术后小结

术后小结的记录内容包括患者姓名、性别和年龄等一般情况；因何病在什么麻醉下作何手术；手术探查情况如何；手术过程是否顺利；若术中诊断与术前不同，应写出新的诊断；记录出血量、输血量和输液量；有无放置引流管，其数目是多少，放置在何部位；切除标本有无送病理检查；是否术后患者安全返回病房或转科（如 SICU），以及术后处理措施。

如乙状结肠癌的术后小结（本例含转科记录）如下：

2010 年 3 月 26 日 14 时　术后小结及转科记录

患者王××，男，70 岁。因乙状结肠癌于今早在气管内麻下行乙状结肠癌根治性切除术及阑尾切除术。术中腹腔无腹水，无种植性转移结节及远处转移，原发肿瘤位于腹膜反折上方的乙状结肠下段，大小为 4cm×3cm，已侵犯浆膜面，尚活动，肿瘤导致狭窄已引起近端结肠扩张、积粪。阑尾细长，内有粪石，阑尾与周围有少许粘连，考虑乙状结肠下段癌合并有慢性阑尾炎，术中告知病人家属并征求其意见，同意同时行阑尾切除术并已签字。手术过程顺利，生命体征平稳，出血量 150mL，无输血，输液量 2200mL，左侧盆腔放置思华龙双腔引流管经左下腹引出。切除阑尾及乙状结肠肿瘤标本解剖后分别送病理检查。由于病人高龄、术前合并有冠心病心绞痛及手术创伤大，术后带气管插管安全转入外科重症监护病房。请注意术后生命体征、腹部伤口及引流情况，尤其是冠心病变化，请给予抗炎、护心、补液等对症处理。

×××（医生签名）

出院小结

入院时间：2009 年 10 月 9 日。

出院时间：2009 年 10 月 15 日。

住院天数：6 天。

入院诊断：急性阑尾炎。

出院诊断：急性蜂窝织炎性阑尾炎。

住院经过：患者尹××，女，25 岁。因“转移性右下腹痛 26 小时，加重伴发热 6 小时”于 2009 年 10 月 9 日急诊入院，入院时体查右下腹肌紧张，麦氏点有明显压痛及反跳痛。血白细胞计数 $12.3 \times 10^9/L$，中性粒细胞百分比 87%；尿常规正常；胸腹透视未见异常。拟诊“急性阑尾炎”而于当天急诊持硬膜外麻醉下行阑尾切除术，术中发现阑尾明显肿胀、表面化脓有纤维素附着，周围有大网膜包裹。考虑化脓性阑尾炎，遂行阑尾切除术，手术过程顺利，术后予积极抗炎、补液等对症处理后，恢复良好，无并发症，伤口Ⅲ/甲愈合，术后病理示“急性蜂窝织炎性阑尾炎”。现术后第六天，病情稳定，无腹痛、发热，无呕吐，可以进食半流饮食，有大便，伤口拆线后病愈出院。

出院医嘱：（1）1周后门诊复查，不适时随诊。

（2）休息30天，避免过劳。

（3）带药出院：

希刻劳 0.375 ×6# Sig：0.375 bid

Vit. C 0.1 ×9# Sig：0.1 tid

×××（医生签名）

（陈创奇）

第二章 无 菌 术

第一节 无 菌 法

一、见习要求

（1）认识抗菌法与无菌法在外科临床上的应用及其对于预防伤口感染的重要性，从而树立明确的无菌观念。

（2）熟悉一般器械、物品和敷料的常用灭菌方法。

（3）了解各种器械、物品和敷料灭菌方法。

（4）了解手术室的基本要求。

（5）参观手术室。

（6）参观高压蒸气灭菌锅、熏蒸箱和煮沸消毒器，了解其使用方法。

二、见习方法

（1）观看有关无菌术的录像，了解常用的灭菌方法和常用的器械、物品和敷料灭菌。

（2）参观高压蒸气锅、熏蒸箱和煮沸消毒器，了解消毒及使用时的注意事项。

（3）参观手术室。

三、教学准备

（1）金属器械（拉钩及各种血管钳）、锐利器械（刀、剪、针）、内窥镜、玻璃类（注射器）、橡胶类（手套、导管、T形管）、缝合材料（丝线、肠线、尼龙线、金属线）、敷料（棉球、棉垫、纱布球、纱块、纱布垫、绷带）、布类（手术衣、口罩、帽、各种布单及治疗巾）等。

（2）布置一间标准的手术室供参观。

四、见习内容

（一）抗菌无菌术的定义

手术区或伤口的外源性感染来源主要有三个：空气污染、飞沫污染和直接接触污染（包括手术器械物品、布巾敷料、缝线、手术人员手臂、手术区皮肤）。抗菌无菌术主要是防止外源性感染。

抗菌术（消毒）是指杀灭病原微生物和其他有害微生物的方法，并不要求彻底杀灭所有的微生物（如芽孢等）。

灭菌术是指杀灭一切活的微生物的方法。

（二）常用灭菌及消毒方法

1. 灭菌法

（1）高温灭菌法。利用高温使微生物的蛋白质及酶发生凝固或变性而死亡。这是应用最广泛而有效的灭菌方法。主要用于手术器械和物品的灭菌。

1）高压蒸气灭菌法。用高温加高压灭菌，不仅可杀死一般的细菌，对细菌芽孢也有杀灭效果，是应用最普遍、效果最可靠的物理灭菌法。适用于一般耐高温高压的物品的灭菌，如金属器械、搪瓷、敷料、橡胶类等。下排气式压力蒸气灭菌器压力升至102.9kPa（$1.05kg/cm^2$）时，温度达121～126℃，维持20～30分钟，可达到灭菌目的。

注意事项：①包装物品一般应小于30cm×30cm×50cm。②灭菌器内不宜放置太密，以免妨碍空气透入。③包裹中间置一装有硫黄粉的安瓿（硫黄熔点120℃），如硫黄已熔化，表示已达灭菌要求。或放入内加1%新三氮四氯的2%琼脂的耐高压密封小玻璃管，管内琼脂变蓝紫色，表示已达灭菌要求。④易燃易爆物品禁用此法灭菌。⑤丝线、橡胶手套不宜反复高压灭菌。

2）干热灭菌法。包括：①烧灼灭菌法。紧急情况下用于金属器械灭菌，将器械放在搪瓷或金属盆中，倒入95%酒精，点火直接燃烧，此法会使锐利器械变钝，失去光泽，应尽量避免使用。②干烤灭菌法。是用干热灭菌箱进行灭菌，其灭菌条件为160℃维持2小时，170℃维持1小时，180℃维持30分钟，适用于易被湿热损坏和在干燥条件下使用更方便的物品（如金属、玻璃、陶瓷、凡士林纱布等）的灭菌。

（3）煮沸灭菌法。适用于一般金属器械、玻璃、橡胶类的灭菌。方法是将物品在水中煮沸15～20分钟，沸点为100℃时，一般细菌可被杀灭。如放在2%碳酸氢钠溶液中煮，沸点可达105℃，灭菌时间可缩短至10分钟，并可以防止金属物品生锈。带芽孢细菌物品至少需煮沸1小时才能灭菌。

注意事项：①物品必须完全浸没在水中。②橡胶和丝线类（最好不用）应于水沸后放入，持续煮沸15分钟可取出。③玻璃类要用纱布包好放入冷水中煮，以免骤热而破裂；注射器应拔出内芯，用纱布包好再煮。④灭菌时间应从水煮沸后算起，如中途加入其他物品，应重新计算时间。⑤煮沸器的锅盖应严密关闭，保持沸水温度。

（2）气体灭菌法。包括环氧乙烷灭菌法、臭氧和负离子等气体消毒灭菌法。目前应用最多的是环氧乙烷灭菌法，该法不易损伤灭菌的物品，且穿透力较强，可杀灭各种微生物，适用范围广。环氧乙烷灭菌法的灭菌条件为环氧乙烷浓度800～1000mg/L，作用温度为55～60℃，相对湿度为60%～80%，作用时间不少于6小时。

（3）电离辐射灭菌。属工业灭菌法。用^{60}Co电离辐射，灭菌效果可靠。适用于所有的医疗器械、大规模应用的一次性物品，如塑料注射器、丝线、某些药物（如抗生素、激素、类固醇等）等物品的灭菌。

2. **消毒法**

（1）药物浸泡消毒。适用于利器、内窥镜等的消毒。消毒药物包括：①2%戊二醛消毒液。属于灭菌剂，具有广谱、高效杀菌作用，是目前首选的高效化学消毒剂。一般手术器械浸泡30分钟可达消毒作用，浸泡6～10小时可达灭菌作用。加入0.5%亚硝酸钠可以防腐。②75%酒精。属于中效消毒剂。需浸泡 10～30 分钟，如加碳酸氢钠成饱和溶液，可以防锈。应每周过滤酒精，核对浓度一次。③ 0.1% 洗必泰溶液。属于低效消毒剂。浸泡 30 分钟可达消毒作用。④ 0.5% 过氧乙烷溶液。浸泡 30 分钟可达消毒作用。适用于输尿管导管、塑料类及有机玻璃的消毒。⑤纯石炭酸液。适用于需紧急使用的金属器械。浸泡 3 分钟，然后用 75% 酒精浸洗，再用无菌生理盐水冲洗后使用。

注意事项：①浸泡前要擦净器械上的油脂。②要消毒的物品必须全部浸入溶液内。③有轴节的器械（如剪），轴节应张开，管瓶类物品的内外均应浸泡在消毒液中。④使用前需用灭菌盐水将药液冲洗干净，以免药液损害组织。⑤选用适合的药液浸泡消毒，一般 2 周更换一次消毒液。

（2）甲醛熏蒸消毒法。适用于内窥镜、各类导管，熏 1 小时可达消毒目的。由于该法有强烈的刺激作用，已逐渐停用。

（3）紫外线照射。适用于手术室、治疗室、隔离病房或必须进行消毒清洁的病房。可杀灭悬浮在空气中和依附于物体表面的微生物。

3. **接触过感染伤口的物品，需特别处理**

（1）如与一般感染接触的物品，应先放 2% 来苏溶液或 0.1% 洗必泰溶液中浸泡 2 小时，然后用清水洗净，敷料晾干，器械煮沸 15 分钟后，分别采用常规的灭菌方法进行灭菌。锐利器浸泡消毒液 2 小时。

（2）与带芽孢细菌接触的物品浸来苏或洗必泰溶液 4 小时，器械煮沸 20 分钟，再分别常规灭菌。

锐利器浸泡消毒液4小时。

(3) 乙型肝炎抗原阳性病人术后物品用2%戊二醛水溶液或0.5%过氧乙烷溶液浸泡1小时后，再用常规灭菌法灭菌。

(三) 参观高压蒸气灭菌锅

讲解高压蒸气灭菌锅灭菌的原理及流程，了解各种医疗器械、敷料等物品的灭菌和消毒方法。

(四) 参观手术室

讲解手术室结构，参观熏蒸箱和煮沸消毒器。

(五) 手术规则

(1) 参加或参观手术，患有急性化脓性感染和上呼吸道感染者，不得进入手术室。

(2) 参观手术者入室后应站立在指定地方，不宜随便走动，以免妨碍工作。非手术工作人员未经许可不能入内。

(3) 凡进入手术室者，应穿戴手术室的衣、裤、帽、口罩及鞋（学生自备帽、口罩）。帽子应盖住全部头发，口罩应遮住鼻孔。

(4) 保持肃静，勿大声谈话，不要在手术室内随意走动。

(5) 参观手术时，应距离手术台及手术人员一尺以上。

(6) 严格遵守无菌技术，有违反时，或经他人指出时要立即纠正。

(7) 保持整齐清洁。除休息室外，不能在室内吸烟或携带食物入室。

第二节　洗手与消毒

一、见习要求

掌握洗手、手术野的消毒、铺无菌巾、穿手术衣和戴手套的方法。

二、见习方法

(1) 了解洗手前的准备工作与手术进行中的无菌原则。

(2) 观看录像，学习各种洗手方法、穿无菌手术衣方法、戴无菌手套方法（包括接台手术更换方法)、手术野的消毒及铺无菌布单的方法。重点示教肥皂洗手法。

(3) 练习洗手与消毒。

三、教学准备

肥皂液、刷子、拭手巾、手术室内衣裤、手术衣、手套、帽子、口罩、手术拖鞋、浸手用酒精、新洁尔灭、浸手筒、海绵钳、纱布球、碘酒、酒精、小药杯、小方巾、中方巾、大孔巾、布巾钳等。手术室一间。

四、见习内容

（一）洗手前的准备工作

更换手术用鞋、手术室清洁衣裤，并把裤头束在衣外，衣袖卷到肘关节上 15cm，戴口包帽，帽应包盖全部头发，盖住鼻孔，剪短指甲，挫平甲缘，除去甲缘下积垢。

（二）洗手法

1. 肥皂洗手法

（1）用肥皂作一般洗手。

（2）用无菌刷蘸煮过的肥皂液顺序交替刷洗双手指尖、手、前臂至肘上 10cm 处，刷时用相当力量，注意甲缘下及指间部位，保持指尖朝上，肘朝下，用清水冲净手臂上的肥皂水。同前法先后刷洗 3 次共 10 分钟，用无菌拭手巾按由手向前臂、肘部顺序擦干，先擦一只手，翻转手巾再擦另一只手，擦过肘部的手巾不能再接触手和前臂。

（3）双手浸泡于 70%～75% 酒精内 5 分钟，浸至肘上 6cm。

（4）浸泡后双手应在胸前维持肘关节屈曲、指尖朝上位置，保持拱手姿势，待手自然干后穿无菌衣。手臂不得下垂，不得接触未消毒物品。

2. 灭菌王（或洁芙柔）刷手法

先用肥皂作一般洗手，清水冲洗双手前臂至肘上 10cm。再用无菌刷蘸灭菌王液体（或洁芙柔抗菌洗手液）3～5mL 刷手和前臂 3 分钟。用水冲净，用无菌巾拭干，用 2mL 灭菌王（或洁芙柔消毒凝胶）在手部和前臂涂抹一遍。待手自然干后再穿手术衣和戴手套。

（三）手术野的消毒方法

（1）用汽油或乙醚拭去手术野皮肤上的油脂或胶布粘贴的残迹。

（2）根据手术切口的位置、长度或术中切口可能延长的变化而定出消毒的范围。

（3）先用 3% 碘酊消毒皮肤，待自然干后，用 75% 酒精将碘酒退净。目前，碘酊、酒精皮肤消毒已逐渐被淘汰，而普遍使用碘伏（或安尔碘、朗索等碘剂）作为皮肤消毒剂，可直接用于皮肤、黏膜和切口消毒，即用 0.5% 碘伏或朗索涂擦病人手术区域两遍即可（图 2－1）。

注意以下几点：

1）消毒范围至少应距切口边缘 15cm 以上。

2）腹部消毒时，每次应先滴少许上述消毒液于脐孔内，皮肤消毒完后，再将脐孔内消毒液拭干。

3）消毒时应由术野中央向四周涂擦。如为感染伤口或肛门等处手术，则应自外周涂向感染伤口或肛门会阴处。已接触污染部位的消毒用纱布球，不要再返回清洁处涂擦。

4）皮肤、黏膜消毒前应做好清洁准备，再用碘伏消毒，否则影响消毒效果。

5）对面部及会阴部皮肤消毒，可用 0.5% 碘伏、

0.1%氯已定溶液或朗索涂擦消毒两次。

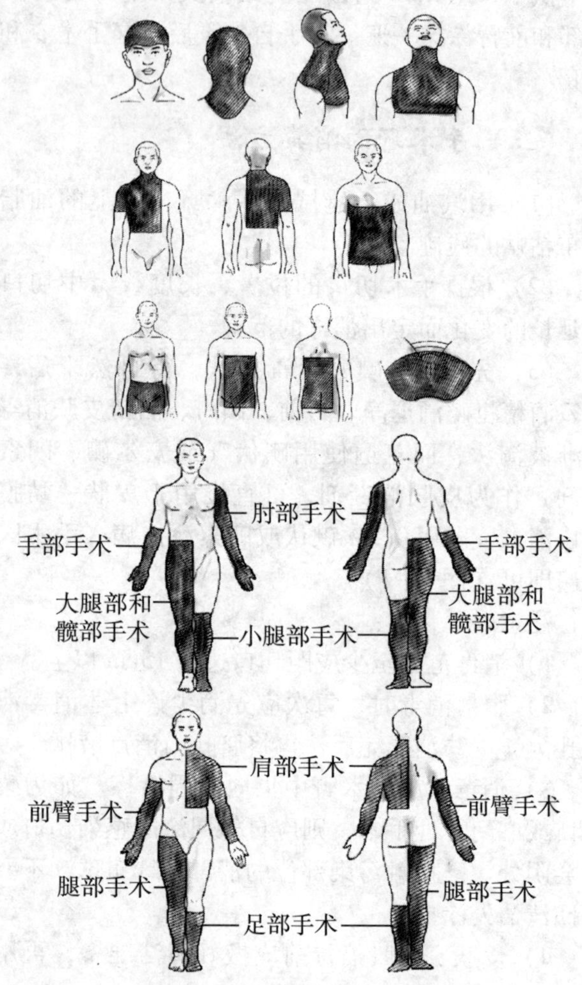

图2-1　全身各部位消毒区

6）对使用碘酊、酒精消毒皮肤者，纱布球浸碘酊切忌过湿，以免碘酊流向背部引起皮肤烧伤或损坏衣物。

7）消毒皮肤完毕后，操作者手臂应浸泡酒精 1 分钟，或用 2mL 洁芙柔消毒凝胶（或灭菌王）在手部和前臂再涂抹一遍，干后穿手术衣和戴手套。

（四）铺无菌布单

1. 目的

为了减少手术中污染的机会，除显露切口所需皮肤区外，其余部位用无菌巾遮盖。

2. 方法

小手术仅盖一块孔巾即可。较大的手术切口至少要铺 4～6 层无菌布单。先用 4 块无菌巾，每块巾一边双折，然后按顺序铺盖切口四周。顺序如下：①未穿无菌手术衣时，先铺对面一侧或相对不洁一侧（如下腹部、会阴部），最后铺靠近操作者一侧。②已穿无菌手术衣时，先铺靠近操作者一侧，再铺相对不洁一侧，然后铺其他两侧。

无菌巾一经铺下，不要随便移动，如位置不当时，只能由手术区向外移，不能向手术区内移动。铺好无菌巾后用 4 把布巾钳夹住 4 个交角处，然后根据情况再铺中单或大单，大单的头端应盖过麻醉架，足端和两侧应下垂过手术台边缘不少于 30cm。

（五）穿无菌手术衣及戴无菌手套

（1）穿无菌手术衣。将手术衣轻轻抖开，提起衣领两角，注意勿将衣服外面对向自己或触碰到其他物品或地面。将两手插入衣袖内，两臂前伸，让别人协助穿上，然后双臂交叉提起腰带向后递，由别人在身后将带系紧。新的手术衣则是先穿上手术衣，再戴上手套，然后解开手术衣上的两条系带，将其中一条交给已穿好手术衣的护士或医生拿住，自己则拿住另一条系带转身，使两条系带汇合在一起，自己再绑好它。

（2）戴干手套。打开手套袋，用一手自手套夹内捏住手套套口翻折部，将手套取出，然后先后将两只手插入手套内，注意勿触及手套外面，已戴手套的手不可触及皮肤，将手套翻折部翻回盖住手术衣袖口，用无菌盐水冲净手套外面的滑石粉。

（六）手术进行中的无菌原则及其他注意事项

（1）穿无菌手术衣和戴无菌手套后，肩部以上、腰部以下及背部（即腋中线以后）是有菌区，不要接触。

（2）坠落到无菌巾或手术台边以外的器械、物品，不准拾回再用。

（3）术中如手套破损或接触到有菌地方，应立即更换。前臂或肘部碰触到有菌地方，应加穿无菌袖套。无菌巾、布单如已湿透，应加盖干的使用。

（4）切口边缘应以大纱布或手术巾遮盖，并用缝线固定，仅显露手术切口。

（5）注意头勿过低，以至贴近手术野。

（6）尽量少讲话。咳嗽或打喷嚏时，头应转向手术台外。

(7) 不得在手术人员背后传递器械及手术用品。

(8) 手术人员需临时更换位置时，应小心勿碰撞彼此的胸腹部及双上肢。邻近二人更换位置，应采取背靠背转身法。

(9) 手术前应调整好光源照射部位，术中尽量减少调试灯光，以免灰尘飞扬造成污染。

(10) 如接台手术，应先做无菌手术，其后按顺序为污染手术、感染手术、特殊性感染手术。

(11) 做皮肤切口及缝合皮肤之前，需用 70%～75% 酒精消毒缝缘皮肤。

(12) 切开空腔脏器前，需先用纱布垫保护周围组织，以防止或减少污染。

(13) 其他注意事项。

1) 明确主刀以及第一、二、三助手和手术护士（器械士）的位置及职责。

2) 手术开始前及关闭体腔或缝合切口前，要清点器械和敷料，以免遗留在体腔内。

3) 胸腔、腹腔及深层的软组织手术，拭血时常用带有金属线的纱垫。纱布或纱布球应注意清点，以免遗留在体内。

4) 器械、物品应由手术护士传递，其他人不可自取，以免造成混乱。

5) 认真核对病人姓名及手术部位。

6) 对清醒病人注意保护性医疗制度，避免术中讨论病情，以免对病人造成不良影响。

（陈创奇）

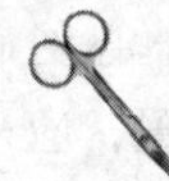

第三章　外科基本操作

一、见习要求

（1）了解外科常用手术器械的名称和使用方法。

（2）掌握外科缝线的选择及使用原则。

（3）熟悉线结的种类，掌握单手打结法、双手打结法和持钳打结法。

（4）初步掌握组织切开、止血、分离方法，掌握常用的基本缝合方法。

（5）熟悉引流的适应证、引流物的选择、引流物的放置及拔除。

二、见习方法

（1）熟悉手术器械的名称和使用方法，掌握外科缝线的选择及使用原则，熟悉外科引流。

（2）练习打结法和各种切开缝合的基本方法。

三、教学准备

（1）各种类型刀片和刀柄、固定手术刀。

（2）手术镊（有齿、无齿手术镊，长、短手术镊，眼科镊，血管镊）。

（3）手术剪（长、短手术剪，直、弯手术剪，尖头、钝头手术剪，眼科剪）。

(4) 血管钳［长、短血管钳，蚊式血管钳，直、弯血管钳，全齿、半齿血管钳，肾蒂钳、直角钳、有齿血管钳（Kocher 钳）］。

(5) 胃钳、肠钳、阑尾钳、胆囊钳、心耳钳、血管吻合钳、持针钳、组织钳、器械钳、布巾钳、海绵钳（有齿、无齿海绵钳）和取石钳。

(6) 缝针（三角针、圆针、直针、无创伤针、血管缝合针），各型号丝线、铬制肠线、尼龙线、不锈钢线、合成可吸收缝线。

(7) 拉钩（齿状、直角、S 形拉钩，甲状腺拉钩，腹部拉钩，自动拉钩，胸部牵开器）。

(8) 探针（双头探针、有槽探针），胆道探子、尿道探子，刮匙、胆石匙，吸引头。

(9) 各种引流管（T 形、蕈形引流管，普通胶管，双腔引流管，思华龙管）、“香烟”引流管、胶片引流条、胃管、肛管、导尿管。

(10) 各种消化道缝合器：国产或进口管型吻合器、线型缝合器、侧侧吻合器、荷包缝合器等。

(11) 外科手术的其他特殊设备：电刀、氩气刀、超声刀、各种内镜、腹腔镜、吻合器、手术显微镜等。

四、见习内容

（一）基本手术器械及其使用注意事项

(1) 手术刀片。用于切开各种组织。各种形状和型号的刀片按手术需要及个人习惯选择。

(2) 手术刀柄。用来安装活动刀片，注意用血管钳或持针钳夹持刀片安装或卸下，以防止损伤操作者。刀柄还可用于钝性剥离。

介绍电刀、激光刀、微波刀、超声刀等，可用来切割组织和凝血，不作实物示教，待参观手术时介绍。

（3）手术剪。直剪用于剪线、拆线或浅层组织解剖，弯剪用于剪组织或剥离组织，长剪用于深部手术。正确的持剪法为拇、食、中、无名四指持剪。

（4）手术镊。有长与短、有齿与无齿、粗齿与细齿、尖头与钝头之分，粗齿用于夹持较坚韧的组织（如皮肤、筋膜），细齿用于精细手术（如肌腱缝合、整形手术），无齿用于夹持内脏或脆弱组织（如血管、神经），长形用于深部手术。持镊法是拇、食、中三指持镊。

（5）钳。持钳方法同持剪法。

1）血管钳。分大、中、小血管钳，蚊式钳，直、弯血管钳，全齿血管钳，有齿血管钳等。直钳用于浅层组织钳夹出血点或钝性分离、带针、装卸刀片等。弯钳用于夹深部或内脏出血点、深部组织钝性分离。钳尖带牙齿的血管钳（Kocher 钳）用于钳夹厚韧或易滑脱的组织，钳夹后组织会坏死。长形或直角血管钳用于深部手术。无损伤血管钳用于血管吻合手术。

血管钳对组织有压榨作用，不能夹持皮肤、心脏及脆弱组织。松钳时，可用拇、食指持一柄环，第三、第四指顶住另一柄环，二者相对用力，即可松开。

2）持针钳。用于夹持弯针缝合组织。用钳尖夹住缝针的中、后1/3交界处，缝线重叠1/3，以便操作。执持针钳可用掌握法，亦可用持血管钳法。

3）组织钳。用于夹持软组织，使不易滑脱。有软、硬钳之分，软钳用于夹胃肠道或其他需保留的软组织。硬钳用于夹皮肤、韧实组织或不要保留的组织作牵引。

4）布巾钳。用于钳夹并固定无菌布巾，或钳夹组织用作牵引。

5）海绵钳（圆钳、环形钳）。有直与弯、有齿与无齿之分。有齿钳用于夹持纱球消毒皮肤、深部试探或钝性剥离。无齿钳用于夹持脏器。

6）器械钳或敷料钳。钳夹器械或敷料。

7）内脏用钳。

①胃钳。钳夹胃，压榨力强，组织不易滑脱。②胆囊钳。钳夹胆囊作牵引。③阑尾钳。钳夹阑尾系膜，作牵引。④肠钳。钳夹肠管，防止肠内容物溢出。使用时外套一薄胶管，以减少对肠壁的损伤。⑤取石钳。用于胆道或泌尿道取石。

(6) 缝针。直针多用于胃肠道吻合，用手持针。弯针用持针钳夹持。前半部三棱形的为三角针，用于缝合皮肤、软骨、韧带等坚韧的组织，损伤较大。前半部圆形的为圆针，用于缝合胃肠及皮下组织，损伤少。无创伤针：针带线，用于精细手术，如血管、神经吻合。

(7) 拉钩。用于牵开手术野表面组织，以暴露深部组织。使用时应用纱垫隔开组织，拉力均匀，不能突然用力或用力过猛，以免损伤组织。腹部自动拉钩用于牵开腹壁切口，暴露腹腔脏器，减轻助手的体力消耗。

（8）探针。双头探针用于探查瘘管与窦道，放引流物或肛瘘挂线术，有槽探针用于窦道及瘘管切开或切除时引导。另外，如尿道探子、胆道探子用于特殊手术。

（9）刮匙。用于清除肉芽或坏死组织，胆道匙用于清除胆道结石。

（10）吸引头。分单管与套管吸引头，吸引积血、积液，保证手术野的干净，便于手术。

（11）消化道缝合器。包括国产或进口管型吻合器、线型缝合器、侧侧吻合器、荷包缝合器等。

（二）外科缝合线

1. 不吸收缝线

（1）丝线。最常用。组织反应轻，质软不滑，方便打结，拉力好，价廉。可根据组织的大小、张力等选用不同型号的丝线，如1、4、7、10号丝线。

注意事项：①丝线为永久异物，尽量选用细丝线。感染伤口中，除缝合皮肤外，不宜用丝线缝合或结扎。②胃肠道吻合时避免连续缝合，因易致吻合口溃疡或出血。③一般用黑线，因白线染血后不易识别，且白线经漂白后易断。④使用时浸湿，可增加张力且便于结扎和缝合。

（2）不锈钢丝。组织反应很小，拉力大，但不易打结，有割裂软组织的可能，价贵。用于筋膜或肌腱缝合、皮肤减张缝合、骨骼固定。

（3）尼龙线。组织反应小，可制成很细的线，多用于血管神经缝合、整形，注意线结易滑脱。

2. 可吸收缝线

（1）肠线。由绵羊肠壁的黏膜下层组织制成，主要成分是结缔组织和少量弹力纤维。分普通肠线和铬制肠线两种，普通肠线 5 ～ 7 天逐渐被吸收，铬制肠线 2 ～ 3 周被吸收。因肠线属异种蛋白质，吸收过程中组织反应重，易致伤口感染，抗张力强度较差。主要用于胃肠道吻合，胆道、输尿管或尿道黏膜层、膀胱黏膜层缝合，深部感染组织结扎或缝合，感染可能性大的腹膜缝合。

注意事项：①使用前用温盐水浸软。②不能用钳钳夹肠线，否则易断。③缝扎时须作三重结，剪线时保留 3 ～ 5mm 线头，以免线结松脱。一般用连续缝合，以减少线头异物反应。④胰腺手术时勿用肠线结扎缝合，因肠线易被胰液消化吸收。

（2）合成可吸收缝线。以聚乙二醇等为主要原料经聚合、喷丝、编织制成，其表面有涂层，惰性，无抗原性，无致热性，可降解吸收，降解产物有抗菌作用，克服了羊肠线引起异种蛋白反应、张力低、易致感染的缺点，如薇乔、Dexon 线、普迪思等。

（三）线结与打结方法

1. 线结

（1）方结（平结）。最常用的一种线结。第一个结与第二个结方向相反，打成后愈拉愈紧，不易松脱。用于小血管或组织结扎，也可用于缝合后的打结。

（2）外科结。在打第一个单结时多绕一扣，使之摩擦面增大，打第二个结时第一个结不易松开，用于组织有张力的打结。

（3）三重结。在方结基础上再加上一个单结，第三个结与第二个结方向相反。在手术操作过程中使用最多，用于重要血管或有张力的组织结扎或缝扎，打结后结扎牢固可靠。

（4）滑结。两结方向虽相反，但因打结时两手用力不均成角而造成，最易滑脱。

（5）顺结（假结）。两个结方向相同，易松脱。

要求掌握方结、外科结和三重结，避免顺结和滑结（图 3－1）。

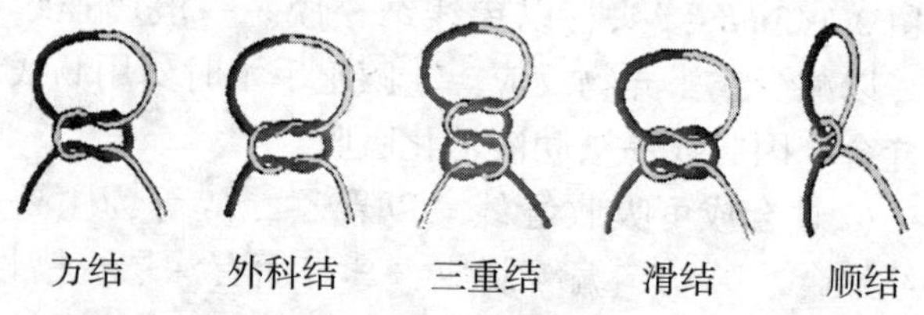

图 3－1　线结的种类

2. **打结方法**

（1）单手打结。用右手或左手打结，简便而快，手术时最常用（图 3－2）。

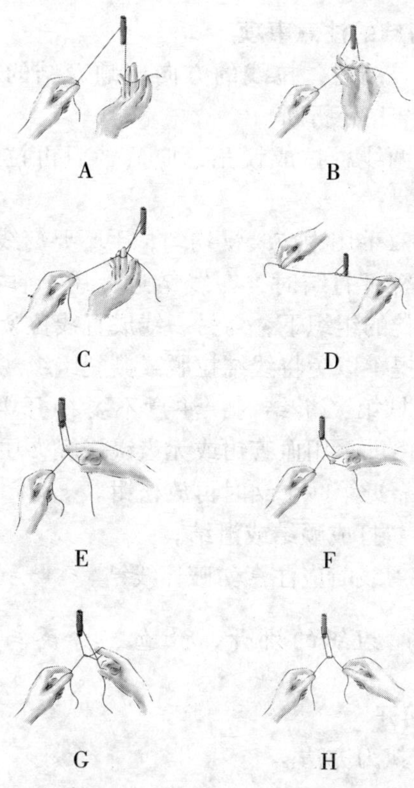

图3－2　单手打结过程

A~D 为打第一个结，E~H 为打第二个结

（2）双手打结。对张力较大的组织结扎时较方便。

（3）持钳打结。用于深部或线头短，用手打结有困难时，或为了节省用线，节省穿针时间。注意缝合有张力组织时不易扎紧，须助手协助或打外科结防止松脱。

3. **打结的注意事项**

（1）打结时，拉线的方向应顺着结的方向，否则线易在结扣处折断。

（2）两线忌拉成锐角，应放平后再拉紧，否则亦易折断。

（3）双手用力应缓慢均匀，手不要离线太远。

（4）深部打结时，在线结近处用一食指将一线压向被结扎的组织下，与另一线成直线拉紧，不可将组织向上提，以免将线结拉脱或撕裂组织。

（5）打第二个结时，注意不要松开第一个结，必要时可由助手用血管钳或无齿镊轻轻夹住线结，待第二个结靠近第一个结时再放松钳。

（6）勿打成顺结或滑结。

（7）剪线时应注意勿破坏线结。

（四）组织的切开、止血、分离与缝合

1. **切开**

（1）执刀方法。

1）执弓式。常用于一般切口（图3-3）。

2）指压式。以食指压刀背，下刀有力，持刀较稳定，用于较大的切口切开（图3-4）。

3）执笔式。动作主要用力在手指，使操作轻巧、精细，用于小切口或解剖神经血管、腹膜等组织（图3-5）。

4）反挑式。刀刃向上挑开组织，以免损伤深部组织及器官，常用于表浅肿胀的切开（图3-6）。

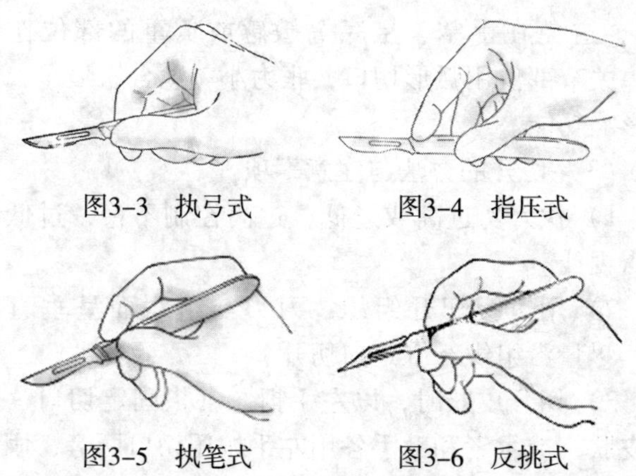

图3–3　执弓式　　　图3–4　指压式

图3–5　执笔式　　　图3–6　反挑式

正确的运刀方式：切开皮肤时，应该垂直下刀、水平走行、垂直出刀，用力要均匀，皮肤和皮下组织一次性切开，避免多次切开和斜切。切开时用左手拇指、食指固定切口部位，必要时由助手协助固定切口处皮肤。切开带毛发部位时，应顺毛根方向切入，以减少术后秃发。如使用电刀切开时，应先用传统手术刀切开皮肤表皮层和部分真皮层后，再用电刀切开。

（2）切口的选择。

1）显露要充分。切口应选在病变附近，不宜过小，以免暴露不良或术中用力牵拉，造成组织损伤，必要时延长切口。

2）损伤组织要少。不要做不必要的大切口，注意避免损伤重要血管、神经、内脏。深部手术的切口应与该处大血管、大神经走向一致。

3）伤口愈合后要不影响局部功能和影响美容。切口尽量与皮肤皮纹一致（特别是面部、关节、手部），避免在手掌、足底等敏感或负重的部位作切口。关节部位用弧形切口，张力小，愈合瘢痕小，且不影响功能。

（3）切开的方法与注意事项。

1）执刀勿过高或过低，过高控制不稳，过低则妨碍视线。

2）用刀腹切开组织，刀刃与组织面呈垂直方向，尽量沿组织纤维走向切开。

3）切开皮肤时，以左手拇、食指固定切口一端的皮肤，或术者和助手各用左手按压切口两旁，固定皮肤，力求一次切开皮肤和皮下脂肪，避免用力过猛误伤深部组织。

4）切口两端要切透，充分利用切口，皮下组织切开后，可铺两条切口巾，减少污染机会，如急性阑尾炎行阑尾切除术时的切口切开。

5）应逐层切开组织，根据解剖部位的不同，适当控制切开的深度，切开胸腔或腹腔时，要避免损伤内脏。

6）肌肉表面的肌膜切开，应顺肌纤维方向钝性分离，或与肌纤维方向垂直切开。

2. 止血

止血可以减少失血，保持手术野清晰，同时维持术中生命体征的稳定。常用的止血方法有：

（1）压迫止血。用手指或纱布垫压住出血部位，是一种暂时止血法。毛细血管性出血，3～5 分钟可止血。如用温水纱垫（40～45℃，纱垫须拧干）压迫，止血效果更好。压迫无法止血时，再用止血钳止血，大面积渗血用其他方法无效时，可用长纱布条或碘仿纱布填塞压迫止血，术后 7 ~ 14 天之内，一次或分次将纱布条取出，取出过早会再次出血，过晚会继发感染。

（2）钳夹、结扎止血法。是最常用又可靠的方法。用血管钳钳夹出血点或离断的小血管，然后分别在钳下用线结扎，注意钳夹准确，钳夹组织过多会造成组织坏死过多，影响伤口愈合。

1）单纯结扎法。结扎线绕过血管钳后，将钳放平且钳尖朝上，等钳下打好第一个结后慢慢松钳，松钳后第一结需再拉紧一次后，才打第二个结。

2）贯穿缝合结扎止血法。适用于较大血管或重要部位血管的结扎，或钳夹的血管连带其他组织（如网膜），尤其是周围组织较韧，血管较易退缩，结扎有困难或线结较易滑脱时。术时将带线的弯针从下方被结扎的组织中央穿过（注意勿穿透血管）。绕过一侧，再次将缝针由原处穿过，然后在另一侧打结，对于重要的血管或组织，可以先单纯结扎，在结扎线结上方再一次钳夹，多做一次单纯结扎或贯穿缝合结扎，这样就牢固可靠。

（3）电凝止血法。利用高频感应电流的热能，使组织蛋白凝固而止血。可用电极棒直接烧灼止血，亦可以先用血管钳钳夹出血点，再用电极棒接触血管钳而止血。此方法的优点是止血快、节省时间、不留线头异物；缺点是烧灼范围大会影响愈合，凝固组织易脱落而再次出血，而且应注意避免引起易燃麻醉剂（乙醚）或氧气燃烧爆炸，适用于较小血管止血。

（4）局部应用止血剂。较广泛的渗血面，难以用一般止血方法止血时，可用淀粉海绵、明胶海绵、中草药止血粉、止血水、一般止血纱、泰绫止血纱等敷上加压片刻，常可止血，亦可用肾上腺素稀释液湿敷，或自体网膜、捣碎的肌肉等填塞止血。上述药物可以吸收，用于体腔出血时可不必取出。

（5）四肢可用止血带止血。

（6）其他止血方法：有条件的医院可选用氩气刀、超声刀等进行止血。

3. **分离**

包括锐性分离和钝性分离两种。

（1）锐性分离。用刀、剪进行分离，此法组织损伤小，出血多，常用于较致密的组织（腱膜、鞘膜、瘢痕）或粘连紧密的组织分离。注意必须直视下进行，动作要求精细准确，遇有血管应钳夹结扎。

（2）钝性分离。用血管钳、剪、刀柄、剥离子（“花生米”、纱球）或手指包裹纱布等进行分离。此法出血少，但对组织损伤较大，常用于正常组织间隙、较疏松的粘连、大血管神经或重要脏器附近的剥离，或良性肿瘤、囊肿包膜外间隙、疝囊外疏松组织的分离。应注意动作要轻柔，不得勉强粗暴地分离。

锐、钝性分离法应灵活结合应用，交替进行，有时可以局部注入生理盐水或普鲁卡因溶液作水压分离。

注意事项：①熟悉局部解剖，减少出血和损伤。②轻度牵拉有助于暴露和分离，但要注意用力过猛会造成撕裂。③粘连较多时，由远及近，由易至难分离，器官粘连界限不清时，则可由实质器官边缘进行解剖分离。可以用手指摸清分界，借手指引导进行分离，有包膜的器官由于粘连严重不能包膜外分离时，可以包膜下或腹膜外分离。

4. **缝合**

缝合技术是将已切开或切断的组织采用缝合针、缝线（或吻合器、皮肤钉等）将其对合靠拢的方法，是外科常用的技术之一。正确的缝合方法能恢复正常的解剖结构，使组织顺利闭合和愈合，否则常可导致愈合不良，甚至导致手术失败。无论哪一种缝合方法均包括以下几个基本步骤：①持针钳夹针与穿线。先用持针钳夹针体的中后 2/3 处，左手执持针钳，用右手穿线成功后，在缝线 1/3 与 2/3 处对折并套入持针钳的尖端内，备用。②进针。左手执镊，右手执持针钳，用腕部和前臂的外旋力量转动持针钳，使缝针进入。要使针尖与被缝合组织呈垂直方向，沿针体弧度继续推进，使针穿出组织少许。③出针。当针体前半部穿过被缝合组织后，即用镊夹住针体向外拔针，同时用持针钳夹住针体后半部进一步前推，协助拔针；也可由助手用血管钳协助将针拔出；或术者将持针钳松开后，用持针钳夹住针将其拔出。④结扎。将针拔出后，使组织靠拢、对齐，然后进行结扎或打结。⑤剪线。缝合、结扎完毕后剪去多余的缝线。不同组织、不同部位、不同器官均有不同的缝合方式、缝合方法和缝合要求。

（1）单纯对合缝合法。即切口边缘对合（图 3－7）。

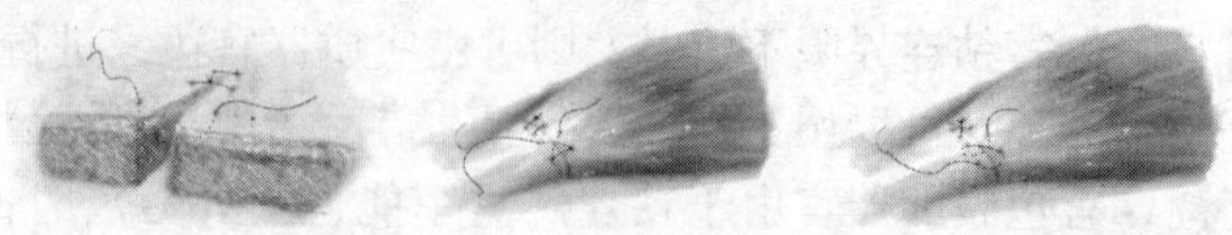

单纯间断缝合法　内“8”字缝合法　外“8”字缝合法

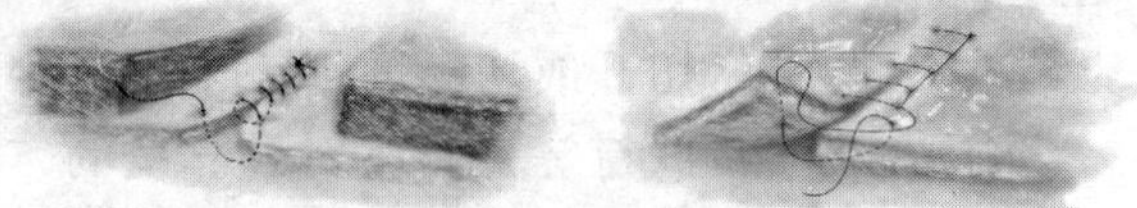

单纯连续缝合法　连续交锁缝合法（毯边缝合）

图 3－7　各种单纯对合缝合法

1）单纯间断缝合法。即每缝一针打一个结，各结互不相连。此方法简单、安全，不影响创缘的血液供应，是最常用的缝合方法。通常用于皮肤、皮下组织、筋膜、腹外斜肌腱膜、肌膜和胃肠道吻合内层的缝合。

2）“8”字缝合法。为双间断缝合，即缝线斜着交叉缝合，行程如“8”字，其缝线交叉处可在组织深面或浅面，故其可分为内“8”字缝合法（缝线交叉在组织内）和外“8”字缝合法（缝线交叉在组织外）。常用于缝合张力较大的组织、肌腱及韧带，也用于易滑脱组织出血的缝扎。

3）单纯连续缝合法。从对口一端开始，先缝一针打结，不剪断，继续用该线缝合直至切口另一端，缝合完毕再打结，此过程中应注意一边缝合一边收紧缝线，以免缝线松动。紧线应适度，防止过紧或过松。此法省时并可减少组织内存留的线头，但缝好后如有一处断裂，则整个缝线可能松脱。多用于腹膜和胃肠道后壁吻合内层的缝合，有一定的止血作用。

4）连续交锁缝合法（毯边缝合）。此法缝线相互交锁，外形与毛毯边缘的缝合相似，缝好后因缝线交锁，各处松紧适当且不再变动，止血效果好。缝合时每缝一针应随时将缝线收紧至适当程度。此法常用于胃肠吻合时后壁全层的缝合，止血效果好，或用于整张游离植皮时边缘的固定缝合等。

（2）内翻缝合法。缝合后边缘内翻，外面光滑，对合良好，可减少污染，促进愈合（图3－8）。常用于胃肠道缝合。

1）垂直褥式内翻缝合法。缝线由胃肠道浆膜面穿入，通过肌层后折转向外，越过吻合口内层缝线之上至对侧浆肌层穿出，不进入胃肠腔。分间断（Lembert 缝合法）与连续两种，胃肠道吻合外层多用间断垂直褥式内翻法缝合浆肌层。连续缝合为 Lembert 缝合后不剪断线，再连续缝下一个 Lembert 缝合，依次直至缝合完毕。

2）水平褥式内翻缝合法。缝线由胃肠道浆膜面穿入，通过肌层后折转向外，越过吻合口内层缝线之上至对侧浆肌层穿出，再从对侧另外浆膜面穿入，通过肌层后折转向近侧，并从近侧浆肌层穿出，不进入胃肠腔，呈“U”字形。分间断（Halsted 缝合法）与连续（Cushing 缝合法）两种，多用于胃肠道浆肌层缝合。

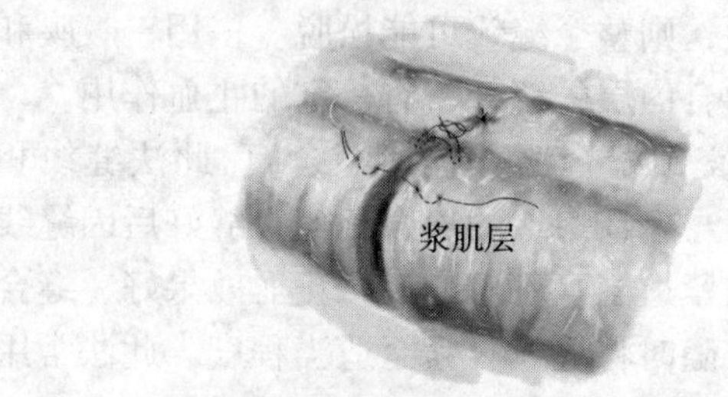

间断垂直褥式内翻缝合法（Lembert缝合法）

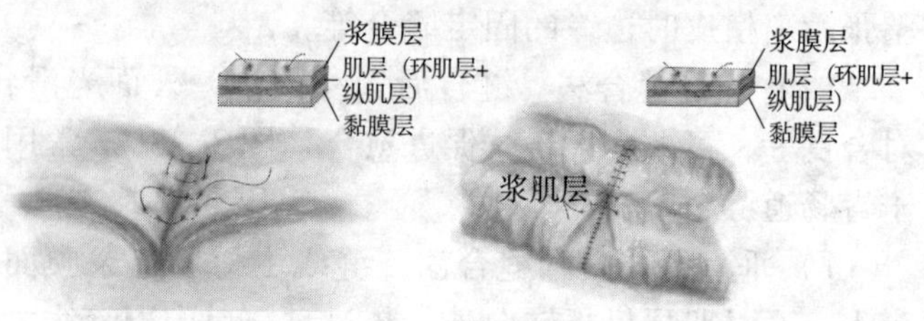

间断水平褥式内翻缝合法（Halsted缝合法）

连续水平褥式内翻缝合法（Cushing缝合法）

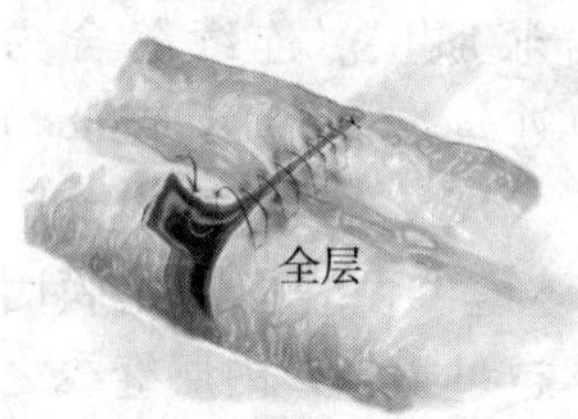

连续全层水平褥式内翻缝合法（Connell缝合法）

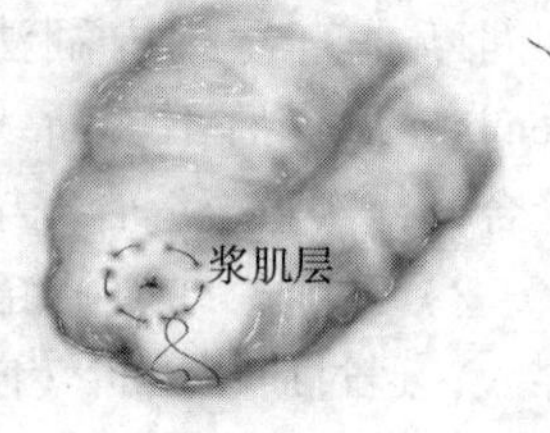

荷包缝合法

图 3-8　各种内翻缝合法

3）连续全层水平褥式内翻缝合法（Connell 缝合法）。缝合方法是将全层连续缝合之线自一侧肠腔内穿出，跨至对侧对应位置同样做一针与切口平行之全层缝合，拉紧缝线后使肠壁内翻，然后又转回原来一侧，如此反复直至缝完，最后两根线分别穿出两侧肠壁的浆膜面，打结。本缝法使胃肠壁内翻，浆膜面对合平整光滑。常用于胃肠道吻合时前壁全层的缝合。

4）荷包缝合法。缝合方法是缝线行程为环状，只通过阑尾根部周围的盲肠浆肌层，不进入其内腔，将阑尾的残端包埋后收紧缝线并打结。适用于包埋阑尾残端，固定空腔脏器造瘘管。也可作半荷包缝合。

（3）外翻缝合法。缝合后边缘外翻，内面光滑，用于缝合腹膜、血管、松弛的皮肤（图3－9）。

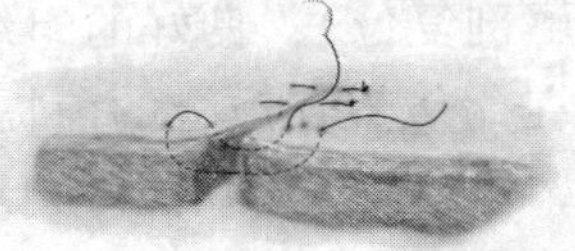

间断垂直褥式外翻缝合法

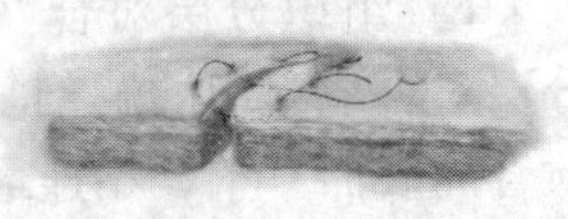

间断水平褥式外翻缝合法

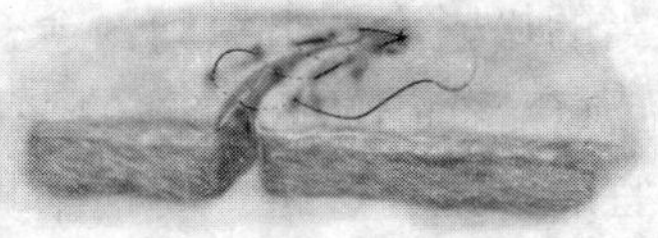

连续水平褥式外翻缝合法

图3－9　各种外翻缝合法

1）间断垂直褥式外翻缝合法。缝合方法是将带线的缝针从皮肤切口一侧穿入，经切口由对侧皮肤穿出，在同一垂直切面上再从靠近切口的对侧皮缘穿入，经切口折回近侧相应皮缘穿出，呈倒U形，这样缝合后皮缘外翻，对合好。常用于缝闭皮肤。

2）间断水平褥式外翻缝合法。缝合方法是将带线的缝针从壁层腹膜近侧穿入，由对侧腹膜穿出，在同一水平面上再从对侧另一处的腹膜穿入，折回近侧相应腹膜穿出，呈 U 形。用于缝腹膜或吻合血管。

3）连续水平褥式外翻缝合法。类似间断水平褥式缝合，只不过是连续缝合，呈多个相邻的 U 形缝合，最后绕血管一周缝合打结。常用于吻合血管。

（4）各种吻合器吻合、皮肤钉钉合（详见有关专著）。

（5）缝合时应遵守以下几个原则：

1）组织分层对合（或解剖复位）：良好的组织分层对合或组织的解剖复位是组织最佳愈合的前提，愈合后表面平整，粘连最轻，瘢痕最少，功能影响最小。只有良好的分层对合，才能有良好的愈合和漂亮的外观。

2）适当的松紧度：组织间的愈合是组织间产生纤维粘连而愈合，而不是靠缝线的绑扎。

3）适宜的针距和边距：要根据具体情况决定边距和针距的大小，做到均匀一致。

4）组织缝合后不能留死腔，否则容易形成血肿，导致感染而影响愈合。

（6）缝合时应注意以下几点：

1）缝合整齐，对合严密而无张力，皮肤缝合有时可行垂直褥式外翻缝合。

2）尽量减少遗留体内的缝线，肠线宜连续缝合，丝线宜间断缝合。

3）由深至浅，组织逐层对齐。注意防止缝合过浅或过松致组织间残留死腔，或过深过紧致皮缘内卷下陷，影响血循环且肿痛，或伤口对合不齐致伤口感染裂开。

4）缝合间距以二针针间不发生裂隙为准。一般皮肤针距为1～1.5cm，边距为0.5cm，视皮下脂肪厚度和皮肤松弛情况调整。

5）切口较长时，可先作定位缝合。

6）病人切口愈合力差或张力很大时，可作减张缝合。减张缝合属单纯对合缝合法，适用于一般情况较差、腹部切口张力较大者。其目的是为保证组织愈合良好和预防切口裂开（如腹壁切口或已裂开的创口再行缝合）。缝线一般采用粗丝线（10号或7号）、不可吸收尼龙滑线或不锈钢丝（线）。最常用的方法是缝线穿出皮肤后，需套上一段细橡皮管（也可用旧导尿管剪段而成），然后收紧并结扎。一般腹部减张缝合线在14天后拆线。

7）剪线时，两线并拢，将线剪尖微张，以一侧刃锋沿线尾下滑至结扎处，将剪微向上偏，上偏的角度依所留线头的长短而异，将线剪断时，勿损伤周围组织，丝线一般留1～2mm线头，重要组织或大血管宜留长些。肠线、尼龙线残留3～5mm，不锈钢丝留5～6mm，且把线头埋于胶管或组织内，以免损伤其他组织或脏器。

（五）引流

引流是通过手术操作方式，将体腔、器官或组织间隙中的积液、脓液、坏死液化物、残留积血、渗血等引出体外。其主要目的有：①预防、治疗感染，将局部的感染物质排出体外。②预防体内局部出现积液、积血，防治继发感染或形成死腔。③降低体内局部积液的压力，有利于器官功能的恢复。其适应证为：①脓肿、积液等部位切开后需要放置引流者。②手术创面较大，术后有渗血、积液的可能性者。③污染严重的外伤、不能彻底清创者。④肝、胆、胰、胃肠道、泌尿道手术后为防止由于瘘造成局部积液者。⑤肠梗阻的一期造瘘、胆总管探查后的留置T型管均属于引流。⑥开胸手术、胸部外伤有血气胸者。

引流物的选择：①浅部伤口渗液较少的宜用橡皮条引流。②腹腔、胸腔或深部组织选用双腔引流管、胶管或“香烟”引流。③脓腔使用胶管或盐水纱条引流。

引流物宜放在液体引流的低位、气体引流的高位。引流物一般不要跨过血管或肠管。为防止切口感染，一般体腔的引流物不通过原切口引出，引流物一般不宜久留，当引流量明显减少，时间在48小时左右时则应拔除。在引流过程中要确保引流管不扭曲、不受压、不阻塞，以达到引流的目的。同时留置多条引流管时，应注明各管的引流部位、引流管数目。每天注意观察引流液的量、颜色，以及是否有负压存在，一旦发现引流管阻塞，应及时抽吸，低压冲洗，更换双腔引流管内芯，或转动引流管以求恢复通畅引流。

（陈创奇）

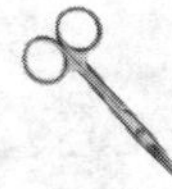

第四章　水电解质与酸碱平衡

一、见习要求

(1) 通过临床授课、床边教学和病例讨论，进一步了解体液平衡在外科临床上的重要意义。

(2) 初步掌握外科临床常见的体液失调类型——脱水、代谢性酸中毒、低钾血症与低钾低氯性碱中毒、低钙血症、低镁血症的检查、诊断和治疗原则及其注意事项，并能拟定补液方案。

(3) 认识各种液体的组成及其作用。

二、见习方法

(1) 首先，教师示教体液平衡失调的病例，指定若干学生询问病史和检查病人，再由老师补充病例的有关资料，若无合适病例，可由老师介绍典型病案。然后结合临床讲授体液平衡失调的诊断、治疗原则和方法及体液平衡与疾病的关系。

(2) 对病例或典型病案写一份 24 小时的补液方案。

(3) 病例讨论，作出诊断并拟定详细的治疗方案，重点是拟定该病例 24 小时的补液方案。

三、见习内容

（一）检查与诊断

1. **病史**

（1）原发疾病的性质和具体情况。病人有无心、肺、肝、脑、肾及胰等器官的疾病，程度如何；有无休克、低蛋白血症和营养不良。如急性肠梗阻、肠瘘多出现等渗性缺水；幽门梗阻多引起代谢性碱中毒，呼吸抑制和呼吸不畅的疾病易产生呼吸性酸中毒。

（2）病人进食情况。水和食物的摄入情况，食物的质和量，不能进食的时间（成人禁食一天一般失水约为体重的2%）。

（3）呕吐量、胃肠减压量、消化道外瘘排出消化液量、胆汁引流量、腹泻量及尿量（注意尿量减少或增多）。如有出血，应注意出血量。

（4）发热情况，高热持续天数，有无大汗，有无气管切开。

（5）有无失水的症状，如口渴、尿少。有无头晕、食欲减退、恶心呕吐、疲乏、四肢软弱无力以及烦躁、幻觉、谵妄、昏迷等神经精神症状。

（6）有无长期使用排钾性利尿剂、激素（肾上腺皮质激素或胰岛素）。有无鼻饲高浓度要素饮食或静脉注射大量高渗糖或盐溶液，有无输入过多不含钾的溶液等。

2. **体检**

（1）体温、脉搏、血压、呼吸（频率、深度、有无醋酮味)、体重及神志改变。

(2) 皮肤弹性、色泽和温度，眼眶凹陷程度(婴儿前囟凹陷)，唇舌黏膜湿润度及色泽，四肢浅静脉充盈情况（充盈时间超过5秒，表示血容量不足)，肌肉张力，肌腱反射，有无肌肉抽搐或病理性痉挛，四肢麻木和抽搐，Chvostek 征和 Trousseau 征，有无腹胀、肠鸣音变化，有无心音及心律改变。

以上体征对水电解质和酸碱平衡紊乱的诊断均无特征性的意义，因为这些体征在许多疾病均可出现。因此，在诊断时，绝不能单凭这些体征就做出诊断，而应该综合所有临床表现做出判断。

3. **实验室检查**

(1) 尿量、尿比重、尿 pH 值、尿钠、尿氯及尿常规的改变。

(2) 红细胞计数、血红蛋白及红细胞压积的改变。

(3) 血清生化值的改变，如血清钠、钾、氯、二氧化碳总量（或二氧化碳结合力）浓度的改变，血尿素氮、肌酐、血糖及总蛋白浓度的改变，用电解质的离子平衡规律，即 $(Na^+) = (Cl^- + HCO_3^-) + 5$ 的公式去核实临床化验单中 Na^+，Cl^-，HCO_3^- 的数值是否合理正确。

(4) 心电图检查，尤其疑有低钾血症、低钙血症等疾病时。

(5) 必要时应作动脉血气分析。

4. **记录出入水量**

准确记录24小时出入水量。

5. **诊断**

根据上述病史、体征和实验室检查结果，作出有关体液平衡失调的诊断。

（1）有无失水。失水的性质与程度。

（2）有无其他电解质的失调。如低钾血症、低镁血症等。

（3）有无代谢性酸中毒。

（4）有无代谢性碱中毒（低氯性、低钾性）。

（二）体液平衡失调的治疗

1. **治疗原则**

（1）解除病因。及时诊断和积极治疗原发疾病，控制体液的继续丧失。

（2）补充血容量。一般可用电解质溶液（如平衡盐溶液、5%葡萄糖生理盐水或林格氏液）和非电解质溶液（如5%或10%葡萄糖溶液）。但当体液丧失伴有低血容量性休克时，应先考虑输给胶体溶液（如全血、血浆或低分子右旋糖酐），以提高血浆胶体渗透压。除失血性休克外，并不一定全部都要用全血来补偿，部分可用血浆代用品或平衡盐溶液来补给。输入的胶体溶液与晶体溶液的比例一般为1∶6。

（3）在恢复血容量的同时，应及时纠正酸碱平衡失调。

（4）补充电解质，如钾、钙、镁。

2. **制订补液方案**

（1）纠正失水。每日补液量应包括已丧失量、日需要量和额外丧失量三部分。

1）补充已丧失量。根据失水程度及体重计算已丧失液量。

轻度失水：按体重的2%～4%计算（一般按4%计算）。

中度失水：按体重的4%～6%计算（一般按6%计算）。

重度失水：按超过体重的6%计算（一般按7%计算）。

以上三种当日输入计算量的1/2量。

等渗性失水：补充已丧失液量用5%葡萄糖生理盐水（或其他含氯化钠的电解质溶液，如平衡盐溶液）和5%～10%葡萄糖溶液各1/2量。此种补法为外科临床最常用。

高渗性失水：补充已丧失液量全部用5%～10%葡萄糖溶液。

低渗性失水：根据缺钠程度决定。

a. 轻度缺钠：按每公斤体重缺氯化钠0.5g。

b. 中度缺钠：按每公斤体重缺氯化钠0.5～0.75g。

c. 重度缺钠：按以下公式计算，

缺钠量(mmol 或 mEq) = (142 - 所测得的血钠值) × 体重(kg) ×0.6(女性 ×0.55)。

换算：17mmol 钠 = lg 氯化钠。

选用制剂：5%葡萄糖盐水含钠154mmol/L，5%氯化钠溶液含钠850mmol/L。

注意：

a. 当日实际补给上述计算量的1/2量。

b. 重度缺钠时，血清钠多在120mmol/L以下，故未测定血清钠的重度缺钠病人，可按120mmol/L计算补给。

c. 已丧失量中除补盐量外，其余用5%～10%葡萄糖溶液补充。即补糖量（5%～10%葡萄糖溶液）=已丧失量-补盐量（5%葡萄糖生理盐水或其他盐溶液）。

d. 使用5%氯化钠溶液应慎重，一般先输200～300mL，其余缺钠量用5%葡萄糖生理盐水补给。如果使用5%氯化钠溶液则速度要慢，一般每分钟15滴。

2）补充每日需要量。

成人：每日进水量2000～2500mL，其中5%葡萄糖生理盐水500～1000mL，5%～10%葡萄糖溶液1500mL，10%氯化钾溶液30mL（有尿时才补给）。

小儿：按体重计算。①体重在10kg以下者按每天100mL/kg计算。②体重在10～20kg者，前10kg按①式计算，其余按每天50mL/kg计算，两者相加即为日需要量。③体重在20～30kg者，第一个10kg按①式计算，第二个10kg按②式计算，其余按每天20mL/kg计算，三者相加为日需要量。

小儿日需要量中1/4～1/3用5%葡萄糖生理盐水，其余用5%～10%葡萄糖溶液。夏天炎热时，日需要量可增加20%，用5%葡萄糖溶液补给。

新生儿出生1周内，因代谢率低，日需要量按每天50～70mL/kg计算。其中1/5量用5%葡萄糖生理盐水（出生后第一、第二天只补给葡萄糖溶液）。

大手术后24～48小时，因抗利尿激素和醛固酮的分泌增加以致水钠潴留，故第一天成人日需要量补给 5% 葡萄糖溶液 1500 ～ 2000mL 即可，小儿日需要量减半，第二天日需要量按一般补给方法补给，但其中葡萄糖生理盐水成人不宜超过 500mL，小儿占日需要量的 1/5。

3）补充额外丧失量。

胃肠道消化液丧失：胃肠减压、消化道外瘘、呕吐及腹泻等引起消化液丧失者，按实际丧失量补给。胃肠道不同部位的消化液有不同的电解质含量，因此需选用不同的液体来补充。具体溶液的选择和用量参见教科书有关章节。每损失胃肠液 100mL 应补给 10% 氯化钾溶液 0.5 ～ 1.5mL。

发热：成人一般体温每升高 1℃（从 37℃ 开始），每公斤体重补给 3 ～ 5mL。可用 5%～10% 葡萄糖溶液补给，亦可用葡萄糖溶液和葡萄糖生理盐水各半补给。

出汗：中度出汗，应补给液体 500 ～ 1000mL，其中 5% 葡萄糖生理盐水占 1/6 ～ 1/3。

重度出汗，补给液体 1000 ～ 1500mL，其中 5% 葡萄糖生理盐水占 1/2。

气管切开：每日补给 5% ～ 10% 葡萄糖溶液 1000mL。

多尿：病人无水钠潴留而尿量超过 2000mL 者，应按其增加的尿量补给等量液体。另外，要注意补液过多引起的多尿。每 1000mL 应补回氯化钠 5g，氯化钾 2g。

当日补液总量 = 已丧失量 + 日需要量 + 额外丧失

量。

（2）纠正代谢性酸中毒。

TCO_2 在 18mmol/L 以下者，按公式补给 5% 碳酸氢钠溶液。

HCO_3^-（mmol）=（27 - 所测得 TCO_2 值）× 体重（kg）×0.5

或 HCO_3^-（mmol）=［HCO_3^- 正常值（mmol/L）- HCO_3^- 测得值（mmol/L）］× 体重（kg）× 0.4

1mL 5% $NaHCO_3$ 含 0.6mmol HCO_3^-。

注意：

a. 外科临床一般少用乳酸钠溶液和三羟甲基氨基甲烷（THAM）。

b. 上述计算量当日应在 2～4 小时内补给 1/2 量，且应在补液总量中扣除等量的葡萄糖生理盐水。余下的 1/2 量应视病人的具体情况决定输全部或一部分。

c. 轻度酸中毒（TCO_2 在 18mmol/L 以上）者，暂不补碱，静脉输入生理盐水即可纠正。

d. 纠正酸中毒不宜过速，一般不要使 TCO_2 超过 18mmol/L，以免发生手足抽搐、神志改变和惊厥。

e. 在酸中毒时，离子化钙增多，即使病人有低钙血症，也可无手足抽搐出现。但在纠正酸中毒后，离子化钙减少，便有发生手足抽搐的可能。

（3）纠正代谢性碱中毒。

外科临床常见为低氯和低钾性代谢性碱中毒，故静脉输入生理盐水和氯化钾溶液多可纠正。如重度碱中毒合并低钠血症者可用高渗盐水（5% 氯化钠）纠正。

临床上一般少用盐酸溶液和氯化氨溶液，如病人危重，血浆 HCO_3^- 为 45 ～ 50mmol/L、pH 值大于 7.65 时，可考虑用盐酸溶液。

0.1mol/L HCl(mL) = [103 - 测得值(mmol/L)] × 体重(kg) ×2

当日内一般可供给计算量的1/2，纠正不宜过速。

盐酸溶液须经静脉导管缓慢滴入腔静脉内。

有手足抽搐者，可用10%葡萄糖酸钙10mL静脉缓慢注射。

（4）纠正低钾血症。

补钾必须严格遵守下列四项原则：

1）尿少不补钾。成人要求24小时尿量超过700mL（或每小时尿量超过30～40mL）。

2）补钾不过量。补钾无可靠计算公式，但24小时补钾量不应超过6～8g，小儿按每天0.1～0.15g/kg计算。

3）浓度不过高。不超过0.3%。即每1000mL补液中含有氯化钾不得超过3g（10%氯化钾30mL）。

4）滴入不过快。成人滴入速度不宜超过每分钟80滴，小儿滴注时间不短于4小时。

注意：

a. 病人口服无禁忌者，可口服10%氯化钾溶液10～20mL，日服3次。小儿按每天0.2～0.3g/kg计算给予口服。

b. 病人无尿少，成人应在禁食的第2～4天开始，每天补给10%氯化钾溶液20～30mL，但手术后禁食病人在最初3天内，由于术后组织被破坏，细胞内的钾不断外溢，因此要结合血钾监测情况慎重补钾，而小儿对水、电解质平衡调节能力较弱，在禁食和手术后第二天就要开始补钾。

c. 对禁食多日、有消化液丢失，又合并低钾血症的成年病人，常需补给氯化钾5～6g或更多。

d. 严禁将10%氯化钾溶液直接静脉推注，否则可能致病人心跳骤停。

3. **治疗注意事项**

（1）各种补液公式只作参考，并非绝对法则，治疗中应密切注意病情变化，如神志、血压、脉搏、呼吸、尿量、中心静脉压等，边补给边观察，根据病人的病情变化及时调整补液量、速度和种类。

（2）每天的总补液量于24小时内的分配原则为：总补液量的1/2应在首8小时内补完，其余的1/2可在随后16小时内均匀输入。

（3）各种液体的补液顺序为：先胶体（白蛋白、血浆及右旋糖酐等）后晶体，先碱后盐，先盐（最好先给平衡盐液溶）后糖；高渗性失水例外，糖盐交替；见尿补钾。

（4）对有心、肺、肾疾病的患者，在补液过程中应特别注意，避免过多、过快输液，老年人及婴幼儿亦应注意补液的速度和量。

（5）在补液过程中，应定时抽血查血生化（如血清钠、钾、氯和二氧化碳总量等）或血气分析，以便随时计算并调整补液和电解质的量。

（6）额外丧失量从作出诊断后的当日算起。

(7) 失水时因血液浓缩而掩盖了原有的低钾血症，因此当补给大量不含钾溶液纠正失水时，注意可能出现低钾血症的临床表现。

(8) 代谢性酸中毒时掩盖了原有的低钾血症或低钙血症，补碱纠正酸中毒后，注意可能出现低血钾或低血钙的临床表现。

(9) 代谢性碱中毒，外科常见为低钾低氯性，并同时伴失水、失盐，所以补充盐水和补钾多可纠正，临床极少用盐酸等溶液来纠正。

(10) 尿少为失水的重要表现之一，但当输入过多的高渗溶液致溶质性利尿（渗透性利尿）时，注意病人尿量虽增多但同时可伴有失水。

(11) 大量补充盐水易致高氯性酸中毒，可选用平衡盐溶液来补充，常用的有 1.86% 乳酸钠和复方氯化钠溶液（1∶2）、1.25% 碳酸氢钠和 0.9% 氯化钠溶液（1∶2）。

[附] 水电解质酸碱平衡失调诊治补充知识及病例

(一) 制订入院后 24 小时的补液方案

24 小时内补液方案包括：①每日生理需要量；②额外损失量（全部补充）；③已丧失量（先补计算量的 1/2）；④纠正酸碱平衡失调；⑤补钾。

临床常用的液体有：

(1) 等渗溶液。①5% 葡萄糖生理盐水（含 5% 葡萄糖及 0.9% 氯化钠）；②0.9% 氯化钠（生理盐水）；

③平衡盐溶液：1.86%乳酸钠和复方氯化钠溶液（1∶2）、1.25%碳酸氢钠和0.9%氯化钠溶液（1∶2）。

（2）不同浓度的葡萄糖溶液。①5%；②10%；③25%；④50%。

（二）补液计算方法

1. 每日生理需要量

成人补充2000～2500mL，其中5%葡萄糖生理盐水500～1000mL，5%～10%葡萄糖溶液1500mL，10%氯化钾溶液30mL。

2. 额外损失量

额外损失量应从入院后计算，全部补给。

（1）发热：体温每升高1℃（正常37℃）补给3～5mL/kg体重（按4mL/kg计算），可用5%～10%葡萄糖溶液补给，亦可用5%葡萄糖溶液和5%葡萄糖生理盐水各半补给。

（2）出汗：中度（湿透1套衬衣裤）补500mL，重度（湿透2套衬衣裤）补1000mL，其中5%葡萄糖生理盐水及5%葡萄糖溶液（或10%葡萄糖溶液）各半。

（3）胃肠液：补给其损失总量，其中2/3为5%葡萄糖生理盐水，1/3为5%～10%葡萄糖溶液，每损失1000mL应补10%氯化钾10mL。

（4）气管切开蒸发损失：每日补5%～10%葡萄糖溶液1000mL。

3. 补充已丧失量（先补1/2量）

（1）估计失水程度。

1）轻度：按失水占体重的4%计算。

2）中度：按失水占体重的6%计算。

3）重度：按失水占体重的7%计算。

（2）糖盐（5%葡萄糖生理盐水）及糖水（5%～10%葡萄糖溶液）的分配。

1）等渗性缺水（血清 Na^+ 135～145mmol/L）：全部用5%葡萄糖生理盐水和10%葡萄糖溶液各补1/2。

2）高渗性缺水（血清 Na^+ >145mmol/L）：全部用5%～10%葡萄糖溶液补充。

3）低渗性缺水：轻度（血清 Na^+ >130mmol/L）、中度（血清 Na^+ 120～130mmol/L）、重度（血清 Na^+ 小于120mmol/L）均按如下公式计算：

补钠量（mmol）=（142 - 血钠测得值）×体重（kg）×0.6（女性×0.55）

并按补17mmol钠需1g氯化钠计算出补氯化钠的量，先补充1/2量。

一般缺钠可用5%葡萄糖生理盐水或生理盐水补给，余下用5%～10%葡萄糖溶液来补充。（5%氯化钠100mL含5g氯化钠，5%葡萄糖生理盐水或0.9%氯化钠1000mL含9g氯化钠）

4. 纠正代谢性酸中毒

总二氧化碳低于18mmol/L才补碱。

补5% $NaHCO_3$（HCO_3^- mmol）=（27 - TCO_2 测定值）×体重（kg）×0.5

按1mL 5% $NaHCO_3$ 可补0.6mmol HCO_3^- 计算出的量于2～4小时内先补1/2，以后看临床情况再决定补碱量。

由于 $NaHCO_3$ 中含钠，所以补液总量中应扣除含相应钠量的5%葡萄糖生理盐水（100mL 5% $NaHCO_3$ 所含的钠量约为400mL 5%葡萄糖生理盐水中的钠量）。

5. 补钾

（1）每日生理需要量：10%氯化钾30mL。

（2）额外损失钾：每1000mL胃肠液，补10%氯化钾10mL。

（3）低钾血症：没有可靠公式计算，一般补10%氯化钾10～30mL。

总补钾量=（1）+（2）+（3）。

补钾原则：①能口服，则口服；②24小时补钾总量不超过8g；③补钾浓度小于0.3%；④补钾速度每分钟不超过80滴；⑤有尿才补钾。

6. 补液总量

补液总量=生理需要量+额外损失量+已丧失量。

（三）病例

[病例一]

男性病人，56岁，因腹痛、腹胀伴恶心、呕吐72小时以“肠梗阻”收入院。入院后呕吐3次，为胃内容物约1000mL。体检：T 38℃，P 90次/分，R 26次/分，BP 120/70mmHg，Wt 50kg。舌干燥，眼球下陷，皮肤干燥松弛。实验室检查：Na^+ 138mmol/L，K^+ 3.0mmol/L，Cl^- 100mmol/L，TCO_2 15mmol/L。请作出水电解质平衡诊断并拟定24小时补液方案。

[病例二]

女性患者，40 岁，因“肠梗阻”腹痛、呕吐、腹胀、停止肛门排便排气 4 天，起病后呕吐频繁，每天约呕吐 1200mL，不能进食，但仍服中药和西药，病情加剧而转入本院。入院前 2 小时排小便一次约 80mL，T 38.5℃，P 124 次/分，R 26 次/分，Wt 50kg，BP 80/60mmHg，虚弱，嗜睡，呼吸深长，皮肤弹性差，口唇黏膜干燥，血清 K^+ 3mmol/L、Na^+ 122mmol/L、TCO_2 14mmol/L，入院后又呕吐 2 次总量约 600mL。请作出水电解质平衡诊断并拟定 24 小时补液方案。

（王劲松）

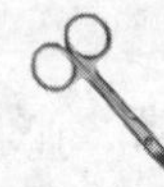

第五章 外科休克

一、见习要求

(1) 明确掌握休克的概念并认识外科临床常见的休克类型。

(2) 初步掌握休克病人的检查、诊断与治疗原则。

二、见习方法

(1) 教师示教低血容量性休克及感染性休克病例（如上消化道大出血、大面积烧伤、绞窄性肠梗阻、化脓性胆管炎或胃肠道穿孔等合并休克的病例)。如无合适的病例，可介绍典型病案。

(2) 病例讨论，分析其发病机制及诊断依据，并拟定治疗方案。

三、教学准备

(1) 休克病例或典型病案。

(2) 测定中心静脉压的装置及腔静脉插管的用具。

(3) 漂浮导管相关用品。

(4) 抢救休克的常用药物（如右旋糖酐、人工胶体、平衡盐溶液、多巴胺、多巴酚丁胺、去甲肾上腺素、肾上腺素、阿拉明、西地兰、氢化可的松、地塞米松、碳酸氢钠、肝素、抗血纤溶芳酸、止血芳酸等)。

(5) 电视教学片。

四、见习内容

(一) 外科休克常见的原因

(1) 低血容量，包括失血和创伤。

(2) 感染。

(二) 休克病人的诊断

了解病人有无导致休克的原发疾病，密切注意休克的早期表现，如有精神紧张或烦躁、面色苍白、皮肤湿冷、尿量减少、脉快、过度换气、血压正常或升高、脉压差缩小，应高度怀疑休克。

(三) 监测

1. 一般监测

对一般情况及休克严重程度作出初步估计。

(1) 精神状态。早期烦躁或精神紧张，以后转为淡漠、迟钝、意识模糊，甚至昏迷。

(2) 肢体温度、色泽。四肢皮肤苍白、湿冷、弹性差，黏膜及甲床灰白或紫绀，黏膜干燥，手、足背浅静脉萎陷。

(3) 血压。一般认为上肢收缩压低于90mmHg，脉压差小于20mmHg是休克的一种表现。但在休克早期或代偿期，由于交感神经兴奋，儿茶酚胺释放，舒张压升高，收缩压未明显降低而心搏出量可能已降低，因此更应注意脉压差的减少。此外，应尽可能了解病人的平时血压，有些病人平时血压就在 80～90mmHg，此种病人不能仅凭血压而贸然诊断休克。有些病人平时有高血压，发生休克后收缩压仍可能在 120mmHg 以上，而组织灌流已不足。一般发病后收缩压降低 20% 以上时，应警惕休克的出现。

（4）脉率。脉搏细速常出现在血压下降之前。若无其他因素的影响，心率随缺氧的程度增加而递增。

（5）尿量。观察每小时尿量的变化，平时肾功能无异常的病人，休克时尿量少于 30mL。情况紧急时可观察 10～15 分钟（每分钟尿量少于 0.5mL）。

2. 特殊监测

（1）中心静脉压（CVP）。休克病人如 CVP 小于 6cmH_2O 往往表示血容量不足；CVP 大于 15cmH_2O 可能有心功能不全或肺血管阻力增高；CVP 正常，则可能为血容量不足或心功能不全，应作补液试验鉴别。CVP 由中心静脉血容量、右心收缩和舒张、静脉运动活力、胸腔内压、心包内压等因素决定。因此，如有胸腔或心包内压增高、重度肺疾病、心瓣膜病、心肌梗塞、心直视手术后近期等情况，CVP 就不能反映血容量状态。使用大量血管活性药物或正压辅助呼吸也可影响 CVP，在分析判断时应予考虑。（静脉切开术及 CVP 测定方法详阅《外科手术学》）

（2）肺动脉锲压（PAWP）。应用 Swan－Ganz 漂

浮导管，可测量肺动脉压、PAWP，同时还可以计算心输出量、心指数及氧代谢参数。PAWP 低于正常值反映血容量不足，高于正常值反映左心室压力增高。

3. 实验室检查

（1）血细胞计数。红细胞计数、血红蛋白及血细胞压积可用来了解血容量变化及血液浓缩情况，也可了解失血、贫血情况。感染性休克应检查白细胞计数。

（2）血型。作输血准备。

（3）尿常规。了解肾功能情况。

（4）血生化。血清 Na^+、K^+、Cl^-、TCO_2、BUN、Cr 等。

（5）动脉血气分析。动脉血氧分压（PaO_2）正常值为 80 ～ 100mmHg，二氧化碳分压（$PaCO_2$）正常值为 35 ～ 45mmHg。休克时，如病人原无肺部疾病，由于常有过度换气，$PaCO_2$ 一般都较低。常伴有代谢性酸中毒。

（6）动脉血乳酸测定。正常值小于 2mmol/L。数值增高表示组织低灌注，动态监测更有利于判断休克复苏效果。

（7）弥散性血管内凝血（DIC）的检查。血小板计数、凝血时间、凝血酶原时间、纤维蛋白原含量、3P 试验、优球蛋白溶解试验。其他尚可见红细胞异形、破碎，血小板巨大畸形，抽出血液不凝固等。

（8）胃肠黏膜内 pHi 值监测。反映内脏组织局部灌流状态，有利于发现隐匿型休克患者。

4. 注意并发症

休克时间长者，应密切注意有无肾、脑、肺部并发症及 DIC 的发生。

(四) 休克的治疗

1. 治疗原则

(1) 去除病因。

(2) 尽快恢复有效循环血量。

(3) 纠正微循环障碍，改善心脏功能，恢复人体的正常代谢。

(4) 防治并发症，如代谢性酸中毒、DIC、急性肺水肿、休克、肺肾功能衰竭、脑水肿及心跳骤停等。

2. 休克治疗中应注意的几个问题

(1) 补充血容量。建立有效的补液通道（中心静脉穿刺、静脉切开或粗针头静脉穿刺）是抗休克的基本措施。不管哪型休克（除大部分心源性休克外）或同一型休克的不同阶段，都有程度不同的血容量不足，因此应首先扩充血容量，恢复循环血量。

判断血容量的主要根据：

1) 病史与体征。有无失水的病史、症状和体征，有无静脉充盈时间延长（超过 5 秒），有无血压下降、脉压差缩小、脉搏细速、皮肤湿冷。

2) 尿量与尿比重。①如尿量小于 30mL/h 并继续下降或尿比重大于 1.020，且逐渐升高，均应考虑血容量不足。②如尿量少而不够测尿比重，可加一倍水，测出比重数值后，将后两位数乘以 2 即为实际比重（如有脊液比重计，尿仅几毫升也可测出比重。）③在根据尿量对血容量作出判断前，应避免应用影响尿量及尿比重的药物（如利尿剂、脱水剂、扩容剂）。④初步考虑为血容量不足后，即快速输入5%葡萄糖氯化钠溶液500mL（20分钟内输完），如尿量增加即证实为血容量不足。应与急性肾衰相鉴别。

3）测定中心静脉压。一般情况下比尿量可靠，且能判断心功能。但中心静脉压也受其他因素影响，如有的病人大量补液后，中心静脉压仍低而出现肺水肿。

扩容开始常用等渗盐水或平衡盐溶液（如有碱中毒则勿用平衡液），随后选用胶体液，因为休克时微循环内血液黏度常增高，红细胞聚集，血液滞缓，常伴有代谢性酸中毒，且细胞外的钠离子有进入细胞内的趋向，先输入电解质液有利于这些情况的改善，但用电解质扩容后，钠离子和水分都比较容易渗出毛细血管壁，故可能加重组织水肿。因此，输入一定量的电解质溶液后，需选用胶体液如白蛋白、人工胶体。选用胶体液应根据失血、失液以及休克的其他病因病理的具体情况。一部分病人输入电解质液后，循环状态好转恢复，就不必用胶体液，但大部分病人仍需要。

积极的液体复苏时要严密监测病人的反应。在这个时期，要在短时间内输入大量液体，但同时要严密监测病人的反应以防止发生肺水肿。在可疑低血容量的病人可以先快速补液：30分钟内输入晶体液500～1000mL或胶体液300～500mL，并判断病人对液体复苏的反应（血压增高及尿量增多）及耐受性（有无血管内容量过负荷的证据），从而决定是否继续扩容。

（2）血管活性药物的应用。

提高血压是使用血管活性药的目标，但要在充分容量复苏的前提下使用血管活性药，以保证重要脏器的灌注压。

1）血管收缩剂。包括多巴胺、去甲肾上腺素、间羟胺等。多巴胺有多巴胺受体、α受体和β1受体作用，不同剂量产生的作用也不相同。多巴酚丁胺主要兴奋β受体以达到心肌正性肌力作用。去甲肾上腺素主要兴奋α受体收缩血管而提高血压。临床应用时需要根据患者的血流动力学指标选择相应的血管活性药。

2）血管扩张剂。包括α受体阻断剂和抗胆碱能药。α受体阻断剂（酚妥拉明等）在低血容量休克和感染性休克较少用。抗胆碱能药物中山莨菪碱具有改善微循环的作用。

3）强心药。在容量复苏时监测CVP超过正常范围可考虑使用强心甙（西地兰）和β受体兴奋剂（多巴酚丁胺）。

4）应用血管活性药物的注意事项：①必须先补足血容量。除非平均动脉压低于60mmHg，可暂时应用缩血管药提升血压，以保证心、脑、肾等重要器官的血流灌注。②可联合应用两种血管活性药，如外科临床常先用多巴胺以增加搏出量和组织灌流，如血压仍低，则可加用去甲肾上腺素。③用药开始的剂量（浓度）应较小，观察实际效应，最好能监测血液动力学变化，逐步加大剂量；停药的过程也应是逐渐的。④使用血管活性药，须与扩容和纠正酸碱失衡相结合，一般应在后者的基础上用药，否则效果不良。

（3）皮质类固醇的应用。应掌握指征勿盲目应用，多用于治疗严重的感染性休克。

（4）DIC 治疗。随着医疗技术水平的提高，外科休克引起 DIC 者已极少见。

1）消除产生 DIC 的基础。尽早纠正休克和酸中毒。

2）改善微循环。可使用潘生丁抑制血小板凝集及吸附，并扩张血管；确定为纤维蛋白溶解期者可用止血芳酸、抗血纤溶芳酸或 6－氨基己酸。高凝期可考虑使用肝素抗凝，但是需注意当凝血时间超过 30 分钟时应减量或延长用药间隔时间或停止。肝素过量可静脉注射鱼精蛋白以对抗。原有出血倾向的疾患，如曾有出血的溃疡病、肺结核咯血、肝脏疾患致凝血机制障碍、高血压脑病、出血性疾病等尽量不用肝素。

（四）低血容量性休克

1. 临床分度

低血容量性休克临床分度见表 5－1。

2. 治疗时的注意事项

（1）病因治疗。应尽快止血，纠正失血和失液。必要时应一边抗休克，一边采取止血措施，特别是大出血，如不能尽快止血，则难以纠正休克。

（2）输液量一般要大于估计的失血量或失液量。特别是中、重度休克时，毛细血管内皮细胞受损，细胞间隙增大，血管通透性明显增高，且血管容积扩张，所以，输液量不但要补充原有的体液丢失，而且要补偿血管的渗漏和容积扩大，方可恢复有效循环血量。

表 5－1　低血容量性休克临床分度

	意识	脉搏（次/分钟）	血压（mmHg）	中心静脉压（cmH_2O）	呼吸（次/分钟）	尿量（mL/h）	失血量所占比例
轻度	正常或不安	80～100	收缩压 70～90 脉压 20～30	6～10	<25	减少，比重高 15～25	<20%
中度	烦躁不安或表情淡漠	100～140	收缩压 50～90 脉压 <20	<6	>25	0～15	20%～40%
重度	谵妄或昏迷	>140 或触不清	收缩压 0～50	<6 或 >20	窘迫，发绀不规律	比重低，无尿	>40%

（3）选择输液成分应根据休克的程度。轻度休克的病人，如平时无贫血和低蛋白血症，无论失血、失液，均可用等渗盐水或平衡盐溶液补充血容量。中度和重度的病人，自身的调节能力明显降低，缺少的体液成分就需要相应的外源性补充，如全血、血浆、白蛋白、红细胞等。

（4）血管活性药和利尿药在单纯的失血、失液性休克时须慎重选用。因为这种休克的内源性血管活性物质释出，不如感染性休克时复杂，充分扩容后休克较易好转。反之，如血容量不足，使用血管活性药物会加重周围血液分布的紊乱，而用利尿药则可能起脱水作用。所以，这两类药物通常在积极液体复苏后血流动力学仍然极不稳定时，为保障重要脏器的灌注压才可使用。在失血性休克病因未解除时还需考虑“损伤控制”，不可盲目加大血管活性药物剂量以免导致出血量增加。

（5）纠正代谢性酸中毒。在积极液体复苏后 pH 值小于 7.20 者可适量使用碳酸氢钠。注意失液引起的休克常伴电解质失衡，如低血钾、低血氯，应给予补充。大量输血可出现低钙血症，应给予葡萄糖酸钙。

（6）对顽固的低血容量性休克，即已输液扩容、纠正酸中毒、使用血管活性药等而效应不显著者，可试用高渗盐水治疗，能使血渗透压上升，毛细血管前微动脉扩张，心搏出量增加，因此，可能增强其他抗休克药物的效应，促使重度休克逆转。

（五）感染性休克

1. 临床类型

一般认为，脓毒性休克的早期可出现暖休克，至进展阶段出现冷休克。实际上，休克的表现除与病程有关外，还与致病菌种类、感染部位、体液丢失程度等有关。革兰阴性菌感染所引起者常为冷休克，弥漫性腹膜炎、绞窄性肠梗阻及其他有明显失液的外科感染所引起者更容易呈现冷休克；而革兰阳性菌或真菌的感染所引起者早期多为暖休克，病人往往没有明显的失液。应用血流动力学指标将感染性休克分为高动力型和低动力型两类，高动力型对应暖休克，低动力型对应冷休克。冷休克与暖休克的临床表现见表5－2。

表5－2 感染性休克的临床分型

	暖休克（高动力型）	冷休克（低动力型）
意识	清醒	躁动、淡漠、嗜睡
皮肤	潮红、粉红，不湿、不凉	苍白、发绀、花斑、湿凉、冷汗
脉搏	可触及，无力	细速或触不清
脉压	>30mmHg	<30mmHg
毛细血管充盈试验	<2秒	时间延长
尿量（平均）	>30mL/h	<25mL/h

2. **治疗**

治疗原则：在休克未纠正前应着重治疗休克，同时治疗感染；休克纠正后，应着重治疗感染。

（1）积极液体复苏，补充血容量。病人大多有体液丢失和摄入不足，血容量明显不足，故扩容剂量应较大，输注速度应较快，液体选择先晶体后胶体。因感染性休克时心功能常受心肌抑制因子影响，须防止输液过量引起肺水肿和心力衰竭。一般监测中心静脉压作为扩容参考。

（2）控制感染。应用抗菌药物积极处理原发感染灶。对病原菌尚未明确的可根据感染部位、医院及病区的流行病学资料选用抗生素，已知致病菌则根据药敏结果选用抗生素。原发病灶是导致休克的主要因素，必须尽早处理。

（3）使用血管活性药物。在液体复苏、纠正酸中毒后休克无好转时，酌情考虑使用收缩血管和舒张血管的药物，可联合使用，达到既能提高血压、保障组织灌注压，又可改善微循环的作用。

（4）使用糖皮质激素。氢化可的松 100～300mg/天，缓慢静脉注射，血流动力学稳定后停用。

（陈敏英）

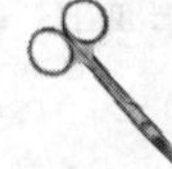

第六章　外科重症监测治疗

一、见习要求

（1）了解重症监测治疗的概念及意义。

（2）了解 ICU 的设置及病房配置。

（3）掌握 ICU 常用循环功能监测方法、呼吸监测及治疗方法。

（4）了解肾功能、内环境调节、营养支持的方法。

（5）了解病情评估方法。

二、见习方法

（1）观看多媒体教学软件，初步了解 ICU。

（2）参观 ICU 病房，详细了解 ICU 的人员、病床及仪器配置。

（3）了解 ICU 内常用的循环监测方法，观看放置漂浮导管的操作过程（无病例则播放电脑短片，并展示漂浮导管），了解漂浮导管测量机计算数值的原理及意义。

（4）了解 ICU 常用呼吸监测方法及仪器，现场了解呼吸机的使用。

（5）了解肾功能、内环境调节、营养支持的方法。

（6）了解 ICU 病情评估方法及其意义。

三、教学准备

(1) 多媒体软件。

(2) 监护仪、输液泵、监护床、除颤仪、血液净化机、纤支镜、呼吸机、连续心排监测仪器、血气分析仪等。

(3) 漂浮导管及相关仪器。

四、见习内容

(一) ICU 概念

重症加强治疗病房（intensive care unit，ICU）是重症医学学科的临床基地，它对各种原因导致一个或多个器官与系统功能障碍危及生命或具有潜在高危因素的患者及时提供系统的、高质量的医学监护和救治技术，是医院集中监护和救治重症患者的专业科室。ICU 应用先进的诊断、监护和治疗设备与技术，对病情进行连续、动态的定性和定量观察，并通过有效的干预措施，为重症患者提供规范的、高质量的生命支持，改善其生存质量。重症患者的生命支持技术水平，直接反映医院的综合救治能力，体现医院整体医疗实力，是现代化医院的重要标志。

ICU 基本要求：ICU 必须配备足够数量、受过专门训练、掌握重症医学基础知识和基本操作技术、具备独立工作能力的专职医护人员。同时必须配置必要的监护和治疗设备，接收医院各科的重症患者。ICU 的病床数量根据医院等级和实际收治患者的需要，一般以 ICU 服务病床数占医院病床总数的 3%～6% 为宜，ICU 专科医师的固定编制人数与床位数之比为（0.8～1）：1，ICU 专科护士的固定编制人数与床位数之比为（3～4）：1。

（二）循环监测

1. 心电监测

心电监测可了解心率快慢、心律失常类型、有无心肌缺血。

2. 血流动力学监测

血流动力学监测可反映病人的循环状态，根据结果评估循环功能，决定治疗原则。常用血流动力学监测参数详见表 6－1。

表 6－1 常用血流动力学监测参数

参　数	正常值
收缩压(mmHg)	90～140
舒张压(mmHg)	60～90
平均动脉压(mmHg)	70～105
中心静脉压（cmH_2O）	5～10
肺动脉锲压(mmHg)	6～12
心输出量(L/min)	4～6
心脏指数[L/(min·m^2)]	2～4

3. 漂浮导管及其应用

Swan－Ganz 导管适用于对血流动力学指标、肺脏和机体组织氧合功能的监测。肺动脉压（PAP）是当 Swan - Ganz 导管的顶端位于肺动脉内（气囊未充气）时，经远端开口测得的压力。肺动脉压可分别以收缩压、舒张压和平均压来表示。

肺动脉嵌顿压（PAWP）是将气囊充气后，Swan-Ganz 导管的远端嵌顿在肺动脉分支时测量的气囊远端压。PAWP 能较准确地间接反映左室舒张末期压（LVEDP），从而反映左心室前负荷大小。

心排量（CO）是心率和每搏排出量的乘积，可经 Swan - Ganz 导管应用热稀释法测出。还可以通过 NICO 无创心输出量法测量获得。一般来说，对任何原因引起的血流动力学不稳定及氧合功能改变，或存在可能引起这些改变的危险因素的情况，为了明确诊断和指导治疗都有必要应用 Swan - Ganz 导管。

（1）需要评价左、右心室功能。

（2）区别心源性与非心源性肺水肿。

（3）严重创伤、危重病人的手术、复杂并对循环影响较大的手术如肝移植术。

（4）心内直视手术、大血管手术、心脏病人非心脏手术。

（5）休克病人。

（6）术前后合并心肌梗塞或心衰，或者进行有潜在危险的复杂性治疗。

（7）指导心血管疾病治疗以及心血管药物、扩容、利尿等疗效观察。

（8）需采集肺动脉血标本。

（三）呼吸功能监测与治疗

1. 呼吸功能监测

常用呼吸功能监测参数详见表6-2。

表6-2　常用呼吸功能监测参数

参　数	正常值
潮气量（V_T，mL/kg）	5~7
呼吸频率（RR，BPM）	12~20
死腔量/潮气量（VD/VT，L）	0.25~0.40
二氧化碳分压（$PaCO_2$，mmHg）	35~45
氧分压（PaO_2，mmHg）	80~100
血氧饱和度（SaO_2，%）	96~100
肺内分流率（Q_S/Q_T，%）	3~5
肺活量（VC，mL/kg）	65~75
最大吸气力（MIF，cmH_2O）	75~100

2. 呼吸治疗

（1）氧疗。通过不同的供氧装置或技术，使病人的吸入氧浓度增高，提高氧分压，纠正低氧血症。供氧方法分高流量系统和低流量系统。高流量系统有Venturi面罩吸氧，低流量系统有鼻导管吸氧、面罩吸氧、带贮气囊面罩吸氧。

（2）机械通气。

1）目的。机械通气可纠正急性呼吸性酸中毒、低氧血症，缓解呼吸肌疲劳，防止肺不张，稳定胸壁。

2）指征。符合下述条件应实施机械通气：经积极治疗后病情恶化；意识障碍；呼吸形式严重异常，如呼吸频率大于 35 ～ 40 次/分钟或小于 6 ～ 8 次/分钟，或呼吸节律异常，或自主呼吸微弱或消失；血气分析提示严重通气和/或氧合障碍，PaO_2 小于 50mmHg，尤其是充分氧疗后仍小于 50mmHg；$PaCO_2$ 进行性升高，pH 值动态下降。

机械通气的相对禁忌证：机械通气可能使一些病情加重，如气胸及纵隔气肿未行引流者、肺大泡和肺囊肿、低血容量性休克未补充血容量者、严重肺出血、气管－食管瘘。但在出现致命性通气和氧合障碍时，应在积极处理原发病（如尽快行胸腔闭式引流，积极补充血容量等）的同时，不失时机地应用机械通气，以避免患者因为严重 CO_2 潴留和低氧血症而死亡。因此，机械通气无绝对禁忌证。

3）机械通气模式。根据吸气向呼气的切换方式不同，可分为定容型通气和定压型通气。

定容型通气是指呼吸机以预设通气容量来管理通气，即呼吸机送气达预设容量后停止送气，依靠肺、胸廓的弹性回缩力被动呼气。

定压型通气是指以气道压力来管理通气，当吸气达预设压力水平时，吸气停止，转换为呼气，故定压性通气时，气道压力是设定的独立参数，而通气容量和流速是从属变化的，与呼吸系统顺应性和气道阻力相关。

常用模式包括：

a. 辅助控制通气（Assist - control ventilation，ACV）。是辅助通气（AV）和控制通气（CV）两种

通气模式的结合。

b. 同步间歇指令通气（Synchronized Intermittent Mandatory Ventilation，SIMV）。是自主呼吸与控制通气相结合的呼吸模式，在触发窗内患者可触发和自主呼吸同步的指令正压通气，在两次指令通气周期之间允许病人自主呼吸，指令呼吸以预设容量（容量控制 SIMV）或预设压力（压力控制 SIMV）的形式来进行。

c. 压力支持通气（Pressure Support Ventilation，PSV）。属于部分通气支持模式，是病人触发、压力目标、流量切换的一种机械通气模式，即病人触发通气并控制呼吸频率及潮气量，当气道压力达到预设的压力支持水平，且吸气流速降低至低于阈值水平时，由吸气相切换到呼气相。

d. 持续气道正压（Continuous Positive Airway Pressure，CPAP）。是在自主呼吸条件下，整个呼吸周期以内（吸气及呼气期间）气道均保持正压，患者完成全部的呼吸功，是呼气末正压（PEEP）在自主呼吸条件下的特殊技术。

4）机械通气参数的调整。

a. 潮气量的设定。在容量控制通气模式下，潮气量的选择应确保足够的气体交换及病人的舒适性，通常依据体重选择 5 ～ 7mL/kg，并结合呼吸系统的顺应性、阻力进行调整；依据肺机械参数，维持气道压最低时的 V_T，其压强最高应低于 30 ～ 35cmH_2O，可避免气压伤及呼吸机相关性肺损伤（VILI）；在压力控制通气模式下，潮气量是由选定的目标压力、呼吸系统的阻力及患者的自主呼吸方式决定的；最终应根据血气分析进行调整。

b. 呼吸频率的设定。呼吸频率的选择根据通气模式、死腔/潮气量比、代谢率、目标 $PaCO_2$ 水平及自主呼吸强度等决定，成人通常设定为 12～20 次/分钟，急/慢性限制性肺疾病时也可根据分钟通气量和目标 $PaCO_2$ 水平超过 20 次/分钟，但应避免呼吸频率过快导致气体陷闭及 PEEPi 增加，否则为克服过高的 PEEPi 使呼吸功增加，可导致气压伤等，最终精确调整呼吸频率应依据 pH、$PaCO_2$ 与 PaO_2 的变化，综合调整 V_T 与 f。

c. 流速调节。理想的峰流速应能满足患者吸气峰流速的需要，成人常用的流速设置在 40～60L/min 之间，根据分钟通气量和呼吸系统的阻力和肺的顺应性调整，压力控制型通气模式下流速由选择的压力水平、气道阻力及患者的吸气努力决定。流速波形在临床上常用减速波或方波。

d. 吸气时间/I：E 设置。I：E 的选择是基于患者的血流动力学、氧合状态及自主呼吸水平，适当的设置能保持良好的人－机同步性，自主呼吸患者通常设置吸气时间为 0.8～1.2s 或吸呼比为 1：（1.5～2）；控制通气患者，为抬高平均气道压改善氧合可适当延长吸气时间及吸呼比，但应注意患者的舒适度、监测 PEEPi 及对心血管系统的影响。

e. 触发灵敏度调节。一般情况下，压力触发常为 －0.5～－1.5cmH_2O，流速触发常为 2～5L/min，合适的触发灵敏度设置将明显使患者更舒适，促进人－机协调。一些研究表明流速触发较压力触发能明显减低患者呼吸功。若触发敏感度过高，会引起与病人用力无关的自动触发；若设置触发敏感度过低，将显著增加病人的吸气负荷，消耗额外呼吸功。

f. 吸入氧浓度（FiO_2）。机械通气初始阶段，可给高 FiO_2（100%）以迅速纠正严重缺氧，后依据目标 PaO_2、PEEP 水平、MAP 水平和血流动力学状态，酌情降低 FiO_2 至 50% 以下，并设法维持 SaO_2 大于 90%。若不能达到上述目标，即可加用 PEEP、增加平均气道压，应用镇静剂或肌松剂；若适当 PEEP 和 MAP 可以使 SaO_2 大于 90%，应保持最低的 FiO_2。

g. PEEP 的设定。设置 PEEP 的作用是使萎陷的肺泡复张、增加平均气道压、改善氧合，减少回心血量，减少左室后负荷，克服 PEEPi 引起呼吸功的增加。PEEP 常应用于以 ARDS 为代表的 I 型呼吸衰竭。PEEP 的设置在参照目标 PaO_2 和氧输送的基础上，与 FiO_2 和 V_T 联合考虑，虽然 PEEP 设置的上限没有共识，但下限通常在 P－V 曲线的低拐点（LIP）或 LIP 之上 $2cmH_2O$；还可根据 PEEPi 指导 PEEP 的调节，外源性 PEEP 水平大约为 PEEPi 的 80% 时不增加总 PEEP。

5）正压通气相关的并发症。包括呼吸机相关肺损伤、呼吸机相关肺炎、氧中毒、呼吸机相关的膈肌功能不全。

6）脱机指标。①导致机械通气的病因好转或祛除。②氧合指标：$PaO_2/FiO_2 > 150 \sim 200$；$PEEP \leqslant 5 \sim 8cmH_2O$；$FiO_2 \leqslant 0.4 \sim 0.5$；$pH \geqslant 7.25$；COPD 病人：

pH >7.30，PaO_2 >50mmHg，FiO_2 <0.35。③血流动力学稳定，没有活动的心肌缺血，临床上没有显著的低血压（不需要血管活性药的治疗或只需要小剂量的血管活性药物，如多巴胺或多巴酚丁胺小于每分钟5～10μg/kg）。④有自主呼吸的能力。

（3）胸部物理治疗。维持呼吸道卫生、辅助呼吸使分泌物排出、预防或逆转肺萎陷的方法，包括体位引流、拍背、胸部震荡、辅助咳痰和呼吸功能训练。

（4）呼吸道温化和湿化治疗。

（四）肾功能监测

动态监测肾功能指标不仅可以评估肾脏的功能，同时能够评估全身组织灌注、体液平衡状态。此外，动态监测还能早期发现肾功能损害的征兆，早期处理，降低急性肾衰竭的发生率。

（五）水电解质和酸碱平衡的调控

根据生理和病态对液体和电解质的需求，以及临床监测所获得的实际参数，维持体液和电解质出入量的平衡，维持血管内晶体和胶体渗透压的正常和稳定，维持酸碱平衡稳定。

（六）营养支持

1. 重症患者营养支持的目的

供给细胞代谢所需要的能量与营养底物，维持组织器官结构与功能；通过营养素的药理作用调节代谢紊乱，调节免疫功能，增强机体抗病能力，从而影响疾病的发展与转归，这是实现重症患者营养支持的总目标。

2. 重症患者营养支持原则

严重应激后机体代谢率明显升高，出现一系列代谢紊乱，体重丢失平均0.5～1.0kg/天，机体营养状况迅速下降及发生营养不良（体重丢失10%以上）是重症患者普遍存在的现象，并成为独立因素影响危重症患者的预后。临床研究表明，延迟的营养支持将导致重症患者迅速出现营养不良，并难以为后期的营养治疗所纠正。此外，营养摄入不足和蛋白质能量负平衡与发生营养不良及血源性感染相关，并直接影响ICU患者的预后。对重症患者来说，维持机体水、电解质平衡为第一需要。在复苏早期、血流动力学尚未稳定或存在严重的代谢性酸中毒阶段，均不是开始营养支持的合适时机。此外，还需考虑不同原发疾病、不同阶段的代谢改变与器官功能的特点。存在严重肝功能障碍、肝性脑病、严重氮质血症、严重高血糖未得到有效控制等情况下，营养支持很难有效实施。

3. 营养支持途径与选择原则

根据营养素补充途径，临床营养支持分为通过外周或中心静脉途径的肠外营养支持（parenteral nutrition，PN）和通过喂养管经胃肠道途径的肠内营养支持（enteral nutrition，EN）两种方法。

（七）病情评估

1. 治疗干预评分（TISS）

这是根据患者所需要接受的监测、治疗和检查、护理和诊断性措施进行评分的方法，患者需要接受的监测、治疗和检查越多，TISS 评分越高，病情越重。对于评价疾病严重程度、治疗效果有一定价值。TISS 评分达 40 分以上者属于高危患者。

2. 急性生理和慢性健康评估系统（APACHE Ⅱ）

这仍然是目前最为广泛应用和研究的疾病严重程度评分系统。APACHE Ⅱ 评分为 3 个部分的总和，包含 12 个参数的急性生理评分、慢性健康评分和患者年龄评分。评分越高，病情越重，预后越差。

（陈敏英）

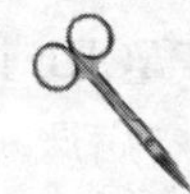

第七章　止血和包扎

一、见习要求

（1）了解出血的原因及分类。

（2）掌握急救止血的目的和原则。

（3）掌握各种急救止血的具体方法。

（4）掌握包扎的目的、要求、注意事项和绷带包扎的基本操作。

（5）掌握绷带包扎的四种基本包扎方法：环形包扎法、螺旋包扎法、“8”字形包扎法、回反包扎法。

二、见习方法

（1）观看多媒体教学软件，学习止血和包扎的基本操作。

（2）学习止血和包扎的基本操作。

（3）练习止血和包扎的基本操作。

三、见习内容

详见第一节止血、第二节包扎和第三节绷带包扎技术相关内容。

第一节　止　血

（一）出血

1. 出血的定义

血液从血管内溢出或流出到血管外称为出血。

2. 出血的原因

（1）血管壁损伤。多系外伤引起血管壁破裂或断裂，少数由血管附近的炎症浸润或肿瘤侵蚀所致。

（2）血管壁本身病变。例如动脉瘤、动脉硬化等血管壁的病变引起的血管破裂。

（3）血管内压突然升高。胸部挤压或剧烈咳嗽可使血压突然升高，引起眼结膜出血；痔静脉或食道下段静脉可因局部静脉压升高而破裂出血；从高气压突然降至正常气压环境（例如潜水员），可引起支气管出血；急速放空膀胱内尿液可引起膀胱内出血。

（4）凝血机制障碍。血液内凝血因子含量不足，虽无明确诱因也可自行出血。

3. 出血的分类

（1）按出血的来源分：

1）动脉性出血。主要发生于断裂动脉的近心端，血液从破裂口呈搏动性喷出，由于动脉血的氧含量高，所以血色鲜红。大的动脉出血可在极短时间内失尽体内血液，危险极大。

2）静脉性出血。主要发生于断裂静脉的远心端，血液呈持续性缓慢流出，血色暗红。

3）毛细血管性出血。其血来自细小动脉和静脉，血液自创面均匀地渗出，血色也呈鲜红色。

4）实质器官出血。肝、脾、肾等实质器官内血窦和毛细血管丰富，且与基质相连不易闭合，出血性质与动脉性出血类似，血色鲜红，状如泉涌，出血较多，不易止血。

5）混合性出血。多数出血系动脉、静脉和毛细血管混合性出血，出血情况取决于是动脉性为主还是静脉性为主。

（2）按出血的部位分：

1）外出血。肉眼能见到血液自皮肤创口流出至体表。

2）内出血。身体内部组织或脏器出血，流出的血液积聚于组织内、脏器内或体腔内。组织内出血根据其出血量分别表现为瘀点、瘀斑、溢血、血肿等；某些脏器出血可直接或间接与外界相通，血液可流出体外，例如鼻衄、咯血、呕血、血尿、便血等；体腔内出血可根据血液流入体腔的不同分别称为血胸、血腹、心包积血、关节积血等。

（3）按出血量的多少分：

1）小量出血。出血量少，不引起明显的全身反应。

2）中量出血。出血量较多，可引起明显的全身反应，代偿机能尚健全，如治疗及时，仍可得救。

3）大量出血。出血快，量又多，可引起严重的循环衰竭和缺氧，如抢救不及时，可迅速致死。

（二）急救止血的目的和原则

1. 急救止血的目的

暂时制止出血，方便运送，以便彻底止血。

2. 急救止血的原则

压迫出血的血管或堵塞出血的破口，既要制止出血，挽救患者生命，又要防止肢体或脏器发生缺血坏死。在失血量较多甚至出现休克情况下，还要注意及时补充失血量，迅速进行输血和输液。

（三）急救止血的具体方法

1. 抬高患肢

抬高患肢可减少患肢的循环血量，降低出血部位的血压，使损伤的小动脉、静脉或毛细血管出血减少，甚至自行止血，如与加压包扎并用，则止血效果更佳。

2. 加压包扎

加压包扎是用无菌纱布和棉垫覆盖伤口，再用绷带缠绕加压包扎。是急救时最实用、最安全的临时止血法，适用于静脉和中小动脉出血。

3. 填塞止血

填塞止血是用无菌纱布、碘仿纱布或可吸收的明胶海绵等止血剂填塞在伤口内，可用绷带加压固定或将伤口边缘皮肤缝合，可制止静脉性、小动脉性及颈部较大血管的出血。填入的纱布应在 2 ～ 3 天内取出。敷料填塞止血容易带入感染和加重伤口组织的损伤，非不得已时不宜采用。

4. **屈肢加垫**

肢体邻近关节屈侧的血管出血时，例如肘前、腘窝血管损伤出血，可在局部用无菌纱布和棉垫覆盖，把肢体屈曲固定而起压迫止血的作用。

5. **手指压迫**

手指压迫是指用手指把受伤动脉的近侧主干直接压在附近的骨骼上，可暂时制止动脉性出血，适用于未得到其他有效止血之前、换用止血带或止血手术当时。这种方法虽然方便、快捷，但不能持久，必须尽快将患者送到手术室进行彻底止血。

（1）颈总动脉。在胸锁乳突肌内缘中点相当于第六颈椎横突处，将动脉压到颈椎横突上，可制止同侧头面部的出血。

（2）锁骨下动脉。在锁骨上窝、胸锁乳突肌前缘处，将锁骨下动脉压向第一肋骨上，可制止同侧上肢的出血。

（3）肱动脉。在肱二头肌内缘，将肱动脉压在肱骨干上，可制止同侧前臂和手部出血。

（4）股动脉。在腹股沟韧带中点下面，将股动脉压向耻骨水平支上，可制止同侧下肢的出血。

6. **止血带**

止血带止血法是外科常用的四肢止血方法之一，广泛用于外科手术和急救的临时止血。作为急救措施，用于四肢大血管出血的止血。在手术过程中使用，可保证术野清晰、减少出血，方便手术者进行各种操作；同时节约止血时间，减少麻醉和手术时间。在恶性肿瘤手术时使用，可防止恶性肿瘤细胞沿血液循环扩散，有利于达到无瘤技术的要求。

（1）适应证：四肢大出血用其他办法无法制止时采用。

（2）禁忌证：

1）当肢体患有恶性肿瘤或感染时，如需使用止血带，则不宜使用驱血带或用手挤压排血，以防将恶性肿瘤细胞或细菌挤入血液中，引起其扩散。

2）肢体血液循环不良时，如血管损伤、血管闭塞性疾病、静脉血栓形成、严重动脉硬化等，应避免使用止血带。

3）前臂及小腿因双骨之间有骨间动脉和静脉，止血带效果常不理想。

（3）种类：

1）充气止血带。是止血效果最好又最安全的止血带。

2）胶管。有弹性，止血效果也较好，但较不安全。

3）橡皮条。有弹性，止血效果也较好，但较不安全。

4）布带或麻绳。原始用具，危险性大，尽量不用。

（4）优点：较简单、有效，止血效果完全。

（5）缺点：由于完全阻断了肢体的血循环，可增加肢体的感染率和坏死率，所以除非迫不得已，不应轻易使用。

（6）使用方法：

1）胶管止血带。先抬高患肢，在拟上止血带处用纱布或棉花垫好，再缠上止血带。下肢小腿出血时，止血带应扎在大腿，一般为中上 1/3 处或大腿根部。上肢的止血带扎在上臂上 1/3 处。止血带压力一般以超过患者血压为度。上止血带处应露出，记录上止血带时间于止血带上或伤票上。立即转送，尽快作彻底止血。

2）充气止血带止血。使用前先于需要止血的肢体适当部位垫纱布数层，然后缠绕袖带；最好先用驱血带驱血后，再将充气止血带打气加压至所需压力（上肢压力为 250 ～ 300mmHg，下肢压力为 400 ～ 600mmHg），然后维持此压力，并记录上止血带时间，解除驱血带即可开展手术。止血带每次使用时间以不超过 60 分钟为宜。手术结束后将充气止血带放气，取下充气止血带，并记录下止血带时间。

（7）注意事项：

1）缚扎部位应尽量靠近伤口，尽量减少组织缺血。上臂应避免缚在中 1/3 处，以防桡神经受伤。在膝或肘以下缚扎止血带，无止血作用。

2）止血带不应与皮肤直接接触，可用衣服、毛巾、三角巾等布类作衬垫，这些衬垫必须平整，避免皱折。

3）松紧适当。止血带缚扎过紧时可损伤组织，神经受损时出现麻痹，血管受损时血栓形成；若过松则动脉血仍能通过，而静脉血回流受阻，肢体发生淤血，反而增加出血。

4）缚扎止血带的总时间最好不要超过 2 小时，根据不同的止血带，每隔半小时松开止血带一次，以暂时恢复肢体远端的血循环，松开止血带之前可用手指压迫近侧动脉干或在伤口局部加压，松开约 15 秒之后在一稍高平面再缚上止血带。但要注意，如果伤口过大或有大血管损伤，患者经不起再出血时，不可冒生命危险轻易放松止血带。

5）对缚扎止血带的患者，必须在明显部位上加以标志（例如前额），在止血带上或诊断书上注明缚扎时间，或者直接交代护送人员，以免造成因缚扎止血带时间太长而引起肢体缺血坏死的不幸后果。

6）凡缚扎止血带的患者，应优先考虑和尽快施行手术彻底止血。

7）使用止血带常见的并发症有：

a. 止血带麻痹。用橡皮带止血时，由于无法准确掌握压力，当压力过大时，容易造成止血带麻痹，故最好不用。若需要使用时，则最好在较宽的范围内缠绕橡皮止血带，并在与其皮肤接触的部位加用较厚的衬垫。

b. 术后肢体肿胀。如果一次使用止血带时间过长，会引起组织缺血、渗透压改变和毛细血管通透性增加，术后肢体可发生明显肿胀。

c. 止血带所致的肢体坏死。如使用止血带远远超过正常允许的时限和压力，则可使肢体组织缺血缺氧而出现坏死；如坏死只局限于肌肉，则日后必然发生 Volkmann 缺血性肌痉挛。如为神经，则有可能出现神经永久性的损害。

7. 钳夹止血法

钳夹止血法是手术过程中应用最多的止血方法之一，是用血管钳夹住出血点或出血血管以达到暂时止血的一种方法。急救时若为动脉性出血，采用其他方法难以止血的情况下，可直视下采用钳夹止血法暂时止血，然后迅速转送手术室或条件好的医院进一步处理。

第二节 包 扎

（一）包扎的目的

固定敷料、防止其脱落或移位，避免患部再受污染或损害。

（二）包扎的要求

包扎应达到准、轻、牢、快的要求。

准：包扎部位要准确、严密。

轻：包扎动作要轻，不要碰撞伤口，以免增加损伤。

牢：包扎要牢靠，不可过松，以免包扎材料脱落或移动；但又不能过紧，以免妨碍血供。

快：在准、轻、牢的基础上要求包扎动作迅速敏捷。

（三）包扎的注意事项

（1）严格执行无菌操作技术。

（2）包扎时，患部应减少移动以减轻痛苦，对骨折尤应如此。

（3）面部无菌手术创口，常不需包扎。

（4）包扎结束时，打结不要位于伤口上。

（5）包扎之后，应严密观察患者全身症状（如发热）和局部有无循环障碍、神经受压或感染的表现（如痛、肿、变色、感觉异常等）。告诉患者及其家属注意包扎后可能发生的各种情况（如痛、压迫、松脱、出血等），以便及时发现，及时处理。

（四）包扎物的种类

常用的包扎物有多头带和卷带。

1. 多头带

多头带由不同长度和宽度的条状布带制成，为了适合身体的不同部位，又有以下四种样式。

（1）四头带。多用于包扎头面、下颌等部位（图7－1）。

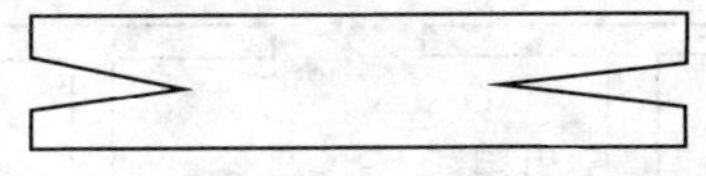

图7－1 四头带

（2）胸带。有横带和肩带两个部分，包扎时先将横带自下而上互相交替包裹胸部，在最上一对横带包扎前，先将肩带由后向前绕过两肩在胸前交叉，再将最上一对横带包扎，用别针将横带与肩带一同固定（图7－2）。

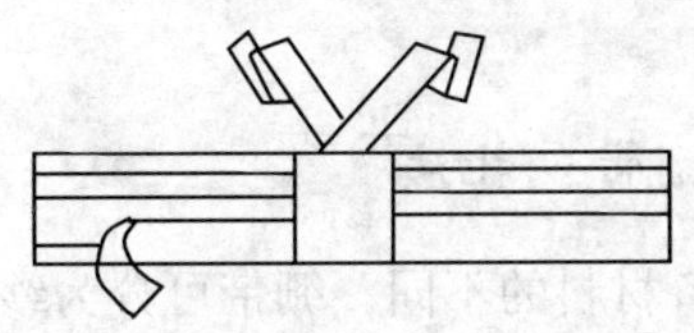

图7－2 胸带

(3) 腹带。只有横带，包扎时自下而上交替包裹腹部，最后用别针或胶布固定（图 7 – 3）。市面上也有商品化的腹带，它可以直接使用，无需包绕。

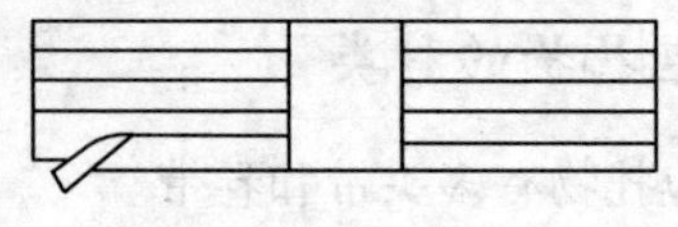

图 7 – 3　腹带

(4) 丁字带。有横带和竖带两个部分，用时横带围绕腰部结扎，竖带从背后绕过会阴部向前系于横带上（图 7 – 4）。

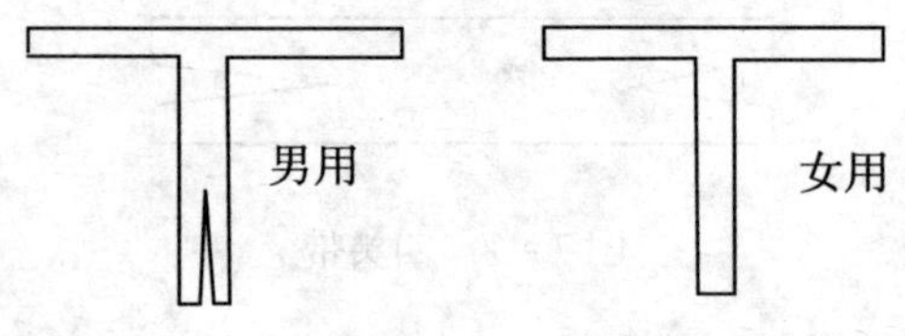

图 7 – 4　丁字带

2. **卷带**

卷带又称卷轴绷带或绷带，一般长 3 ～ 5m，有不同的宽度，适用于肢体、头颈和肩、髋关节部的包扎。

（五）绷带包扎法

根据制备材料的不同，绷带可分为纱布绷带、棉布绷带和弹力绷带。

第三节　绷带包扎技术

（一）绷带包扎的注意事项

（1）病人的位置要舒适，轻病者可取坐位，重病者可取平卧位。

（2）患肢要置于适当位置，以使病人在包扎过程中能保持安定。包扎上肢时可将手指或肘部置于桌上或床上。包扎下肢时使足跟置于凳上或床沿，若创伤严重，需有助手扶持固定包扎部位的上、下两端，以免摇动患部而增加病人的痛苦。同时，应将患肢置于功能位置，且应使病人包扎后仍能穿衣和脱衣。

（3）包扎者应站于病人前面，面对包扎部位，同时观察病人的变化，以及时发现和处理意外情况。为了操作方便，一般站在病人右侧。但惯用左手者则可站在病人左侧。

（4）除急救外，包扎前必须使局部清洁干燥，尤其是耳后、腋下、乳下、腹股沟部和指（趾）间等皮肤皱襞处，须先撒爽身粉，并用棉垫或纱布隔开，骨隆凸处应用棉垫保护。

（5）不要使用潮湿的绷带，以免干后自动收缩变紧，影响血液循环。

（6）包扎时要紧握绷带，并平贴于包扎部。在包扎过程中应防止绷带脱落。

（7）肢体包扎应自远心端开始，指（趾）端宜外露，以便检查血液循环、感觉和运动的情况。

(8) 注意整齐美观，为了达到充分的固定，每一圈绷带应覆盖前一圈绷带宽度的1/3或1/2，防止绷带的一边松起。

(二) 绷带包扎的基本操作

(1) 持带。右手持绷带（惯用左手者则用左手），卷口朝上（图7-5）。应用消毒绷带（如战时所用的急救包）时，卷口应朝下，以无菌的内面贴近创口。左手拇、食指捏住绷带的游离端，将绷带展开约一掌宽后即可进行包扎。环绕肢体时，包扎者的左手于肢体后面接住绷带后转向前方，再交给右手，如此连续进行，至包扎完毕为止。

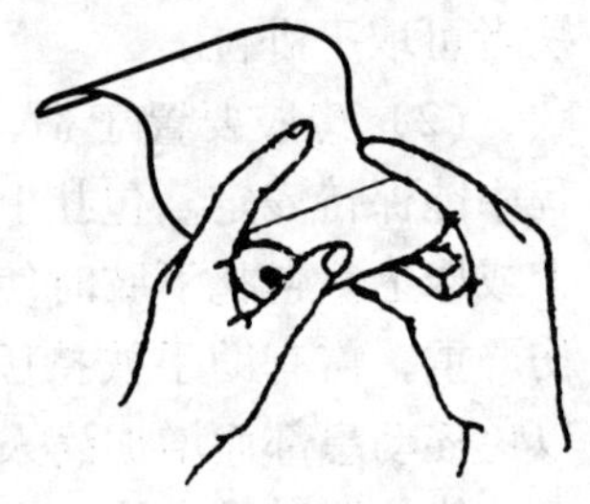

图7-5 正确持卷绷带法

(2) 起带。包扎开始时须先作2周环形包扎，以固定绷带，每周的压力要均匀。不可太松，以免脱落（但发炎部位的包扎宜松，为防止脱落，宜将附近的关节包入，如上臂包扎时将肩关节包入，大腿包扎时将髋关节包入）；亦不可过紧，以免发生血循环障碍。

(3) 续带。当一卷绷带缠完须续接第二卷绷带时，应将第二卷绷带的带尾压在第一卷带头之下，再环行包扎1周固定之，然后依原包扎方法进行。

(4) 止带。包扎结束时，应再作2周环形包扎，然后将绷带尾端撕开打结固定或用胶布粘贴固定。打结宜在肢体外侧面，而不要在伤口上、骨隆凸处或病人坐卧时压着的地方。

（5）解带。沿包扎的相反方向以二手互相传递松解。紧急时或绷带已被伤口分泌物浸透且干固时，可用剪刀剪开（最好用绷带剪）。倘若被脓血粘住，应先用生理盐水或双氧水湿之，或浸于0.5%高锰酸钾溶液、3%硼酸溶液内，待其松软后再松解或剪开。

（三）绷带的基本包扎法

所有绷带包扎均由四种基本包扎方法构成，即环形包扎法、螺旋包扎法、“8”字形包扎法和回反包扎法。

1. 环形包扎法

为单头带包扎起始时必用的方法。将绷带环绕肢体包扎，各层彼此完全覆盖即可。多用于肢体较短小或圆柱形的部位（如腕、踝部及额颈部）。包扎起始时，须将带尾斜置于包扎部，绷带缠绕1周后，将斜突出之带尾角反折于绷带上，再环绕一两周固定之，这样固定得更为牢靠（图7－6）。

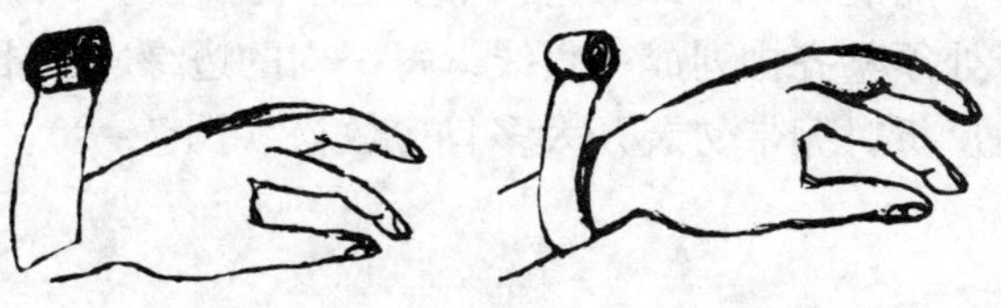

图7－6　腕部环形包扎法

2. **螺旋包扎法**

(1) 层叠螺旋包扎法。环形包扎起始，继而引起斜旋上升，每一周覆盖前一周的1/3～1/2，最后于上端再以两三周环形包扎结束，多用于上臂、手指和躯干的包扎(图7－7)。

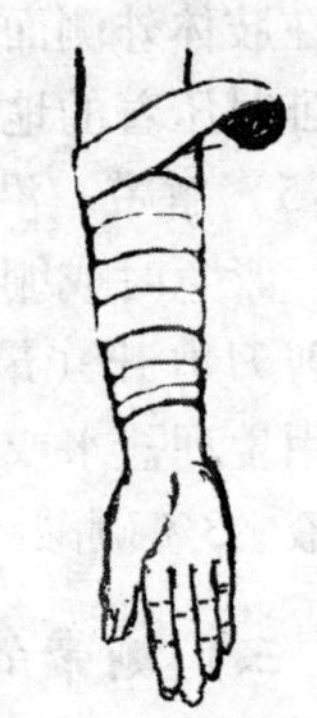

图7–7 层叠螺旋包扎法

(2) 蛇形包扎法。螺旋包扎时，每一周不覆盖前一周，且两周间隔开一定距离，其形状如蛇行。用于包扎距离较长的肢体，或需包扎的部位多而又不必将其完全覆盖者（如急救时，或暂时固定夹板时），或缺乏绷带时，以减少材料和操作时间（图7－8）。

(3) 螺旋反折包扎法。圆锥肢体（如前臂和大、小腿）作螺旋包扎时，因肢体直径上大下小，绷带第一周下缘松离肢体而形成凸起，甚易松弛滑脱。因此，螺旋包扎的每一周至肢体前方时，均以左拇指压住绷带上缘正中处，右手使绷带自该点反折向下，盖住前一周的1/3～1/2，然后缠绕并稍拉紧。每一周反折处须整齐排列成一直线，每一周的边缘应互相平行。反折时绷带勿展开太多且应放松（图7－9）。

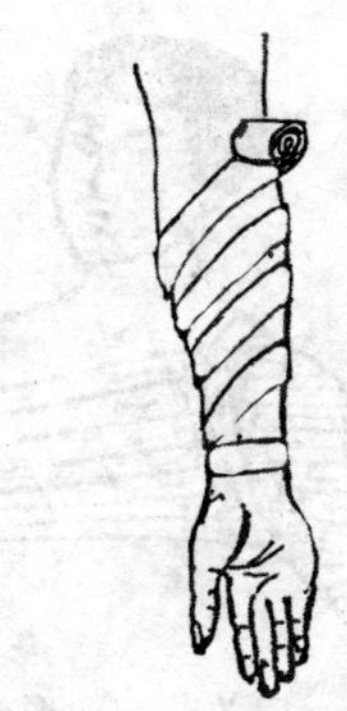

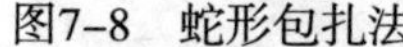

图7-8 蛇形包扎法

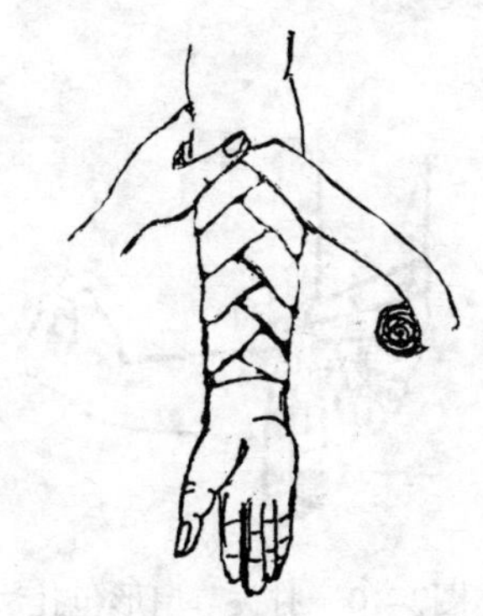

图7-9 前臂螺旋反折包扎法

3. “8”字形包扎法

包扎时一圈向上，一圈向下，两圈彼此交叉成“8”字形状，每一周覆盖前一周的1/3～1/2。

（1）扇形包扎法。先将包扎的关节置于功能位。第一、二周环绕关节处，以后一圈向上，一圈向下，交叉点在关节屈侧。包扎方向由关节中央开始，逐步向关节上下端展开，呈外叠形。最后于上端或下端以两三圈环形包扎结束之。包扎完毕后在关节侧面看犹如一把展开的折扇（图7－10）。

（2）麦穗形包扎法。常用于指（趾）、掌（蹠）部及腕、踝、肩、髋关节的包扎。先于关节下端环行包扎起始，然后环绕肢体作“8”字交叉，交叉点在关节的一侧且渐次上移，最后以环形包扎结束之（图7－11）。

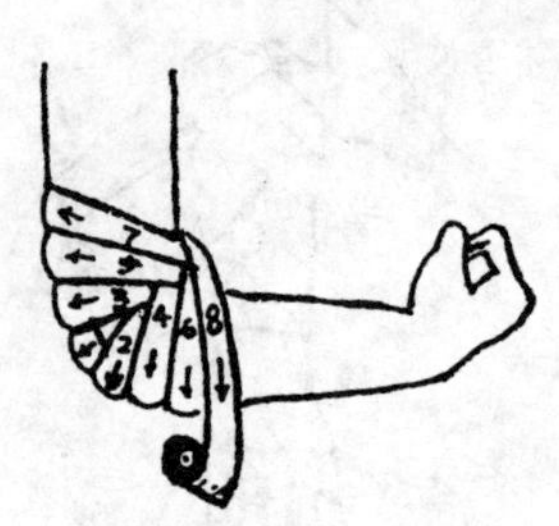

图7-10　肘关节扇形包扎法

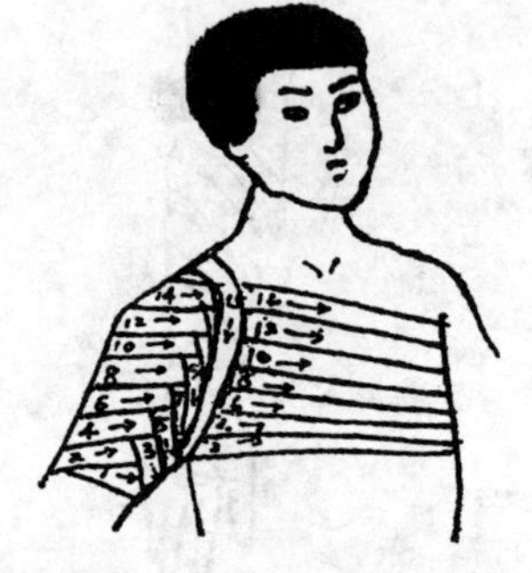

图7-11　肩关节麦穗形包扎法

(3)“人”字形包扎法。用于肢体非关节部及躯干的包扎，于肢体前面作“8”字交叉，交叉点在一条直线上形成一排“人”字。在需要对包扎部位施加压力时使用该方法(图7-12)。

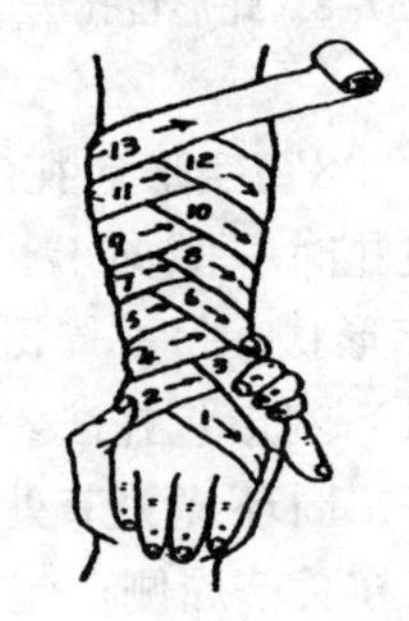

图7-12　前臂“人”字形包扎法

4. 回反包扎法

用于指(趾)端、头顶或残肢端的包扎，为一系列的反折。第一周在中央，以后各周分向左右，直至该端全部遮盖后，再作两周环形包扎固定之(图7-13)。

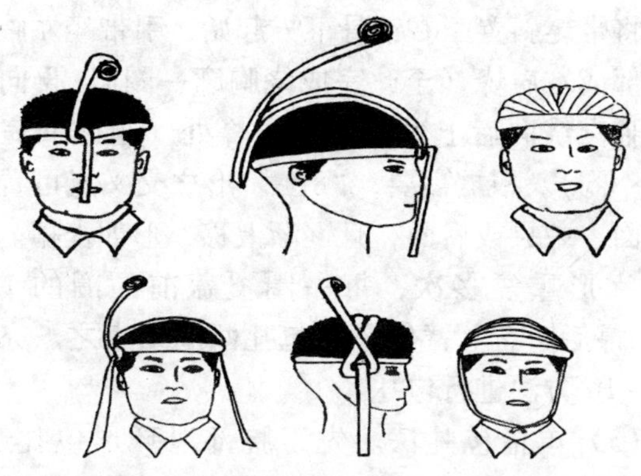

图7–13　头部前后（上）、左右（下）回反包扎法

（四）身体各部位的绷带包扎法

1. 上肢绷带包扎法

（1）前臂包扎法。在腕部以环形包扎起始，继以层叠螺旋包扎、螺旋反折包扎或“人”字形包扎，最后于上端以环形包扎结束（图7–7、图7–9和图7–12）。

（2）肘部包扎法。肘关节取屈曲90°位置，采取扇形包扎法，最后于上端（上臂处）以环形包扎结束（图7–10）。

（3）上臂包扎法。臂下垂，屈肘90°，采取层叠螺旋包扎或螺旋反折包扎。

（4）肩部包扎法。两侧腋窝撒爽身粉后垫以棉垫，以免绷带压迫血管及神经，或因汗渍而发生湿疹、疖疮、汗腺脓肿等。上臂略向侧方提高，使绷带易于穿过。但勿过度抬高，否则包扎后当上臂下垂时，绷带环将复扭入腋窝，引起疼痛和肿胀。包扎时，将带尾斜置于右锁骨下方起始，引带经左腋窝绕经背部或右肩峰（至此完成绕胸廓一圈）。再向前下方经腋窝绕向后上方又回至肩峰处（至此又完成绕肩部一圈）。根据需要，“8”字形之交叉点可置于肩峰前面、中央或后面，且逐渐上移，形如麦穗。如此“8”字形重复多次，每一圈覆盖前一圈的 1/3 ~ 1/2，最后于右上臂作环形包扎两周结束之。亦可按图 7 – 10 方法进行包扎。

（5）单指包扎法。先于腕部以环形包扎起始，即绕至指根部（或由指端以回反包扎起始），继用层叠螺旋法包扎指部，最后又以“8”字交叉法绕至腕部以环形包扎结束（图 7 – 14）。多指包扎时，各指应分别包扎。

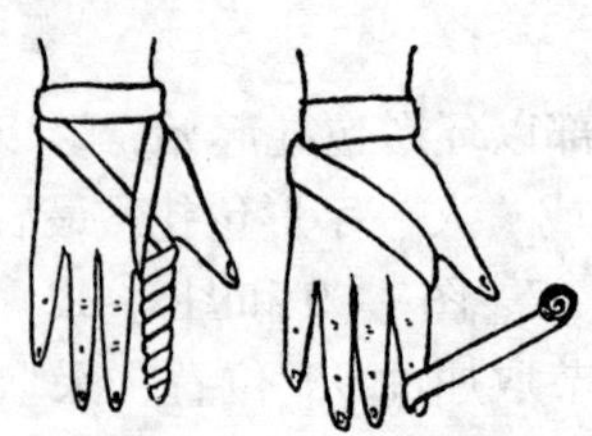

图7–14　单指包扎法

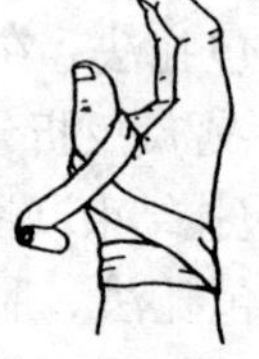

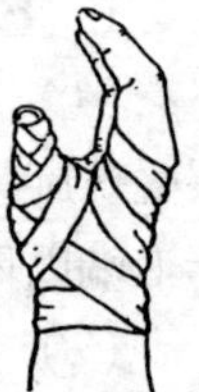

图7–15　拇指“人”字形包扎法

（6）拇指包扎法。除用上述方法外，指部亦可用“人”字形包扎法（图 7 – 15）。

（7）全手包扎法。尽可能将手置于握拳之功能位，指间及掌心垫以纱布，于腕部以环形包扎起始，后以“8”字形包扎法绕至拳端，再以回反包扎法包扎拳端（或开始即自拳端以回反包扎起始），继以层叠螺旋包扎固定，最后以“8”字包扎法绕至腕部以环形包扎结束。

若全手处于伸指位包扎，则于包扎拇指后，将1～4指指端一起施以回反包扎法，继以层叠螺旋包扎固定，再以“人”字形包扎法包扎掌部，最后于腕部以环形包扎结束（图7－16）。

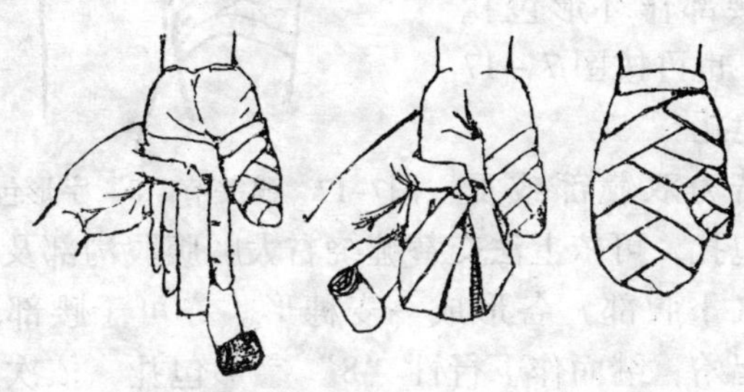

图7–16　全手包扎法

2. 下肢绷带包扎法

（1）小腿包扎法。从踝关节上方开始向上包扎，其包扎法同前臂包扎法。

（2）膝部包扎法。膝关节微屈130°～150°位，包扎法同肘部包扎法（交叉均在腘窝内）。

（3）大腿包扎法。同前臂包扎法。

（4）髋部包扎法。髋关节取轻度前屈位，腹股沟内侧垫以棉垫，采取上行性麦穗形（“8”字形）包扎法，一圈向上环绕腰部，一圈向下环绕大腿，交叉点根据包扎部位的不同可在前面（腹股沟部包扎）、外侧面（大粗隆部包扎）或后面（臀部包扎）。若包扎部位较大，可三者同时兼用。包扎右髋部时，将带尾斜置右腹股沟韧带前方起始，引带斜向左髂部上行。向后绕过腰部至右髂部，再斜向前下至右大腿内侧，又向右绕经大腿后方和外侧，再经大腿前方斜行向上至左髂部，如此依上法作多次上行性“8”字形包扎，最后于腰部作环形包扎结束。也可按图 7－17 进行包扎。

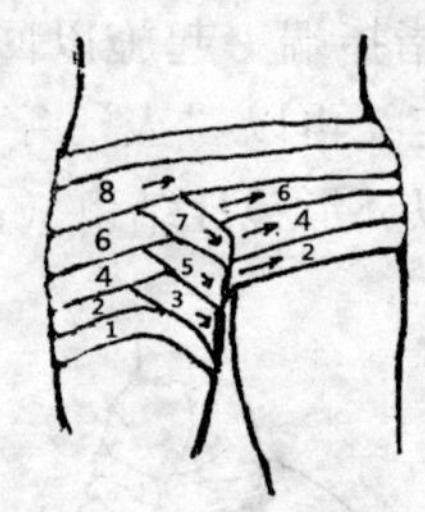

图7–17　髋关节“8”字形包扎法

若为双髋部或下腹部包扎，可依上法交替缠绕右大腿腹股沟部及耻骨上区（下腹部）各形成一麦穗形。亦可于腰部环形包扎起始，继而作下行性“8”字形包扎，依次交替缠绕左、右大腿，最后于腰部作环形包扎结束。

（5）单趾和全足包扎法。类似单指和全手包扎法。

（6）足跟包扎法。踝关节取背屈 90°位置，以绕经踝关节前方及跟骨隆凸之环形包扎起始。以下采用类似肘部包扎法之外叠扇形包扎法，若有绷带边缘松起，可间中加一螺旋反折，最后于踝关节上以环形包扎结束（图 7－18）。

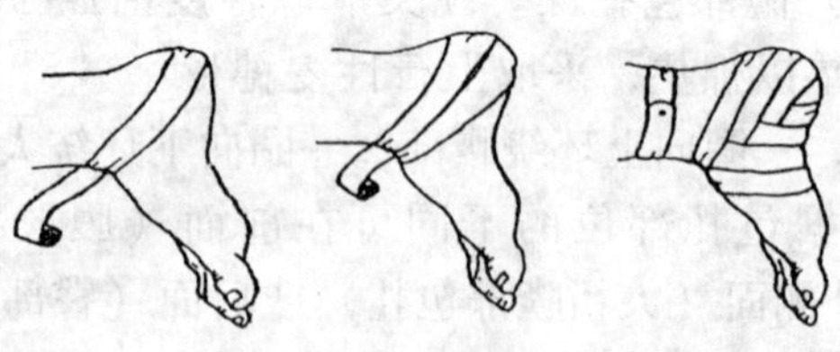

图 7－18　足跟扇形包扎法

(7) 踝关节包扎法。踝关节取背屈90°位置，于足部（或踝关节上）以环形包扎起始，继而作上行性“8”字形包扎，交叉点在关节前方，最后于足部或踝关节上方作环形包扎结束（图7－19）。

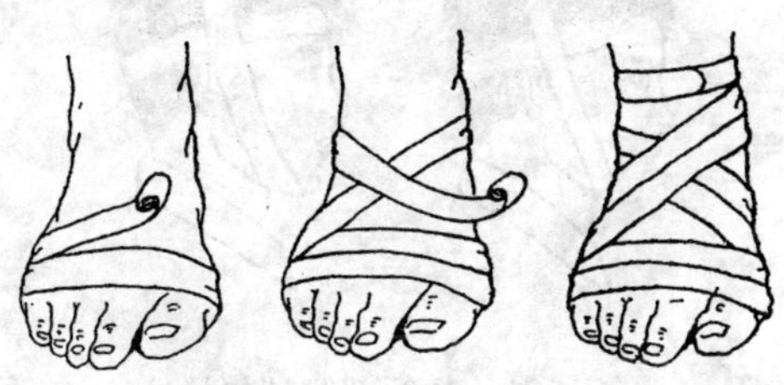

图7－19　足及踝关节“8”字形包扎法

3. **头面部绷带包扎法**

头面部似一圆球形，包扎时应防止绷带滑脱，因此应利用头面部的凸起部分固定绷带环，如左右额结节、左右顶结节、枕外隆凸、额骨、颏部、双耳和鼻等处。包扎的方式有下列几种标准带，可根据包扎部位选用之。

(1) 上环行带。环绕经双侧眶上缘、耳壳上方及枕外隆凸下方。为防止压迫耳壳，可于耳壳上方作一反折再继续包扎（图7－20）。

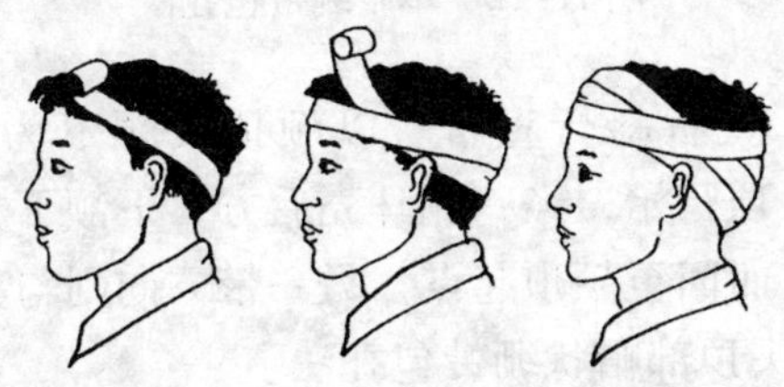

图7－20　额枕绷带包扎法

（2）垂直带。环绕经双侧耳前方及颅顶中央和下颌下方（图7-21）。

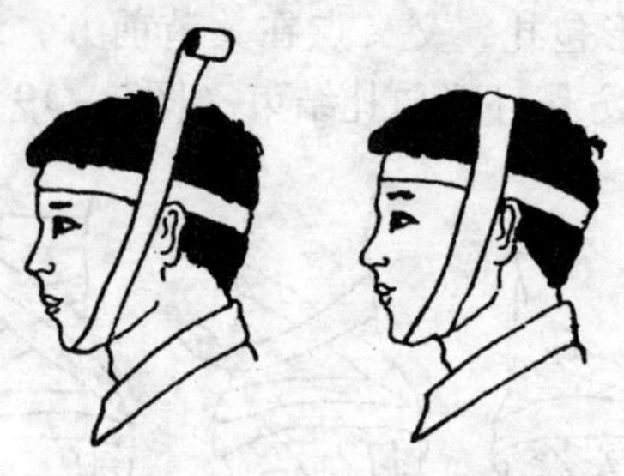

图7-21 颊颌部绷带包扎法

（3）左右斜行带。以枕外隆凸下方和眉间为交叉点，右斜行带起自枕外隆凸下方斜向右上经右顶骨、右额、眉间、左颧、左下颌角、左耳下方而回至起点。左斜行带方向与其相反（图7-22）。

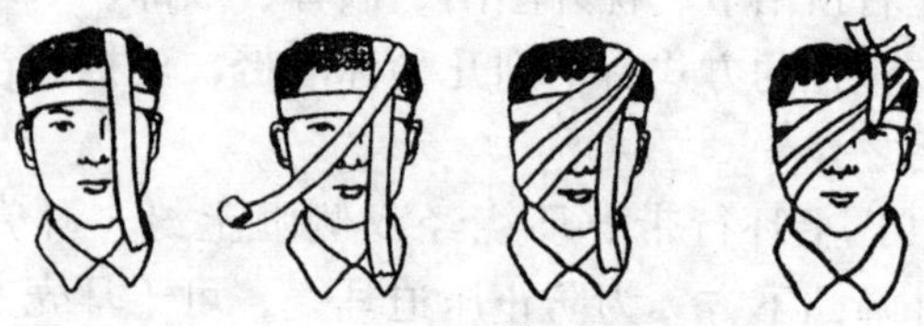

图7-22 单眼绷带包扎法

（4）左右斜行直带。以颅顶及颏下为交叉点，一带由颅顶行始，经一侧耳壳后方、下颌下方至对侧耳壳前方而回至颅顶起点。另一带方向则与其相反。

1）头顶部帽状绷带包扎法。

a. 前后回反包扎法（希波克拉底式）。带尾置右颞部作上环行带尾的下方，然后将绷带卷与带尾于眉间交叉，带尾交给病人右手拉向下方，包扎者右手持绷带向上经颅顶中央至枕外隆凸下方，以左食指横置带上，将带卷向上折回，经颅顶时稍偏右侧压盖前行带右缘而至额部，再穿过病人拉住的带尾下方，又引向上稍偏左侧经颅顶压盖前行带左缘（或以环形带与纵行带交替进行），如此回反包扎逐渐向两侧展开至包盖全颅顶为止，最后以上环行带结束（图 7－13 和图 7－20）。

b. 左右回反包扎法。剪 90cm 长一段绷带（小儿酌情缩短）作为系带，横放在头顶正中，两端垂向双侧耳前或耳后，由病人两手拉紧，然后作上环行带两周，当绷带由前转到系带后缘时，绕系带内侧至系带前缘，外侧再斜向枕部压盖前行带 1/3，又引向对侧系带前缘，同样绕经系带内侧至系带后缘，外侧再斜向额部压往前行带 1/3，如此依法进行多次左右反折，由额枕部向中央至覆盖全头顶时于颅顶结束（图 7－13）。亦可由颅顶中央向额枕部展开，最后以上环行带结束。

2）额枕包扎法。采用“8”字形包扎法，一圈为上环带，另一圈绕经枕凹、颅顶及双颞部，反复交替缠绕多次，交叉点在双颞部，最后以上环行带结束之（图 7－20）。

3）单眼包扎法。先剪 90cm 长一段绷带作为系带（小儿酌减），纵行放置于健侧眼前，向后经颅顶至枕下，作上环行带固定，然后采用单侧斜行带包扎，由患侧鼻翼部开始，自下而上至患侧眼部全部包扎后，作两周上环行带结束之。然后将系带前后两端向上拉起于颅顶打结，以免健侧眼被包扎在内（图 7－22）。

4. **颈部绷带包扎法**

（1）非加压包扎。可采取环形包扎法。

（2）颈部单侧加压包扎。可采用颈及腋下“8”字形包扎法。于健侧腋下垫以棉垫，先作颈部松弛的环形包扎两周，然后绕经健侧肩部、腋部和患侧颈部作“8”字形加压包扎，最后于颈部或健侧上臂作环形包扎结束（图 7－23）。急救时亦可上屈健侧前臂，将绷带绕经颈部患侧及健侧腕部外侧作加压环形包扎。

5. **胸背部绷带包扎法**

由于呼吸运动的影响，胸背部包扎较易松弛脱落，故包扎时必须稍为缚紧。包扎胸廓下半部时，可作上行性层叠螺旋包扎。而包扎上半部或患者烦躁不安时，则须将肩胛部一起包入绷带内（如兼用下述背包式包扎法），才能固定确实、牢靠（图 7－23）。

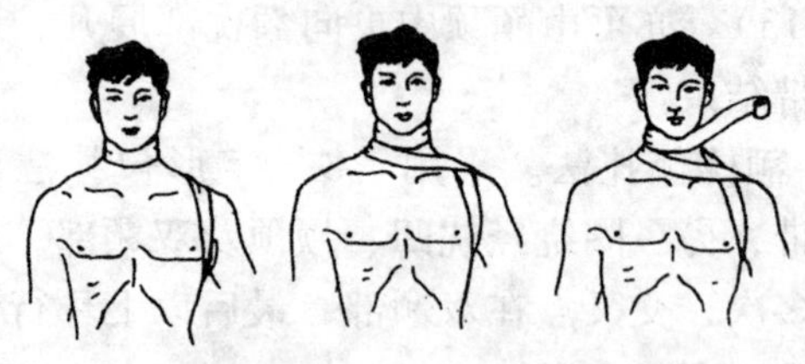

图 7－23　颈及腋下“8”字形包扎法

（1）背包式包扎法。本法亦应用于治疗锁骨骨折。包扎时病人最好坐于方凳上，包扎者站在病人后方，双侧腋窝垫以棉垫（锁骨骨折者背部中央亦置棉垫以牵引双肩后挺），将带尾斜置于右肩胛骨上，引带向上越右肩颈交界处，向前绕右腋窝回至背部，再斜向左上绕左肩颈交界处，向前下绕左腋窝返抵背部，又斜向右上越右肩颈交界处，如此反复进行多次，交叉点在背部中线上。为防止肩前两带环滑过双肩向后脱落，可以一绷带条横置胸前穿过双肩前两带环后打结固定。

（2）单侧乳房包扎法。患侧腋窝及乳房下各置棉垫，抬高双侧乳房，即于其下方作环形包扎两三周起始，继采用“8”字形包扎法，先引带经乳房下缘向上斜至健侧肩颈交界处，向后斜越背部向患侧腋下之胸廓侧壁，再向前下回至患侧乳房，继即作一斜绕胸廓之环带，至患侧乳房时又斜向健侧肩颈交界处，如此反复进行，自下而上逐渐覆盖并提悬患侧乳房，成一上行性“人”字形包扎，交叉点均在患侧乳房部。注意勿将健侧肩关节包扎在内，否则健侧肩部或上臂的每一个动作，均将引起患侧乳房的疼痛。

（3）窦索（Desault）氏绷带包扎法。该法为应用于肩胛部及上臂之外伤、骨折、关节脱位及炎症的包扎。患者取坐位并与包扎者等高，病人双腋下垫以棉垫，先作胸廓螺旋包扎（即绕胸廓作下行性层叠螺旋包扎数周以固定棉垫）。再嘱患者上臂下垂，屈肘90°，前臂呈中立位，作胸廓螺旋包扎（环绕患侧上臂及胸廓作上行性层叠螺旋包扎至腋下，使患侧上臂固定于胸廓上）。于患侧肩部及肘部伸侧各置一棉垫，上托患侧肘部使肩部上提后，作腋肩肘包扎（此为经过腋窝、肩及肘部之“8”字形包扎。以右侧为例，当上述胸臂螺旋包扎至左腋下时，绕腋窝向后经背部斜向右肩上，再向前下经患侧上臂前面至患侧肘部绕向后方，然后斜经背部至左腋后绕腋窝至胸前，又斜向右肩前绕肩部向后经右上臂后方至右肘部，然后又绕经右肘伸侧至右胸前又斜向左腋窝，如此依前述方法反复进行多次，且于伤侧每次纵行带略向右侧移行，使伤侧肩前形成一上行性麦穗带。此种包扎的目的是使患侧肩部上提后挺，故每次引带往后力量须大于引带向前的力量。但用于肱骨骨折时，则不宜使患侧肘部上提过高，以免骨折部缩短畸形及骨轴成角畸形）。对于 30 岁以上的患者，注意此种包扎时间勿超过 2 周，否则可使右肩关节僵硬，运动障碍。超过 2 周，须将此种包扎除去换用其他包扎方法。

随着医疗器械的发展，逐渐出现了许多按照解剖部位的特点进行设计的一次性包扎材料，如弹性网状头帽包扎、弹性网状肢体包扎等，所以，以上有些包扎方法已逐渐在临床上被取代。

（陈创奇）

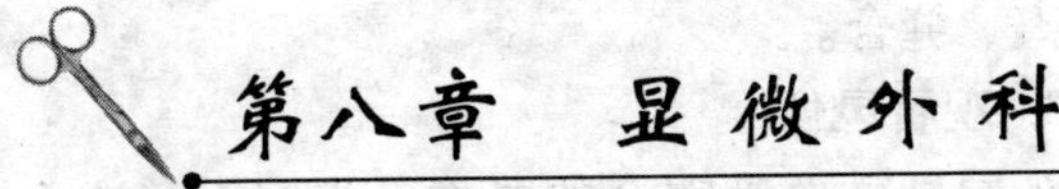

第八章 显微外科

一、见习要求

（1）了解显微外科发展史，以及中国对世界显微外科的贡献。

（2）掌握显微外科的定义。

（3）了解显微外科所使用的特殊仪器、设备与材料。

（4）掌握显微血管吻合的基本原则、要求与术后处理。

（5）了解周围神经和肌腱缝合的方法。

（6）了解显微外科的临床应用范围。

（7）掌握手外伤的临床检查与急诊处理原则。

（8）了解断肢再植的适应证。

（9）掌握断肢的急救与正确保存离断肢体的方法。

二、见习方法

1. 历史回顾

了解显微外科的发展史及我国在显微外科研究与临床方面所取得的成就和国际影响。

2. 观看实物

观看手术放大镜、手术显微镜、显微手术器械

（镊子、剪刀、持针器、微型血管夹、冲洗针头）和不同规格的显微缝合线。教师演示如何在显微镜下进行分离、缝合。

3. 观看录像

观看显微血管吻合的录像，学习血管吻合的步骤、方法和注意事项。

4. 教师临床示教（或播放教学幻灯片）

（1）手外伤的临床表现与检查方法。

（2）断肢（指）再植或皮瓣术后血循环的观察，血管危象的表现与处理。

（3）周围神经损伤的修复与功能重建。

（4）骨与关节损伤及其并发症、后遗症的显微外科治疗。

（5）复杂创面与组织缺损的修复。

5. 病例讨论

结合典型病例，讨论显微外科在肢体损伤修复和功能重建以及组织缺损修复方面的应用。

三、见习内容

（一）显微外科大事记

1902 年，Alexis Carrel 首次提出三定点连续贯穿缝合法缝合大血管取得成功。

1916 年，McLean 发现了抗凝药物“肝素”，之后被纯化后安全地应用于临床患者。

1921 年，Nylen 设计单目显微镜进行内耳手术治疗耳硬化症取得成功。

1960 年，J. H. Jacobson 和 E. L. Suarez 采用手术显微镜进行管径 1.6～3.2mm 小血管吻合取得 100% 的通畅率。

1963 年，上海九院的陈中伟报告世界首例成功的断肢再植（前臂离断）。

1964 年，中山大学附属第一医院的邝公道、黄承达等完成世界首例下肢离断再植。

1966 年，上海华山医院的杨东岳等报告世界首例足趾移植再造手指。

1972 年，国际显微重建外科学会成立。

20 世纪 70 年代初，世界首例吻合血管的颞部游离皮瓣、腹股沟游离皮瓣、前臂皮瓣等被报道。

1972 年，广州举行了第二届全国断肢（指）再植经验交流会，会上公布的资料显示，断肢再植存活率达 65.8%，断指再植存活率达 31.1%。

1980 年，*Microsurgery* 创刊；1986 年，我国《显微医学杂志》正式更名为《中华显微外科杂志》。

1984 年，以股前外侧皮瓣为代表的一大批新的皮瓣设计涌现，使皮瓣、肌瓣、骨瓣供区达到近百处。

20 世纪 80 年代末 90 年代初，穿支皮瓣、神经营养血管皮瓣等一批以不破坏肢体主干血管来设计切取皮瓣的概念被提出。

1995 年，在哈尔滨召开全国断肢再植专题会议，总结了 32 年来全国断肢再植手术的经验。

21 世纪前后，皮瓣供区选择趋向优化，股前外侧皮瓣被认为是“万能皮瓣”，前臂皮瓣被认为是修复口腔颌面部组织缺损的最佳皮瓣。

2004 年，Y. Yamano 提出超级显微外科的概念。

（二）显微外科的定义

现代显微外科技术就是利用光学放大设备（手术放大镜、手术显微镜或其他光学放大装置）和精细的手术器械，按显微外科的相关技术流程进行外科手术的方法。这种技术可运用到几乎所有术科领域，在一定程度上是一项基本的现代外科技术。然而，现代显微外科学正是研究现代显微外科技术及其应用的独立学科，以创伤再植、功能重建、修复再造等为主要研究领域，解决该领域内以显微外科技术为核心治疗手段的临床问题和相关基础问题，并不断吸纳现代科学技术的最新研究成果，以丰富和发展并促进现代显微外科技术在其他领域的应用。

（三）显微血管吻合的基本原则与要求

（1）正常血管原则（外膜无瘀斑，内膜无剥脱）。

（2）正常血流原则（近端喷血，远端无栓塞）。

（3）口径近似原则。

（4）张力适当原则（纵向和旋转张力）。

（5）微创操作原则（无损伤血管缝合原则）。

（6）平整对合的缝合原则（大血管为外翻缝合）。

（7）针距和边距的均匀对称原则。

（四）显微血管吻合术后的观察与处理

对于采取显微血管吻合的手术，术后处理的重点是通过对重建血运组织血循环的观察，来判断是否发生血管危象，并通过采取相应的措施尽可能预防血管危象的发生，对已发生的血管危象及时采取有效的措施来解除，短期不能解除并持续加重的血管危象，应积极地进行吻合血管的手术探查和处理。这里对血管危象作如下补充介绍：

1. 血管危象的定义

任何原因引起的重建血循环通道（包括动脉和静脉）痉挛或栓塞所致的血循环障碍即为血管危象。

2. 血管危象的原因

（1）血管吻合血运重建后 30 分钟时，吻合口处血小板吸附充填最为明显，此时也是血管内形成血栓的好发时间。

（2）血管吻合后 2 ～ 48 小时为纤维素覆盖期，此期血小板充填物逐渐被纤维素覆盖，虽然形成血小板血栓的机会明显减少，但纤维素仍能网罗血液中的血细胞而形成混合血栓（红血栓），特别易发生在血流缓慢的静脉吻合口处。

（3）术后 3 天左右伤口内炎性反应明显，可刺激吻合口痉挛或血栓形成。

（4）创伤和手术后肾上腺素介质释放、血小板黏着度升高、血液凝固物质增加，这是机体的保护性生理反应，在术后 24 ～ 48 小时达高峰，这与临床观察血循环危象发生的高峰基本一致。

（5）术后 1 周内皮下层炎性细胞浸润已消除，内皮下层是继续增生抑或开始消退主要取决于吻合口质量。创伤重、吻合质量差、异物反应多者，内皮下层可明显增生，引起管腔狭窄或继发性吻合口闭塞。

（6）缺血再灌注损伤是血管痉挛和栓塞的始动因素，其原因有：①氧自由基可引起微血管内皮肿胀，血管内阻断微循环。②微血管内皮细胞损害，破坏了微血管屏障的完整性，使血管通透性增加，组织肿胀。③白细胞尤其是粒细胞肿胀、聚集于管壁附着，形成微循环栓塞。

（7）其他外来因素。如冷刺激、伤口疼痛、体位变化、血容量不足、吸烟、早期突然停用抗痉挛药物等。

3. 血管危象的鉴别

（1）动脉危象和静脉危象的鉴别（表 8－1）。

表 8－1　动脉危象和静脉危象的鉴别

鉴别内容		动脉危象	静脉危象
发生时间		术后 1～3 小时内多见	术后 10～24 小时内多见
病变速度		突起，变化快	逐渐发生，变化慢
皮肤变化	颜色	苍白	发紫
	指腹	瘪陷	丰满膨胀
	皱纹	加深	不明显或消失
	温度	下降	下降
	脉搏	减弱或消失	存在
毛细血管充盈时间		延长或消失	缩短，晚期消失
皮缘渗血		减少或不出血	较多为紫色

（2）血管痉挛和血栓形成的鉴别（表 8－2）。

表 8－2　血管痉挛和血栓形成的鉴别

鉴别内容	血管痉挛	血栓形成
原因	疼痛、血容不足、冷刺激等	管壁粗糙，血流缓慢，吻合质量差
时间	术后 48 小时内多见	术后 24 小时内多见
病理	管腔缩小，大部分闭塞	管腔被血栓阻塞
舒张药	有效	无效
交感阻滞	有效	无效
加温	有帮助	有害（增加代谢、氧耗）
指端针刺	可能有少量血液渗出	不出血
高压氧	有效	无效
处理	抗凝、解痉，严密观察	一经确诊，早期手术探查

4. 血管危象的预防

（1）基础措施：保持充足有效的循环血容量，避免贫血、低血压等。

（2）基本措施："四抗"治疗、制动、保暖（表 8－3）。

（3）注意事项：①患者情绪是否稳定；②大小便是否通畅；③绝对禁止任何形式的主、被动吸烟。

5. 血管危象的处理

（1）动脉危象。立即寻找可能造成动脉痉挛的原因并加以消除。

表 8－3　预防血管危象的基本措施

<table>
<tr><td rowspan="13">“四抗”治疗</td><td>抗炎</td><td colspan="4">抗生素应用及保持创口清洁</td></tr>
<tr><td rowspan="3">抗痉挛</td><td colspan="2" rowspan="2">罂粟碱</td><td>用　法</td><td>30～60mg im q6h，3-5-7-14原则</td></tr>
<tr><td>副作用</td><td>抑制心脏传导、肝脏毒性、头疼</td></tr>
<tr><td colspan="2">其他药物</td><td colspan="2">妥拉苏林、654-2、烟酸、硝苯地平、丹参等</td></tr>
<tr><td rowspan="7">抗凝</td><td colspan="2" rowspan="2">低分子右旋糖酐</td><td>用　法</td><td>500mL iv drip bid，7天</td></tr>
<tr><td>作　用</td><td>降低细胞间凝集和附壁、增加血容量、降低血液黏稠度</td></tr>
<tr><td rowspan="5">其他药物</td><td>阿司匹林</td><td colspan="2">50mg或0.3 qd po，可同服胃舒平或苏打</td></tr>
<tr><td>潘生丁</td><td colspan="2">25～50mg tid po，既抗凝又抗痉挛</td></tr>
<tr><td>新双香豆素</td><td colspan="2">头24小时 0.6～0.9 tid，之后 0.3～0.6 tid</td></tr>
<tr><td rowspan="2">肝　素</td><td>用　法</td><td>每4小时用1/6支，im或iv</td></tr>
<tr><td>适应证</td><td>血管直径小于1mm，内膜病变者，血管吻合差或有危象者，再次探查术后</td></tr>
<tr><td rowspan="2">抗痛</td><td colspan="2">持续镇痛</td><td colspan="2">留置臂丛镇痛泵——0.75%布比卡因5mL q6~8h，3~5天</td></tr>
<tr><td colspan="2">临时止痛</td><td colspan="2">常用曲马多，半量开始</td></tr>
<tr><td rowspan="2">制动</td><td>躯体制动</td><td colspan="2">绝对卧床7~10天，避免血压变化</td><td colspan="2" rowspan="2">其后逐步行床上和室内活动</td></tr>
<tr><td>肢体制动</td><td colspan="2">患肢抬高与心同一水平，促血液回流</td></tr>
<tr><td rowspan="3">保暖</td><td>室温</td><td colspan="4">25℃最佳，30℃以上可避免烤灯</td></tr>
<tr><td rowspan="2">烤灯</td><td>方法</td><td colspan="3">灯功率25~60W，距离30~40cm，持续1周</td></tr>
<tr><td>缺点</td><td colspan="3">易致烧伤、影响血运观察、静脉危象时加剧组织缺氧</td></tr>
</table>

1）室温偏低、病人感寒冷时应立即加强保温措施，使室温达到要求的温度。

2）对于疼痛所致的动脉痉挛，成人可注射镇痛剂止痛，亦可视情况给予臂丛神经阻滞麻醉。

3）小儿再植术后往往因哭闹不安而引起血管痉挛，可采取亚冬眠疗法或应用适量镇静剂使其安静入睡。临床上常见小儿一旦入睡，动脉痉挛亦即告缓解的现象。小儿有时烦躁不安，系憋尿、睡眠不适或强制仰卧过久、劳累不适而不会诉说所致。若采取相应措施能解除其不适使其安静，则不用给药。

4）针对原因采取上述措施的同时，应立即肌注罂粟碱或其他血管解痉药，并严密观察移植组织的变化情况，一般经过 20 ～ 30 分钟，动脉痉挛即可缓解，皮色由苍白转为红润，组织张力恢复，皮温回升，出现毛细血管回充盈反应，切开或针刺处重新流出鲜血。如果经上述处理 30min 后仍无变化，应怀疑为动脉栓塞，可采取手术探查。

5）手术探查见痉挛的动脉，局部应及时作 3% 罂粟碱或 2% 普鲁卡因湿热敷，一般 5 ～ 10min 后痉挛能缓解。当遇顽固性痉挛时，可将局部外膜对抗性撕拉以求松弛。需要时，血管外膜下注少量罂粟碱，并作持续湿热敷等综合处理，痉挛均可解除。探查已栓塞的血管应切除后重新吻合，或作血管移植进行修复重建血运。

（2）静脉危象。由于静脉管壁薄、压力低，因此临床上静脉危象的发生率远大于动脉危象。且绝大数为静脉栓塞。出现静脉危象时，首先应打开敷料，观察有无敷料包扎过紧、皮下引流不畅、积血压迫血管等，组织肿胀造成皮肤张力过大者可拆除部分缝线并抬高患肢。若处理2小时后，仍无血液回流的明显改善，应急诊行血管探查。对于末节断指再植术后发生的静脉危象，除早期急诊行血管探查术外，亦可行再植指体末端（多选择在吻合动脉的对侧皮肤）切开放血，必要时结合全身肝素化抗凝。

（五）创面修复的方法及其选择原则

组织缺损创面的修复方法主要为皮片移植和皮瓣修复两种。有关皮片移植和皮瓣移植的各自适应证已在教科书中有较详尽的叙述，此处不再赘述。其中，皮瓣修复又包含带蒂皮瓣修复和吻合血管的游离皮瓣移植修复两大类。其各自又包含很多的具体设计、各不相同的皮瓣修复方法，亦可在设计中包含不同的组织，如肌肉、肌腱、骨或关节等。经过近半个世纪的发展，皮瓣外科已总结出许多具有高度共识、带有规律性的普遍原则，对临床实际工作有重要的指导意义。如在皮瓣的选用上，"以次要组织修复重要组织；先带蒂移位，后吻合血管；先分支血管，后主干血管；先简后繁，先近后远；重视供区美观和功能保存"。

1. 受区需要

创面修复时需考虑受区创面的部位、性质、面积以及感觉和运动功能需求。

（1）通常选用邻近创面的皮瓣。因邻近创面皮瓣的肤色、质地、厚薄近似，转移方便，修复后效果最满意，应优先选用。如足跟部创面，可选用多种足部的带蒂皮瓣或肌皮瓣修复，如足底内侧皮瓣、足底外侧皮瓣、拇展肌肌皮瓣、趾短屈肌肌皮瓣等。

（2）遵循缺什么补什么的原则。依据受区组织缺损的性质来决定移植组织的种类。临床约80%的皮瓣移植是只为覆盖创面的，对不伴骨或肌肉缺损的浅创面，一般选用轴型皮瓣或肌肉较薄的肌皮瓣；而伴有骨及肌肉缺损的深创面，则应选用肌皮瓣，以便在修复皮肤缺损的同时充填缺损，消灭死腔。

（3）供区皮瓣要大于受区创面。由于皮瓣切取后有缩小，而创面切开后有扩展，因此切取的供区皮瓣要大于受区创面10%～20%。对于巨大受区创面，若一块皮瓣不能覆盖时，可选用多块皮瓣组合移植进行修复。

（4）注意感觉、运动功能。如需同时重建缺损部位肌肉功能，应选用带有运动神经的肌皮瓣；需重建缺损部感觉功能时，应选用包含感觉神经的皮瓣或肌皮瓣；如需同时进行肌腱或骨缺损修复，应选用带有肌腱或骨的复合皮瓣。

2. 供区条件

理想的皮瓣供区应具备以下主要条件：

（1）供区部位皮肤或肌肉应健康。局部做过手术、接受过放射治疗，或有炎症则不宜采用。

（2）所选皮瓣或肌皮瓣在切取后，应对供区外形及功能无明显影响。故应选择位置相对隐蔽、切取后对供区影响较小的皮瓣。

（3）应选择血管恒定、变异较小、易于切取的皮瓣或肌皮瓣。若行游离移植尚需考虑供区皮瓣的血管口径、长度与受区血管相匹配，通常要求游离皮瓣血管外径在 1mm 以上，蒂长 2 ～ 3cm 以上，以便血管吻合。如受区要求恢复感觉功能时，皮瓣内必须有可供对接的皮神经。

（朱庆棠　戚　剑）

第九章　整形外科

一、见习要求

（1）了解整形外科的诊治内容、特点与要求。

（2）了解整形外科操作的主要原则和基本操作技术。

（3）了解皮肤移植的种类、手术适应证与手术方法。

（4）了解人体美学的观察与测量。

（5）初步了解激光、吸脂在医学整形美容中的应用。

二、见习方法与内容

（一）整形外科的诊治内容和特点

（1）再造修复整形外科。对那些被烧伤、创伤、感染、先天缺损和肿瘤根治手术等破坏的体表器官或部位进行修复重建，使其达到正常或接近正常的形态和功能的外科。

（2）美容整形外科。使正常的体表器官或部位经过手术变得更好、更美，是由传统整形外科分化出的一门学科。

（二）整形外科操作的基本原则

（1）无菌技术。整形外科手术范围广，操作复杂，手术时间长，造成创伤污染的机会增多；组织移植后，局部血运受到影响，抗感染能力低。因此，应严格遵守无菌操作，积极做好术前准备和术后护理。

（2）无创操作。指术中注意爱护组织，尽量避免不必要的挤压、钳夹等创伤，将手术创伤降到最低限度。否则，如创伤过大、过多，轻则影响创口愈合，重则引起感染。

（3）适度的无张力缝合。任何伤口缝合均不宜过分松弛或过分紧张。过松的缝合常致组织对合不齐。缝合过紧，张力过大，可产生下列不良后果：①形成宽广的瘢痕组织。②过紧缝合皮瓣时，尖端易发生坏死。③如在面部，由于过大张力的牵引，可致器官移位而造成畸形。④可引起创口裂开。因此，缝合时应力求勿在切口上造成过大的张力。

（4）无血肿发生、无死腔存在。手术后发生出血或由于组织内有死腔存在而造成血肿或积液，亦为手术失败的常见原因之一。因此，在手术中除进行彻底止血外，还必须严密缝合创口，使不存在任何死腔；必要时放置引流物。术后包扎要加适当压力。如遇组织缺损过多，估计缝合后仍然不能消灭死腔时，则可利用组织转移或移植来充填。

（5）无创面遗留。在整复术中，如有创面遗留，则势必会发生感染，增加水肿，随后产生较多的瘢痕组织。手术时应尽一切可能消灭不应存在的创面。这在手部和面部创面修复时，更为重要，否则会增加更多的瘢痕，影响最终的功能和外貌的恢复。

（三）手术操作的基本技术

1. 切口

（1）为减轻切口瘢痕，切口方向应选择与皮纹相平行的方向，面部尚可选择发际线和轮廓线等隐蔽部位。

（2）切口方向尽量与神经和血管平行，以免对其造成损伤。

（3）四肢关节附近不可做与其长轴平行的切口，可设计S形弧形或锯齿形切口，以免造成线形瘢痕挛缩，影响关节活动。

（4）切口应用锋利刀片，全层皮肤一次切透，切忌反复拉锯式切开，造成切口不整。

2. 剥离

剥离组织要层次清楚，以锐性剥离为主。

3. 止血

止血时须遵循轻巧、细微和无创技术原则。包括结扎止血法、电凝止血法和压迫止血法。

4. 缝合

（1）缝合方法。缝合操作时，不仅要用细针细线，且在充分游离创缘以减少张力后，还要分层（皮下、真皮层和皮肤）整齐，严密缝合。包括间断缝合法、皮内缝合法、褥式缝合法、连续皮内缝合法以及三角形皮瓣尖端缝合法。

（2）缝合线类型。丝线、肠线、Vicryl 及 Dexon

线、尼龙线，皮肤创口黏合剂，胶纸粘贴代替缝合法。

（四）整形外科的常用手术方法

整形外科的常用手术方法包括分次切除法、“猫耳朵”的修整、V-Y成形术、Z成形术、W成形术几种。

（五）皮片移植

依据皮片组织学相对厚度，皮片可分为以下几种：

（1）刃厚皮片。包括表皮层和真皮的乳头层，为最薄皮片。

其优点是：①切取容易，可用剃刀、刀片等切取。②容易成活，对受皮区血供要求较低。③供区能自行愈合，愈后不致形成增生瘢痕。

其缺点是：①不耐磨，不宜用于手、足经常受磨部位。②成活后收缩较大，不适宜用于关节部位。③移植后颜色较深，不宜用于面部植皮。

刃厚皮片适用于供皮区缺乏、受皮区的功能及外形要求不高，或受区的血供欠佳、厚皮片移植难以成活等情况。头皮是最常用的刃厚皮片供区，可反复多次取皮。

（2）全厚皮片。包括表皮层和真皮全层。

其优点是：①皮片生长后柔软有弹性，耐磨耐压。②皮片愈合后收缩小。③色泽质地较好，能保持原来皮肤色泽外观。

其缺点是：①较难成活。对受皮区血供要求较高。②取皮后供区创面缺乏上皮组织，不能自行愈合，必须用缝合创面或植皮方法消灭创面。

全厚皮片多用于面部、眼睑、手足和关节等功能及外形要求高的部位的植皮修复。

（3）中厚皮片（又称断层皮片）。包括表皮层和部分真皮网状层。因所含真皮网状层组织厚度不同，又分薄的中厚皮片、一般中厚皮片和厚中厚皮片。其优、缺点介于刃厚皮片和全厚皮片之间。

其优点是：①较全厚皮片容易成活。②中厚皮片含较多的真皮层组织，生长后也能耐磨耐压。③生长后收缩较小。④植皮成活后颜色、质地较好。⑤供皮区还有皮肤附件（皮岛）遗留，创面能自行愈合。

其缺点是：①薄的中厚皮片生长后皮肤颜色仍较深，收缩也较大。②供区有瘢痕形成，甚至出现病理性瘢痕。

中厚皮片优点多，临床应用较广泛，为最常选用的皮片。

（六）皮片移植适应证及手术方法

（1）刃厚皮片和中厚皮片切取方法。分为用剃刀、刀片、滚轴式切皮刀的徒手切取法和应用鼓式切皮机取皮法两种。

（2）全厚皮片采用手法切取。

（3）新鲜创面植皮。①创面彻底止血、瘢痕组织切除干净。②皮片皮缘与受区创缘缝合要严密，间断留长线打包固定。③打包固定法。

(4) 肉芽创面植皮。

处理创面：适合皮片生长条件的肉芽组织鲜红，无水肿、分泌物少，周围皮肤无炎症表现。肉芽创面植皮多选用中厚皮片或刃厚皮片。在陈旧性肉芽创面而功能要求较高需选用较厚皮片移植时，可以切除创面基底的纤维板组织。

固定方法：可先覆盖底层生理盐水或抗生素盐水纱布，再予打包加压包扎。术后密切观察植皮区有无感染征象（局部有无分泌物或异味、异常发热等），必要时及时打开敷料，但应保证植皮片不移动。

(5) 供皮区处理方法。先设计所需要的皮片大小、形状和厚度，用75%酒精消毒，可以采用徒手取皮法或用滚轴式取皮刀、鼓式取皮刀、电动或气动取皮机等取皮。

（七）皮瓣移植

1. 皮瓣的定义

皮瓣是具有自带血运的一块皮肤和皮下组织，在形成与转移的过程中，有一部分组织与本体相连，此相连的部分称蒂，被转移的部分称为瓣，故称皮瓣。皮瓣的血运与营养在早期完全依赖蒂部，此蒂部又有多种形式，如皮肤皮下蒂、肌肉蒂、单纯血管蒂（包括吻接的血管蒂）等，皮瓣转移到受区，待与受区创面建立新的血运后，始完成皮瓣移植的全过程。

2. 皮瓣使用的适应证

在软组织的修复再造中，皮瓣具有广泛的使用价值，由于其有自身血供，具有一定的厚度，在很多方面胜过皮片游离移植。

（1）有骨、关节、肌腱、神经、主要血管等外露的创面，无法利用周围皮肤直接缝合时，应考虑选用皮瓣转移手术进行创面的修复。

（2）对于外露部位的修复重建，为获得皮肤色泽、质地等方面的满意效果，可利用局部或邻近部位皮瓣移植。

（3）对于主要的功能活动部位（如关节、颈部等），为获得修复后良好的功能效果，可选用皮瓣转移术。

（4）不稳定的贴骨性瘢痕或合并有溃疡形成，为加强局部软组织的厚度或为后期进行肌腱、神经、骨、关节的修复，亦可选皮瓣移植术。

（5）对于慢性溃疡、褥疮等局部营养贫乏很难愈合的伤口，可通过皮瓣输送血液，改善局部营养状态。

（6）可用于洞穿性缺损的修复。如面颊、鼻、上腭等部位洞穿性缺损，除制作衬里外亦常需要有丰富血运的皮瓣覆盖。

（7）器官再造。如鼻、唇、眼睑、耳、乳房、阴茎、眉毛、手指等的再造均以皮瓣为基础。

3. **皮瓣的分类**

（1）皮瓣按形态分为扁平皮瓣与管形皮瓣（皮管）。

（2）皮瓣按皮瓣转移部位的远近分为局部皮瓣、邻位皮瓣及远位皮瓣。

（3）皮瓣按皮瓣的血供类型分为任意皮瓣与轴型皮瓣。

轴型皮瓣又称动脉性皮瓣，即以知名动脉及伴行静脉为轴心形成的皮瓣。无知名血管干包含在内，其血液供应来自基部附近的皮下血管丛的皮瓣称为任意皮瓣。

4. **皮瓣的设计原则**

(1) 缺损的判断。

(2) 供瓣区与皮瓣类型的选择。

(3) 皮瓣长宽比例的要求。

(4) 血管的方向性。

(5) 逆行设计。

(八) 皮肤以外的组织移植

包括黏膜、脂肪、筋膜、肌肉、肌腱、骨骼、血管、神经等移植。

(九) 人体美学基础及美容整形外科美学原则

简要介绍黄金分割与人体美、容貌美学、美容整形美学原则及人体的美学观察。

(十) 激光治疗

介绍激光治疗皮肤色素疾病、血管瘤性疾病、多毛症和面部年轻化的适应证。

(十一) 临例分析

结合临床病例，选择整形外科常见的各种原因所致的缺损畸形典型病例，系统介绍与讨论其病因、病理、临床表现、系统检查、诊断与鉴别诊断、治疗原则以及手术适应证等。

(唐　庆)

第十章　烧　伤

一、见习要求

（1）明确掌握烧伤的概念。

（2）熟悉烧伤的病理生理变化。

（3）掌握烧伤的面积计算及深度估计。

（4）掌握烧伤的现场急救。

（5）熟悉中小面积烧伤的治疗和大面积烧伤的治疗（包括补液治疗、创面处理、感染的防治等）。

（6）了解电烧伤、化学烧伤的诊治。

二、见习方法

（1）教师示教烧伤的病例。

（2）观看有关烧伤的 CAI 课件或教学录像。

三、见习内容

（一）烧伤的定义

由热力所引起的组织损伤统称烧伤，如火焰、热液、热蒸气、热金属等。由电、化学品（如酸、碱、磷等）以及放射线所致的损伤也属烧伤。

烧伤在平时、战时均极常见，且患者多为中、青、少年，致残与死亡率高，治疗成本高、时间长。

（二）烧伤的病理生理

1. 烧伤局部的病理变化

烧伤局部的病理变化，其严重程度和深度因致伤原因、作用时间长短、皮肤厚薄以及年龄等因素而异。此外，根据有无感染其表现亦不同。

烧伤的分度系指对烧伤深度的估计。目前，我国广泛采用的是三度四分法，即划分为Ⅰ度、浅Ⅱ度、深Ⅱ度和Ⅲ度烧伤。烧伤的分度及各度的形态学变化具体如下：

Ⅰ度烧伤：表皮角质层、透明层、颗粒层以至棘细胞层发生损伤，基底层（生发层）健存。肉眼见皮肤伤处红、肿、干燥，不形成创面。光镜下见表皮角质层、透明层及颗粒层互相融合，结构不清；表皮细胞胞质凝固或呈空泡状，胞核固缩或溶解；真皮表层充血、水肿或有少数白细胞浸润。局部有疼痛。由于表皮基底层健存，坏死表皮由基底细胞再生而代替，坏死层脱落即为脱屑，常于1周内痊愈，无瘢痕形成。少数可遗留色素沉着，但绝大多数可以在短期内消失，肤色恢复正常。

Ⅱ度烧伤：根据伤及皮肤的深度又分为浅Ⅱ度和深Ⅱ度。

浅Ⅱ度烧伤：伤及真皮乳头层，表皮全层坏死。肉眼见伤处皮肤出水疱。水疱系因乳头层血管通透性增高，液体渗出、积聚而成。水疱大小不一，疱内含黄色清亮液体，如其中富含蛋白，可呈胶胨样。水疱顶为凝固坏死的表皮层，底为真皮乳头层（表皮下水疱）；或顶为角质层，底为基底层（表皮内水疱）。水疱溃破或剪开后露出鲜红创面，其中可见细密的血管网（系未凝固的浅部血管充血所致）。由于丰富的神经末梢受刺激，局部有剧烈疼痛。光镜下见真皮乳头层有明显充血、水肿和白细胞浸润，胶原纤维离散、肿胀。在无感染的条件下，水疱内容物可被吸收、蒸发或流失，经 7～10 天，由残留基底细胞及皮肤附件（主要是毛囊）上皮再生，形成被覆表皮，使创面愈合。一般无瘢痕形成，有时有较长时间的色素改变。

深Ⅱ度烧伤：伤及真皮网状层，但真皮深层及其中的皮肤附件深部结构仍健存。肉眼见表皮和真皮胶原纤维凝固坏死后形成干痂，可有或无水疱形成。干痂一般呈半透明，透过痂皮可见散在的细小红点，为残存的皮肤附件周围发生充血的毛细血管丛。由于神经末梢部分被毁，因此一般感觉迟钝。镜下见表皮至真皮全层发生凝固性坏死，原有的组织结构消失。坏死的胶原纤维肿胀、融合、结构消失；在坏死层和存活组织之间有白细胞浸润带，多于伤后 12 小时出现，病程愈长，白细胞浸润带愈明显。以后痂皮沿此浸润带分离脱落，新生上皮沿着此带增长延伸。深Ⅱ度烧伤创面靠残存皮肤附件上皮再生，长出新生上皮修复，后者开始形成上皮岛，而后扩大、融合。在病程较久的病例，毛囊和汗腺上皮增生活跃，细胞肥大、核浓染，汗腺管变实无腔，由原来的立方状上皮趋向鳞状上皮化生。有时干痂未脱落时即发生痂下愈合。愈合后可遗留少量瘢痕组织。如无感染，创面可于 3～4周内愈合；如发生感染，残存皮肤附件也遭破坏，创面则需植皮后方能愈合。

由于人体各部分真皮的厚度不一，皮肤附件的位置深度不一，因而对深Ⅱ度烧伤划分的意见分歧较大。甘忠毅（1965）根据对54例人体烧伤皮肤和12例成年尸体皮肤15个不同部位的毛囊、皮脂腺和汗腺分布情况观察的结果，指出深Ⅱ度烧伤一般以达真皮深层、坏死皮肤组织下面有部分皮肤附件残留为原则，这样创面才能顺利修复，故深Ⅱ度烧伤的划分应因部位而异。例如头皮、手掌及足底部位皮肤附件位置较深（在真皮深层至皮下脂肪层），故这些部位的深Ⅱ度烧伤的深度应划在真皮全层以至部分皮下脂肪层；其他部位皮肤附件位置较浅（在真皮网状层中间部），故其深度应划在真皮网状层上半部。

Ⅲ度烧伤：包括深达皮下脂肪以及肌肉、骨骼的烧伤。有人将伤及肌肉和骨骼者另划为Ⅳ度烧伤。Ⅲ度烧伤创面有两种形态：其一，肉眼见烧伤皮肤凝固变薄，形成半透明的褐色焦痂，硬如皮革，透过焦痂可见粗大血管网（为皮下淤滞或栓塞的血管），其间有些小血管与之相连，后者系分布于真皮及皮下脂肪中的小动脉和小静脉。这种烧伤创面多为火焰烧伤所引起。光镜下皮肤各层及附件结构和皮下脂肪组织均发生凝固性坏死而呈均质化，或隐见组织轮廓；痂下组织血管充血、淤滞或有血栓形成，水肿明显，与存活组织之间有显著的白细胞浸润带。皮下组织中的大静脉壁坏死，管腔内红细胞崩解并发生凝集。其二，烧伤的肌肉呈半透明状、深红色，质坚韧，肌纤维原有结构消失而互相融合，呈均质化，或肌浆溶解、肌核固缩或溶解。被烧伤的骨骼呈褐色，骨板结构模糊，骨细胞消失只留下卵圆形空隙，在普通染色切片中呈一片深蓝色物质。

Ⅲ度烧伤时，由于局部附件全部丧失，不能就地长出表皮被覆创面，所以只能靠创面边缘长出表皮，如创面面积过大，则需植皮才能使创面愈合。

2. 全身病理生理反应

根据烧伤病理生理特点，其病程大致分为三期，各期互相重叠，人为分期主要是为了便于临床处理。

（1）急性体液渗出期（休克期）。组织烧伤后立即有体液渗出，一般维持 36 ～ 48 小时。小面积浅度烧伤体液渗出量有限，对全身影响小，大面积深度烧伤则体液渗出量大，伴其他血液动力学改变，可急剧发生休克。烧伤休克为低血容量休克，但体液渗出是逐步的，伤后 2 ～ 3 小时最为急剧，8 小时达高峰，随后逐渐减缓，至 48 小时逐渐恢复，渗出与组织间的水肿液开始回收，临床表现为血压趋向稳定、尿液增多，故烧伤早期补液速度应掌握先快后慢原则。

（2）感染期。烧伤水肿回收期一开始，感染就占主导地位，浅度烧伤早期创面处理不当可以出现创周炎症。严重烧伤由于发生休克，全身免疫力低下，容易发生全身感染，所以及时纠正休克就是为了抗感染。感染的威胁将持续到创面愈合。由于烧伤导致组织广泛坏死，生理屏障损害，在伤后 2 周肉芽屏障未形成前若处理不当，病原菌侵入邻近非烧伤组织，使痂下组织菌量超过 10^5 个/g，菌量继续增多，则形成烧伤创面脓毒症，因此近年来多采用早期切痂或者削痂手术，及时进行皮肤移植以消灭创面。

（3）修复期。烧伤后应立即进行组织修复，浅度烧伤多能自行修复，深Ⅱ度靠残存上皮岛融合修复，而Ⅲ度烧伤则必须进行皮肤移植修复。

（三）烧伤面积的计算和烧伤深度的估计

1. 面积计算

（1）新九分法。结合病例示教。

（2）手掌法。强调用病人自己的手掌，成人、儿童均适用。

随年龄变化的公式计算：

小儿头颈面积 = 9 + (12 - 年龄)

小儿双下肢面积 = 46 - (12 - 年龄)

2. 深度估计

主要用三度四分法。从组织学上以皮肤生发层受损的程度为基础划分。

注意肉眼观察创面的特点，结合病例，强调深Ⅱ度创面红白相间以白为主的特点。

可以痛觉来协助鉴别。如拔毛试验鉴别深Ⅱ度和Ⅲ度创面。

可从愈合时、愈合后创面情况复核创面深度。

注意不同烧伤因素、年龄、部位对烧伤深度的影响。

烧伤严重性分度如下（表 10 - 1）。

表 10－1 烧伤严重性分度

分度	Ⅱ度面积	Ⅲ度面积
轻度	9% 以下	0
中度	10%～29%	不足 10%
重度	30%～49%	10%～19%
	注：若面积虽未达重度烧伤，但有休克、呼吸道有吸入性损伤或严重复合伤亦应归入重度烧伤	
特重度	50% 以上	20% 以上
	注：若烧伤面积未达特重度烧伤，但有上述严重并发症亦应归入特重烧伤	

（四）各类烧伤的现场急救

1. 急救措施

（1）脱离致伤源。①热烧伤。迅速脱离热源，注意手及呼吸道的保护。②电烧伤。切断电源，利用绝缘物体使伤者脱离致伤源。③化学烧伤。迅速用大量流动的清水长时间反复冲洗，尽量稀释及减少沾染在皮肤上的化学物质。

（2）保护局部，避免再受伤。

（3）纠正休克及呼吸道梗阻，确保补液、尿液、呼吸道通畅。

（4）及时转送。注意应在病情平稳时再行转移，途中严密监护。

2. 镇痛镇静

（1）心理治疗。适当的安慰，家人配合。

（2）药物治疗。必须在补液充分的条件下进行镇静及镇痛治疗，有脑、腹部挫伤及2岁以下婴幼儿、肺心病老人应禁用杜冷丁、吗啡。

（3）保持合适的体位及适当制动，防止跌落或再次受伤。

（4）冷水浸泡法。可使伤处血管收缩，降低局部温度及痛阈。

（五）中小面积烧伤的治疗

（1）保护烧伤创面，尽量清除沾染在创面的污染物，防止外源性感染。

（2）防治休克。中小面积烧伤少见休克，但特殊情况可发生（如小儿、老人）。

（3）防治局部及全身的感染发生。

（4）创面处理。浅Ⅱ度烧伤选择非手术治疗，如使用表皮生长因子（EGF）、生物敷料等。深Ⅱ度以上创面（包括Ⅲ度）应选择手术治疗，如切痂、削痂等。

（5）营养支持、保温、保持干燥。

（六）大面积烧伤的抗休克及补液

例：烧伤面积50%、体重60kg的病人，伤后第一、第二、第三个24小时的补液量、补液方法和注意事项。

第一个24小时的补液总量 = 50 × 60 × 1.5（额外丢失量）+（2000～3000）mL（基础需水量）。

前8小时补额外丢失量的1/2，即胶晶体2250mL加基础需水量667～1000mL。其余液体于随后16小时内补入。强调基础需水量是均匀补入的。

第二个24小时，胶体、晶体补入量为第一个24小时的1/2，水分需要量不变。第三个24小时胶体、晶体量为第一个24小时的1/3，基础需水量仍为2000～3000mL。

补液观察指标以尿量为主，精神状态、脉搏、中心静脉压可作为辅助观察指标。

注意补液时如何交替进行，如何调整，注意先快后慢、先晶体（先碱后盐）后胶体及胶体和晶体的比例。

（七）大面积烧伤的创面处理

1. 早期简单清创术

（1）对于大面积烧伤，应在休克好转后才开始清创（注意尽早建立静脉通道及停留尿管、观察尿量的重要性）。

（2）清创方法：予简单无菌操作清创。先清除杂物污物，剃净创缘毛发，清洁污染皮肤，生理盐水冲洗2～3次，然后用0.1%～0.5%安多福或碘伏液消毒创面，铺无菌巾。大的水疱可于低位剪开引流并保留疱皮。

2. 清创后的治疗方法和用药

注意包扎疗法选择、实施方法、注意事项。如敷料厚度、宽度，从远端到近端，功能位，换药及观察方法。注意暴露疗法选择、实施方法、注意事项。适当的病房温度、湿度对病人创面修复十分重要。

清创后肌注TAT（破伤风抗毒素）。

3. **深度创面的治疗**

（1）注意切痂、削痂选择时机方法，以及一次可切削痂的最大面积。

（2）注意植皮的各种方法（各类游离皮片、微粒皮、常见皮瓣等），植皮的种类（自体、异体、异种、组织工程皮等）。

（3）注意溶痂植皮的适应证、优缺点。

4. **感染创面的处理**

（1）引流清洁，注意去除坏死组织的常用方法及适应证、禁忌证。

（2）注意创面用药的注意事项和选择方法。注意霉菌感染的特点和防治方法。

（3）清创植皮法的使用。

（4）残余创面防治。

（八）烧伤全身性感染的早期诊断和防治原则

1. **烧伤全身性感染**

不仅病原菌可致烧伤全身性感染，其产物——内毒素、外毒素等和它们介导的多种炎症介质、细胞因子等对机体的损坏也可引起烧伤全身性感染。注意真菌感染的表现及处理。

（1）脓毒症。由感染引起的全身炎症反应，并证实有细菌存在或高度可疑感染病灶者。

（2）严重脓毒症。除脓毒症外，还包括器官功能障碍、低血压及低灌注。

（3）脓毒休克。脓毒症患者经足量液体复苏，仍持续低血压，伴有低灌注状态（乳酸中毒、少尿、意识障碍）或器官功能障碍。

2. 感染来源

（1）创面。

（2）肠源性感染。

（3）静脉导管感染。

（4）呼吸道感染。

（5）尿道感染。

（6）其他。

3. 诊断

（1）性格改变。

（2）体温改变。

（3）心率加快。

（4）呼吸急促。

（5）创面改变。

（6）白细胞数量。

（7）其他生化检查。

4. 防治

（1）纠正休克，保护胃肠道黏膜屏障。

（2）正确创面处理。及早去除坏死组织，同时给予良好的创面覆盖。

（3）抗生素的正确应用和选择。

（4）营养支持和脏器保护。

（九）电烧伤

电烧伤可能有心慌、昏迷、心跳呼吸骤停等症状。注意电击伤的现场急救。常有“入口”和“出口”，组织损伤严重，多为Ⅲ度，有进行性水肿、跳跃性损伤，易合并感染、血管破裂出血。注意夹心样坏死、套袖式坏死。

早期补液量和每小时尿量应高于一般烧伤，注意防治急性肾衰。肢体高压电烧伤应将深筋膜切开减压。早期应用针对厌氧菌的抗生素。注意高压电烧伤的修复常需皮瓣。

（十）化学烧伤

常见化学烧伤的分类及特征：

（1）酸（硫酸、盐酸、硝酸）。可致蛋白凝固坏死、组织脱水、皮革样痂，无水疱。另外，石炭酸、氢氰酸等可吸收中毒。

（2）碱（氢氧化钠、氢氧化钾、氢氧化钙、电石）。能皂化脂肪组织，产热继续损伤组织，具侵蚀性。

急救处理：早期应用大量流动的清水冲洗 20 ~ 30 分钟。注意眼、头面部、双手、会阴等部位的冲洗。另外，应注意生石灰、磷烧伤的早期处理。

（朱　斌）

第十一章　麻醉与复苏

第一节　全身麻醉

一、见习要求

（1）了解全身麻醉（包括吸入麻醉与静脉麻醉）的定义。

（2）通过观摩气管内插管术的经过，了解气管内插管术，认识气管内插管术常用的器械，掌握其优点、适应证、禁忌证和并发症以及拔除气管的指征和步骤。

（3）了解密闭循环式麻醉机的基本结构及常用呼吸机的类型。

（4）了解常用的吸入全麻药、静脉麻醉药和肌肉松弛药的特性。

二、教学准备

（1）施行全身麻醉需气管插管的病例。

（2）循环密闭式麻醉机、容量型呼吸机和压力型呼吸机各 1 台。

（3）气管内插管术的器械。

（4）吸入全麻药（异氟烷、七氟烷、地氟烷），静脉麻醉药（异丙酚、咪唑安定、氯胺酮、吗啡、芬太尼、瑞芬太尼、杜冷丁、氟哌啶)，肌肉松弛药(琥珀胆碱、罗库溴胺、维库溴胺)。

(5) 经口和经鼻气管内插管术的人体模型。

(6) 气管内插管术的分类方法、优点、适应证、禁忌证和并发症，以及介绍拔除气管内导管的指征和步骤的幻灯片。

三、见习方法与内容

(一) 观摩气管内插管术的全过程

手术室观摩气管内插管术的全过程，包括诱导、面罩吸氧去痰、喉镜暴露声门、置入气管导管、放牙垫、听双肺呼吸音、确定气管导管的深度、固定气管导管、把气管导管与麻醉机连接起来。

(二) 循环密闭式装置麻醉机

观看循环密闭式装置麻醉机的基本结构。包括高压氧气源及压力表、减压装置、氧和气体麻醉药的流量表及调节开关、挥发性液体麻醉剂的蒸发器及其调节装置、二氧化碳吸收器、导向活瓣(吸入和呼出活瓣)、面罩、呼吸管、贮气囊以及逸气活瓣。

(三) 常用的呼吸器

常用的呼吸器包括容量型和限压型两种。

（四）了解气管内插管术的常用器械及其使用方法

包括气管导管（3 条）、导管芯、牙垫、喉镜（弯喉镜和直喉镜）、喷雾器、注射器、吸引机、吸痰管、听诊器、固定气管导管的胶布、持气管导管的插管钳（经鼻明视插管用）。

（五）全麻药

包括常用的吸入全麻药（七氟烷、异氟醚、地氟烷）、静脉麻醉药（异丙酚、咪唑安定、氯胺酮、吗啡、芬太尼、氟哌啶、安定）、肌肉松弛药（维库溴胺、罗库溴胺）。

（六）经口和经鼻行气管内插管术

教师于模型上示教经口和经鼻行气管内插管术的过程。

（七）气管内插管术的分类方法、优点、适应证、禁忌证、并发症及拔除气管导管的指征和步骤

1. 气管插管的分类

（1）根据插管时病人神志是否清醒可将气管插管分为清醒气管插管和不清醒气管插管两种。不清醒气管插管又分为无自主呼吸快速插管和保持自主呼吸插管。

（2）根据插管途径可将气管插管分为经口气管

插管和经鼻气管插管两种。

（3）根据插管时是否暴露声门裂可将气管插管分为明视气管插管和盲探气管插管两种。

2. 气管插管的优点

（1）能保持呼道通畅，充分供氧，不受体位的限制。用双腔支气管导管还可使两肺的通气分开，避免患侧肺的分泌物流到健侧，保证健侧通气。

（2）可进行辅助或控制呼吸，加压吸气时不会使气体进入胃内。

（3）便于清除气管、支气管内的分泌物，防止异物进入呼吸道。

（4）减少呼吸道无效腔（正常人解剖死腔150mL，小儿2.2mL/kg）。

（5）麻醉医师可远离手术区而不影响麻醉和手术的进行。

3. 气管插管的适应证

（1）手术范围大、时间长的手术。

（2）术中需辅助或控制呼吸的手术（如胸腔手术和呼吸功能不全者）。

（3）咽喉部手术或术中难以保持呼吸道通畅的手术（如颈部巨大肿物压迫气管的病人或腭裂修补术）。

（4）某些特殊体位容易影响呼吸交换的手术（如俯卧）。

（5）术中容易引起反流致误吸的手术（如饱食4小时内、严重肠梗阻）。

（6）手术部位靠近呼吸中枢的手术（如后颅窝手术）。

（7）需采用低温或肌肉松弛剂麻醉的手术。

4. 气管插管的禁忌证

（1）急性喉炎。

（2）喉水肿。

（3）气管黏膜下血肿。

（4）凝血机制障碍病者不宜做经鼻插管。

5. 气管插管术的并发症

（1）插管过程引起的损伤。可损伤口唇、牙齿、口、鼻腔和咽喉黏膜及声带等。

（2）导管本身对喉头和气管的刺激容易造成术后喉头水肿和呼吸道感染。

（3）浅麻醉下进行插管可引起咳嗽、屏气或支气管痉挛，有时可因迷走神经受刺激兴奋出现心动过缓、心律失常甚至心跳骤停，因此进行插管时必须使麻醉达到一定深度或使用肌松剂或用局麻药作喉头和气管表面麻醉后才插管。

（4）导管过细使呼吸阻力增加导致二氧化碳蓄积。

（5）导管插入过深误入一侧支气管可引起缺氧和一侧肺不张。

（6）导管内被分泌物阻塞或导管扭曲致缺氧和二氧化碳蓄积。

（7）使用紧密循环装置时，吸收二氧化碳的钠石灰质量不好，或没有定时更换可致二氧化碳蓄积。

6. 拔除气管导管的指征

（1）循环稳定。

（2）呼吸交换量满意，恢复到麻醉前水平，停止吸氧后无缺氧。

（3）吞咽和咳嗽反射恢复。

（4）肌力恢复良好。

（5）意识初步恢复，呼之有反应。

（6）饱餐急诊手术、插管有困难的手术、咽喉及颈部手术必须完全清醒才能拔管。必要时可保留导管待情况许可时才拔管。

7. 拔除气管导管的步骤

（1）把气管内和口腔内的分泌物吸干净。听双肺呼吸音清晰，无啰音（注意：气管内吸引时间不能超过 10 秒，否则会造成缺氧；同时不要把吸痰管放入次级气管内，以防引起肺不张，若需进入，则吸引后要胀肺；吸引力不要太大，以防引起气管黏膜损伤出血）。

（2）拔管前要使肺充分膨胀，防止术后肺不张。

（3）拔管前把气管导管气囊内的气排走。

（4）使病人头侧向一边，拔出气管导管。

（5）拔出气管导管后，牙垫仍留在口腔内，继续用吸痰管吸净口腔和咽喉部的分泌物。

（6）拔管后观察病人的呼吸情况，并听双肺呼吸音是否对称、清晰，如有舌根后坠可放入口咽通气导管，若有缺氧或轻度喉痉挛可先给面罩吸氧，不能改善者应立即重插气管导管进行辅助呼吸。

（八）气管内插管术练习

在模型上练习气管内插管术。

第二节　复　苏

一、见习要求

(1) 掌握初期心肺复苏的内容和具体操作方法(A、B、C 程序) 和后期复苏处理的原则。

(2) 复习常用的复苏药物。

二、教学准备

(1) 可进行人工呼吸和胸外心脏按摩的模型一具。

(2) 初期心肺复苏程序和后续处理原则的幻灯片。

(3) 心脏电击除颤器一架。

(4) 心脏电击除颤方法的幻灯片。

(5) 常用的复苏药物（肾上腺素、异丙基肾上腺素、去甲肾上腺素、多巴胺、阿托品、氯化钙、利多卡因、溴苄胺、碳酸氢钠)。

三、见习方法与内容

(一) 呼吸心跳停止初期复苏的 A、B、C 程序

(1) 畅通呼吸道。清除口腔、咽喉及气管内的分泌物、呕吐物及异物，头后仰，呈反咬状托起患者下颌，防止舌根后坠。

（2）建立有效的人工呼吸。可采用口对口人工呼吸法，使患者头后仰，一手把患者下颌向上后方钩起，另一手捏住患者鼻孔，然后深吸一口气，对病人口内用力吹入（注意：吹入的气量远比吹入的频率重要，成人每次吹气约 2 秒，每分钟 10 ～ 12 次，约每 5 秒一次，少儿 20 次/分钟）。有条件可采用简易人工呼吸器。有效的人工呼吸标志为在吹气时患者胸廓膨起。

（3）建立有效的人工循环。如无肋骨、胸骨骨折等禁忌证时，可即行胸外心脏按压。让患者仰卧于硬板或地上，于病人胸骨中、下段 1/3 交界处垂直向下按压，成人每分钟 100 次，小儿每分钟 100 ～ 120 次。有效的心脏按压标志为：大动脉可扪及搏动，紫绀消失，皮肤转红润。

（二）心肺复苏后期的处理原则

（1）继续做好呼吸道的管理。使用口咽通气导管或施行气管内插管，应用呼吸器进行机械呼吸。

（2）迅速开放静脉。接上三通开关，给予静脉输液。

（3）安装各种监测仪器。包括心电图、血压计、留置导尿管、体温计，以及置入中心静脉导管，监测中心静脉压和施行桡动脉穿刺置管，直接监测动脉压及采动脉血进行血气分析等。

（4）根据心电图的情况继续进行心脏复苏工作。若显示室性停搏，应行胸外或胸内心脏按摩；若显示室颤则应行胸外或胸内电击除颤。

（5）根据实际情况应用药物治疗。

（6）脑复苏（头降温、脱水及皮质激素的应用）。

（三）对人体模型进行人工呼吸和胸外心脏按摩

每人均须练习至合格为止。

（四）心脏电击除颤方法

1. 胸外除颤

电极板放置位置：一电极板置于胸骨右缘第2肋间，另一电极板置于左缘第4或第5肋间（相当心尖部）。

直流电电能：成人：200～300Ws。

小儿：2Ws/kg。

交流电：成人：200～800V、5A、0.2～0.25s。

小儿：50～220V、5A、0.2～0.25s。

2. 胸内除颤

电极板放置位置：一电极板放于左心室（心后壁），另一电极板放于右心室（心前壁）。

直流电电能：成人：10～40Ws。

小儿：5～20Ws。

交流电：成人：150～220V、1.5A、0.1～0.2s。

小儿：20～100V、1.5A、0.1s。

（五）常用复苏药物及其使用方法

常用的复苏药物包括肾上腺素、血管加压素、阿托品、氯化钙、利多卡因、溴苄胺、胺碘（呋）酮等。

第三节　椎管内麻醉

一、见习要求

（1）通过硬脊膜外腔阻滞麻醉（简称“硬外麻”）或蛛网膜下腔阻滞麻醉（简称“腰麻”）的示范，了解椎管内麻醉。

（2）了解硬外麻与腰麻的区别。

（3）了解椎管内麻醉常用的药物与剂量。

（4）了解椎管内麻醉的适应证、禁忌证和并发症。

二、见习方法

（1）手术室观摩麻醉操作。

（2）示教室观看教学幻灯片。

（3）示教室观看大体解剖标本。

三、教学准备

（1）常用的局部麻醉药：利多卡因、布比卡因、罗哌卡因。

（2）椎管内麻醉穿刺包。

（3）硬外麻和腰麻操作过程教学幻灯片。

四、见习内容

（一）硬外麻或腰麻的操作

1. 硬外麻或腰麻操作前的准备

（1）麻醉药物。

（2）消毒穿刺包（内含穿刺针、局麻针头、注射器、小方纱布、消毒钳等）。

（3）麻醉机和气管插管的用具。

（4）常用急救药：升压药（肾上腺素）和抗过敏药。

（5）病例：适合硬外麻或腰麻的病例。

2. 穿刺点选择

穿刺点根据手术部位、所用药物和麻醉方法不同而不同。

3. 脊椎间隙定位标志

（1）颈部最突出棘突——颈7棘突。

（2）肩胛上角连线——胸7棘突。

（3）两侧髂嵴连线——腰4棘突或腰3～4棘间隙。

4. 操作过程

包括体位、消毒、局麻、穿刺（直入或侧入法），判定进入脊髓腔或硬外腔，置入硬外导管（硬外麻）或注药（腰麻），退针，覆盖皮肤穿刺针口，固定硬外导管（硬外麻）。

5. 麻醉平面测定

根据脊神经在体表的节段分布，确定麻醉平面。

（二）硬外麻与腰麻的区别

从操作方法、穿刺部位、用药剂量和优缺点几方面了解硬外麻与腰麻的区别。

（三）椎管内麻醉的适应证、禁忌证和并发症

1. 硬脊膜外腔阻滞麻醉

（1）适应证。颈以下除胸腔外各部位的手术。

（2）禁忌证。凝血机制障碍者忌采用。

（3）并发症。术中并发症：①全脊椎麻醉；②局麻药的毒性反应；③血压下降；④呼吸抑制；⑤恶心呕吐。术后并发症：①神经损伤（神经根、脊髓）；②硬膜外血肿；③硬膜外脓肿；④脊髓前动脉综合征。

2. 蛛网膜下腔阻滞麻醉

（1）适应证。2～3 小时以内的下腹部、盆腔、下肢和肛门会阴部手术。

（2）禁忌证。①中枢神经系统疾病（如脑脊膜炎、脊髓前角灰白质炎、颅内压增高）；②休克或怀疑腹内出血；③穿刺部位或附近皮肤感染；④败血症；⑤脊椎外伤或结核；⑥急性心力衰竭或冠心病发作。

（3）并发症。术中并发症：①血压下降；②呼吸抑制；③恶心、呕吐。术后并发症：①头痛；②尿潴留；③颅神经麻痹（很少发生）；④粘连性蛛网膜炎（可引起下肢瘫痪，但极罕见）；⑤马尾丛综合征

(极罕见)；⑥化脓性脑脊膜炎。

第四节 麻醉期间监测

一、见习要求

了解麻醉期间的基本监测和一些特殊的监测项目。

二、见习方法

(1) 观摩在麻醉期间监测的实际操作。

(2) 通过幻灯讲解。

三、见习内容

(一) 一般监测

(1) 间接动脉压。用袖带听诊法和电子血压计测量。

(2) 心率与心律。听心音和触摸脉搏(颈A、桡A、足背A、颈总A)。

(3) 呼吸。观察胸腹部呼吸动作(次数和幅度)、麻醉机贮气囊胀缩情况，观察病人的口唇、指甲及手术野血液颜色。

(4) 心电图示波。可监测心率、心律、传导功能及心肌供血情况。

(5) 体温。一般体温计可测量腋温、鼻咽温或直肠温；电子测量计(连续监测)可测量鼻咽温、直肠温、周围皮肤温、食道温等。适用于小儿、老年人，长时间大手术、体外循环手术与控制性降温手术、发热病人。

（6）尿量。正常每小时 1mL/kg，不得少于每小时 0.5mL/kg。适应证：①严重创伤，休克。②手术创伤大或时间长的手术。③颅脑手术。④体外循环手术。

（7）脉搏。通过血氧饱和度（使用脉搏氧量计）监测。

（8）呼气二氧化碳浓度监测。

（9）潮气量监测（正常 8～12mL/kg）。

（10）气道压力监测。

（二）特殊监测

（1）直接动脉压。桡动脉穿刺及简单的测压装置。适应证：①麻醉中及术后需连续观察血压病人。②间接法测血压困难的病人。③需多次采集动脉血样的病人。

（2）中心静脉压 5～12cmH_2O，接近右心房压力。常用测压途径：贵要静脉、颈内静脉、锁骨下静脉、大隐静脉。适应证：①严重创伤、失血。②严重休克、心肺功能不全。③大手术或需大量输血液者。④体外循环手术。

示教中心静脉压测压装置、颈内静脉穿刺术。

（3）肺动脉漂浮导管与血流动力学监测。

利用 Swan－Ganz 漂浮导管从周围静脉或颈内静脉插入，并经腔静脉—右心房—右心室—肺动脉—肺小动脉。可了解右心及肺动脉压。如右心房压（6～

12cmH_2O)、肺动脉收缩压（15～20mmHg)、舒张压(6～12mmHg)、平均压（9～17mmHg)、肺毛细血管楔压（5～12mmHg，此压相当于左房压)。

应用温度稀释原理测心排出量（正常5～6L/min)，并推算出心脏指数［正常值约为3L/(min·m^2)］、每搏指数、每搏功、肺血管阻力、外周血管阻力等。

（4）血液气体和酸碱值监测。

（5）吸入氧气及麻醉剂浓度监测。

（6）血清电解质监测。

（7）红细胞压积、血红蛋白监测。

（8）血糖监测。

（徐康清）

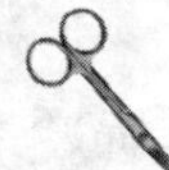

第十二章 移植外科

一、见习要求

（1）了解肝、肾移植的适应证和禁忌证。

（2）了解肝、肾移植的手术方式及术前准备和术后处理。

（3）了解肝、肾移植的常见并发症。

二、见习方法与内容

（一）肝脏移植

1. 肝脏移植的适应证

各种终末期肝病用其他疗法均不能治愈、预计在短期内无法避免死亡者，都是原位肝移植的适应证。可分为以下几大类：

（1）各种原因引起的肝硬化。各种病毒性肝炎肝硬化、原发性或继发性胆汁性肝硬化、酒精性肝硬化、坏死后肝硬化等。

（2）肝脏肿瘤。肝脏恶性肿瘤如肝细胞性肝癌、胆管细胞癌、肝母细胞瘤等，肝脏良性肿瘤如多发性肝腺瘤病、多发性或巨大肝囊肿、巨大肝血管瘤等。

（3）急性肝功能衰竭。药物、化学毒物、感染等原因引起的急性或爆发性肝功能衰竭。

（4）胆道疾病。原发性硬化性胆管炎、先天性胆道闭锁、肝内胆管闭锁（Byler 病）、家族性胆汁淤积症等。

（5）先天性代谢性疾病。肝豆状核变性、肝糖原累积症、α_1 抗胰蛋白酶缺乏症等。

（6）其他。如先天性肝纤维性疾病、囊性纤维性肝疾病、布－加氏综合征和严重难复性肝外伤、复杂的肝内外胆管结石等。

2. 肝脏移植的禁忌证

（1）肝移植的绝对禁忌证：肝外存在难以根治的恶性肿瘤、难以控制的感染（如严重的败血症、活动性肺结核等）、难以戒除的酗酒或吸毒者、艾滋病病毒感染者、难以控制的心理疾病或精神病者。

（2）肝移植的相对禁忌证：年龄大于 60 岁者，进展期慢性肾病，门静脉血栓、癌栓及海绵样变者，近期行肝动脉栓塞及化疗者，有复杂肝脏、胆道手术史，有心理学或社会学问题者。

3. 肝脏移植的术前准备

肝脏移植患者罹患各种终末期肝脏疾病病史长，一般情况差，术前应重视纠正低蛋白血症，纠正凝血机制，维持内环境稳定。

（1）术前检查。

1）血常规，尿常规，大便常规＋隐血，血型，肝肾功，电解质，肿瘤标志物（AFP、CEA、CA19－9 等），出凝血机制，传染病系列（肝炎系列、HIV、梅毒等），血气分析等。

2）心电图，胸片，腹部 B 超（了解肝内占位性病变，门静脉、下腔静脉通畅程度、腹水等），上腹部CT、MRI、MRCP（了解肝内外胆管情况），PET-CT（肝恶性肿瘤患者可排除远处转移）。

（2）术前准备。

1）一般支持疗法。高蛋白、高热量、高维生素、低脂饮食。

2）纠正低蛋白血症，纠正凝血机制。术前每日输注白蛋白、新鲜冰冻血浆、冷沉淀、凝血酶原复合物、血小板等，纠正凝血紊乱，维持内环境稳态。

3）配型。供者血型和受者血型应符合输血原则。

4. 肝脏移植的手术方式

（1）经典式原位肝移植。供肝肝上下腔静脉和肝下下腔静脉分别与受体下腔静脉吻合后重建第一肝门。

（2）经典背驮式肝移植。病肝切除后保留其肝后下腔静脉及第二肝门处的肝左、中、右静脉，供肝肝上下腔静脉与受体下腔静脉端端吻合后重建第一肝门。

（3）改良背驮式肝移植。修整后的供肝肝上下腔静脉和修剪成倒三角的受体下腔静脉端侧吻合后重建第一肝门。这种术式有效地降低了移植肝流出道梗阻的发生率。

（4）减体积肝移植。主要用于受者体重较轻、无法使用成人肝脏的儿童患者。根据需要使用不同的供者肝段，重建胆道和血管系统。

（5）活体肝移植。肝脏移植发展的最新技术和主要方向，根据供肝/受者体重比，供者剩余肝脏/供者体重比选取供肝左半肝或右半肝移植给受者。

5. 肝脏移植的术后处理

（1）生命体征检测。术后1周内持续心电监护，维持生命体征稳定。

（2）维持水电解质平衡和酸碱平衡（对于肝硬化病人早期保持负平衡状态），术后每日抽血检测肝肾功能、电解质。

（3）控制高血糖。单次皮下注射短效胰岛素或静脉持续泵入胰岛素，维持血糖在12mmol/L以下。

（4）纠正凝血机制紊乱。

（5）保护肾功能。综合监测受体容量负荷，必要时使用速尿、利尿合剂、可利新等利尿药。

（6）抗焦虑。部分肝移植患者术后会出现精神症状，必要时可给予抗焦虑药物。

（7）营养支持。术后应尽早开始静脉高营养，一旦胃肠功能恢复，尽早恢复进食，并调整经肠道营养方案，为减少环孢素和类固醇的副作用，所有肝移植病人术后均应低盐饮食。

（8）免疫抑制剂的使用。可采用普乐可复+激素或普乐可复+骁溪+激素的抗排斥方案。

6. 肝脏移植术后常见并发症

（1）原发性移植肝无功能。表现为胆汁量减少，患者出现昏迷、凝血功能紊乱及代谢性酸中毒等，确诊依靠肝细针穿刺活检。

（2）肝动脉栓塞。临床表现为高热、转氨酶升高、胆汁引流减少、胆漏，严重者可出现肝脓肿。彩色多普勒超声有助于血管栓塞的诊断。

(3) 胆漏。过分游离胆总管或吻合技术不良易导致术后胆漏。

(4) 胆管狭窄。吻合失误、肝动脉血供不足、供肝冷缺血时间过长、慢性排斥等都可导致胆管吻合口狭窄。

(5) 乙肝复发。乙肝肝硬化患者肝移植术后乙肝复发率较高，近年来采用阿德福韦酯联合乙肝免疫球蛋白治疗肝移植术后乙肝复发，取得了较好的疗效。

(6) 急性排斥。多出现在移植术后 1 周至 3 个月内，临床表现为肝功能障碍、黄疸、全身怠倦、发热等。确诊依靠肝活检。治疗一般采用大剂量激素冲击。

(二) 肾脏移植

1. 肾脏移植的适应证

所有肾脏疾病导致的肾功能衰竭，均可视为肾移植的适应证。如肾小球肾炎、慢性肾盂肾炎、间质性肾病、囊性肾病、肾硬化症、抗肾小球基膜病变、局灶性肾小球硬化、IgA 肾病、膜增生性肾小球肾病、糖尿病肾病、狼疮性肾病、药物中毒性肾病、良性或恶性肾肿瘤。

2. 肾脏移植的禁忌证

(1) 肾移植的绝对禁忌证：全身性的严重感染、活动性肺结核、活动性溃疡病、活动性肝炎或肝功能不良、顽固性心力衰竭、凝血功能障碍、精神病、结节性动脉周围炎、播散性恶性肿瘤、弥漫性血管炎、草酸病。

（2）肾移植的相对禁忌证：活动性肾炎、系统性红斑狼疮等。

3. 肾脏移植的术前准备

（1）组织配型。包括 ABO 血型、HLA 配型、淋巴细胞毒试验，群体反应性抗体（PRA）等。一般要符合输血原则，PRA 低于 20%，HLA 位点相符 3 个及以上。

（2）术前透析。通过透析可纠正尿毒症期的水电解质紊乱，排除体内毒素，降低容量负荷，控制高血压，保护心功能。

4. 肾移植的手术方式

一般将供肾移植入髂窝，肾动脉同受体髂外动脉端侧吻合，肾静脉同受体髂外静脉端侧吻合，输尿管同膀胱黏膜对端吻合，内置“J”型支架管，术后 1 周拔除。

5. 肾移植术后处理

（1）生命体征监测和一般治疗。术后早期每日监测肝肾功能、电解质，维持内环境稳态。

（2）预防感染。尿毒症患者抵抗力较低，大剂量免疫抑制剂应用后易罹患各种感染。预防巨细胞病毒感染可用更昔洛韦。

（3）免疫抑制剂的使用。以环孢素或 FK506 为基础，加用骁溪或雷帕霉素。

6. 肾移植术后常见并发症

（1）急性排斥反应。常发生在肾移植后几周内，临床表现为不明原因的发热、移植肾肿大和疼痛、移植肾功能减退等。激素冲击为首选的治疗方法。

(2) 慢性排斥反应。多发生在肾移植后 6 个月以上，特别是 1 年以后，临床表现为移植物功能逐渐减退，目前尚无有效治疗方法，是影响移植物长期存活的重要因素。

(3) 急性肾小管坏死（ATN）及移植肾功能延迟恢复（DGF）。ATN 是导致肾移植后早期 DGF 的重要原因之一，常见的原因有移植肾热缺血时间过长、术中低温保护不良、术中或术后低血压等。

（三）器官移植的伦理学问题

器官移植可导致一系列心理学问题，如移植受者最常出现忧郁、不顺从医疗、焦虑、表现为器质性脑症候群、物质滥用等心理障碍。移植受者在心理层面上接纳移植器官是一个心理同化过程，也是其自我概念重新整合的过程。器官移植还面临着供者来源（活体、尸体、死囚、异种器官）及选择受者的一些伦理道德问题，并涉及立法冲突。应该提倡专业的精神医学专家和心理治疗家全程参与器官移植手术。知情同意、尊重生命是器官移植所要遵循的伦理原则。器官资源分配的公平公正也应体现社会的公平公正。

（马　毅）

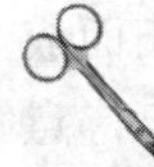

第十三章　外科门诊与急诊

第一节　外科门诊

一、见习要求

(1) 讲授门诊病历书写要求。

(2) 看初诊病例及写病历。

(3) 多看体表肿物的病例。

(4) 看肛门疾病病例及检查示教。

二、见习方法与内容

(一) 体表肿瘤的诊断和鉴别诊断

1. 皮脂腺囊肿

皮脂腺导管阻塞，皮脂排出受阻、潴留形成囊肿，有感染时应先作抗感染治疗。其临床特点是：①和皮肤表面粘连；②基底可移动；③多在中心有一黑点；④囊肿性质。

2. 皮样囊肿（囊肿畸胎瘤）

囊壁为皮肤，内容为皮肤排出物，有毛发。其临床特点是：①多在颅骨或眉梢；②和皮肤无粘连；③基底不可移动；④可使局部颅骨稍下凹，应手术切除。

3. **表皮样囊肿**

明显或不明显的外伤，使表皮进入皮下生长而成的囊肿，囊壁为表皮，内容为角化鳞屑。临床特点是：①多在手或臀部；②有外伤史或有瘢痕；③囊肿有绿豆大或黄豆大，和皮肤瘢痕有粘连；④基底多可移动，应手术切除。

4. **脂肪瘤**

脂肪组织的瘤状物，可增大，极少数可恶变。其临床特点是：①和皮肤有小部分粘连；②基底多可移动；③边界清，分叶状；④质软，个别有家族史，多发，体小。

5. **纤维瘤**

发生在皮肤或皮下纤维组织的肿瘤，特点是边界清、质硬、可移动，应手术切除。

6. **腱鞘囊肿**

浅表或较深之滑囊慢性劳损引起，多在手腕或足背、关节附近。治疗方法：①击破、加压包扎；②抽滑液后注入醋酸氢化可的松类；③手术切除。无论哪种治疗方法均有复发者。

7. **皮肤癌**

（1）基底细胞癌。来源于皮肤或附件之基底细胞，呈浸润性生长，可同时伴色素增多，呈黑色，可误诊为黑色素瘤。硬，蜡状表面，鼠咬状溃疡，好发于头面。可行放射治疗，也可手术治疗。

（2）鳞状细胞癌。早期即可呈溃疡，或慢性溃疡、慢性窦道开口、瘢痕部溃疡不愈而癌变而成。菜花样，不平，易出血，合并感染致恶臭。手术治疗，区域淋巴结应清扫。放射亦敏感，但不易根治。

8. 黑痣

良性黑痣可分为皮内痣、交界痣、混合痣。当色素加深、变大或瘙痒不适、疼痛、破溃、毛发脱落时，都应切除。

9. 黑色素瘤

高度恶性，应作广泛切除治疗，区域淋巴清扫。免疫治疗为卡介苗皮内划纹或在转移淋巴结内注射，可作辅助治疗。

10. 血管瘤

（1）毛细血管瘤。皮肤红色，玻璃片加压色退，释手复红。可行切除、冷冻、放射性敷贴等治疗。

（2）海绵状血管瘤。可压缩，穿刺可抽出血。造影可更明确诊断。

（3）蔓状血管瘤。为动、静脉性肿瘤，有震颤，有血管杂音，可造影诊断了解范围以利手术切除。

（二）体表感染和肛门直肠疾患病例

1. 体表感染

注意全身中毒反应，并存的全身性疾病治疗，局部理疗、湿敷，切开排脓，全身消炎，支持疗法。

（1）疖。单个毛囊及其所属皮脂腺的急性化脓性感染。

（2）痈。多个相邻的毛囊及所属皮脂腺、汗腺的急性化脓性感染。

（3）蜂窝织炎。皮下、筋膜下、肌间隙或深部蜂窝组织的急性弥漫性化脓性感染。

（4）脓肿。急性感染局限，组织坏死、液化而成，波动不明显时可穿刺确诊。

（5）急性淋巴管和淋巴结炎。注意治疗淋巴接纳区域的原发感染病灶。

（6）丹毒。皮肤及其网状淋巴管急性炎症。

2. 肛门直肠疾病

肛门直肠检查时体位采取胸膝位、左侧卧位、截石位、蹲位、俯卧位；检查方法有视诊、直肠指检、肛窥。

（1）肛裂。肛裂“三联症”（前哨痔、肛裂、肥大乳头）。表现为疼痛、便秘、出血。治疗：10%硝酸银烧灼，1/5000 高锰酸钾坐盆，口服缓泻剂或石蜡油，局部封闭和扩肛，手术治疗。

（2）痔。应区分外痔、内痔、混合痔。临床表现为排便时出血，痔块脱出、疼痛、瘙痒。治疗：通便，1/5000 高锰酸钾坐盆、化痔栓或太宁栓塞入肛门内，注射疗法、冷冻、激光、电子痔疮仪治疗或手术。

（3）肛瘘。多为肛管直肠周围脓肿溃破或切开引流后形成，检查肛瘘的内口、外口，瘘管的数目、部位。注意排除结核性直肠炎、克罗恩氏病、溃疡性结肠炎或癌性肛瘘。手术治疗（包括挂线疗法）。

（4）直肠息肉和直肠癌。

[附一] 换药

（一）目的

检查伤口，清除伤口分泌物，去除伤口内异物和坏死组织，通畅引流，控制感染，促进伤口愈合。

（二）方法

（1）用手取下外层敷料，再用镊子取下内层敷料。与伤口粘住的最里层敷料，应先用盐水湿润后再揭去，以免损伤肉芽组织或引起创面出血。

（2）用两把镊子操作，一把镊子接触伤口，另一把镊子接触干净敷料。用酒精棉球清洁伤口周围皮肤，用盐水棉球清洁创面，轻粘吸除分泌物。

（3）分泌物较多且创面较深时，宜用生理盐水冲洗，如坏死组织较多，可用消毒液如碘伏冲洗。

（4）高出皮肤或不健康的肉芽组织，可用剪刀剪平，肉芽组织有明显水肿时，可用高渗盐水湿敷。

（5）一般创面可用优拓、凡士林覆盖，必要时用引流物，上面加盖纱布或棉垫，包扎固定。

（6）伤口拆线。伤口消毒后用镊子将线头提起，将埋在皮内的线段拉出针眼之外少许，在该处用剪刀剪断，以镊子拉出缝线后再用酒精消毒皮肤并覆盖纱布。

［附二］门诊示范病历

［病例一］（普通外科）

主诉：发现颈前部肿物1个多月。

近1个多月，患者无意中发现颈前部有一肿物，不红、不痛，初约花生米大，渐增大。无发热、心悸、脾气改变，无怕热、多汗，食欲正常，体重无减轻。曾在当地诊治，谓“甲状腺肿物”转诊。近2周未服用过含碘食物及中西药。

无结核病史，家人无同样病史。

体检：P 80次/分钟，Bp 120/90mmHg。神清，无眼球突出，眼球活动正常，无复视。发音清晰，颈前甲状腺不大，右叶下极可及一圆形结节，直径约1.5cm，质中等、光滑、边缘清楚，随吞咽上下活动，无压痛，无血管杂音。颈周围淋巴结不大，心肺正常，双手无震颤。

初步诊断：右叶甲状腺肿物：1. 甲状腺腺瘤? 2. 结节性甲状腺肿?

处理：1. ^{131}I测定。

2. 甲功五项。

3. B超（探查甲状腺肿物）。

4. 甲状腺同位素扫描。

5. 嘱上述检查有结果后复诊。

签名：×××（全名）

［病例二］（普通外科）

主诉：反复发作性右上腹疼痛2年。

2年来上腹疼痛反复发作10多次，多为隐痛，有时阵发绞痛，向腰背部放射，每次发作持续3～5天。伴恶心，有时呕吐，呕出酸水及苦胆水。无畏寒、发热、黄疸。无反酸、嗳气，无黑便。平时厌食油腻。发作时曾在当地卫生院诊治，拟“胆囊炎”。服用抗生素、消炎利胆片及打针后缓解。为进一步诊治而转诊。

无肝炎、痢疾、伤寒史，无泌尿感染及结石史。

体检：神清，发育、营养正常，皮肤巩膜无黄染，锁骨上淋巴结无肿大。心肺未见异常。腹平软，右上腹压痛，无反跳痛，Murphy征阴性。肝脾未能触及，未及包块。无移动性浊音，肠鸣音正常。双肾区无压痛及叩击痛。

初步诊断：1. 慢性胆囊炎？2. 胆囊结石？

处理：1. 三大常规。

2. 肝酶学组合+肝代谢组合。

3. B超（查肝、胆、肾）。

4. 嘱上述检查有结果后复诊，避免进食油腻食物。

处方：

1. Tab. Cephalexin 0.125×24#

Sig：0.25 qid

2. 消炎利胆片 36#

Sig：4# tid

3. Tab. probanthine 15mg×9#

Sig：15mg tid

签名：×××（全名）

［病例三］（普通外科）

主诉：上腹隐痛、食欲减退、体重减轻半年。

近半年来觉上腹部不适、隐痛，呈持续性，无向他处放射。伴反酸、嗳气、食欲日渐减退，体重减轻约5kg。无发热、黄疸，无黑便。在当地医院诊治，谓“胃痛”。曾服“胃得乐”、“三九胃泰”等药，症状无缓解反而日渐加重来诊。

无肝炎史，近亲中无肿瘤病史。

体检：神清，贫血外貌，皮肤、巩膜无黄染，甲状腺无结节。锁骨上淋巴结不大。心肺未见异常，腹平软，未见胃肠蠕动波，脐上约5cm隐约可触及硬实包块，边缘不清，活动度差，轻压痛。肝、胆未扪及。无移动性浊音，肠鸣音正常，无振水音，双肾区无叩痛。下肢无浮肿。

初步诊断：1. 胃癌？2. 胃溃疡？

处理：1. 三大常规。

2. 肝酶学组合+肝代谢组合。

3. 电子胃镜。

4. B超（探查上腹部）。

5. 嘱上述检查有结果后复诊。

处方：1. Cap. Ranitidine 0. 15×14#

Sig：0. 15 bid

2. 多酶片 63#

Sig：3# tid

3. Tab. Vit. B_1 10mg×21#

Sig：10mg tid

签名：×××（全名）

［病例四］（泌尿外科）

主诉：右腰部剧痛 2 小时。

2 小时前无明显诱因突然右腰部疼痛，呈阵发性绞痛，剧烈难忍，放射至右中下腹部，伴恶心、呕吐。无发热、黄疸。无尿频、尿急、尿痛，无肉眼血尿。痛发作后曾搽过药油，疼痛无缓解，即来诊。

2 年前曾有同样发作史一次，当时打针后缓解。无结核史，无发热、黄疸史，无转移性右下腹痛史。家族中无同样病史。

体检：T 37℃，P 86 次/分钟，Bp 135/90mmHg。神清，痛苦面容，心肺正常，腹平软，右中腹输尿管行径有压痛，无反跳痛，肝、胆、脾未触及。右肾区有叩痛，左肾无叩痛，外生殖器无异常。

初步诊断：右肾绞痛查因：1. 上尿路结石？2. 肾结核？

处理：1. 血常规、尿常规。
2. 泌尿系 B 超。
3. 腹平片（嘱痛缓解后到放射科预约检查，有结果后复诊）。

处方：1. Inj. Dolantin 75mg im st
2. Inj. Atropine 0. 5mg im st
3. Tab. Cifran 0. 25 ×6#
Sig：0. 25 bid
4. Tab. Soda 0. 5 ×12#
Sig：1. 0 bid

签名：×××（全名）

［病例五］（骨科）

主诉：左小腿上段反复发作红肿热痛和流脓3年多。

3年前患儿因畏寒，高热，左小腿上段剧痛、肿胀、红热，不能站立和活动左膝，在当地和本院接受治疗，按“急性骨髓炎”曾用大剂量抗生素、全身支持、局部切开引流和固定等治疗，2个月后治愈出院。前年和去年患处先后复发2次红肿热痛，局部肿胀后穿破流脓，同时全身不适及发热。经用抗生素，摘除死骨，病灶搔刮术等治疗后愈合。2天前左小腿上段内侧隐痛，行走后明显，全身不适，低热，大小便无异常。服用先锋霉素仍不能缓解后来诊。

否认结核及肝炎病史。

体检：T 38℃，P 96次/分钟。神志清，全身营养状态一般，轻度跛行，左小腿上段增粗、变形。肤色暗，皮下组织增厚变硬。左胫前可见原窦道口及切口瘢痕。胫内侧上端局限性肿胀，皮温升高，有压痛。双下肢等长。膝关节活动良好。

复查X光片：左胫骨上段增粗，骨密度高低不均匀，轮廓不规则。胫骨内侧上方（距平台二横指）有一拇指大透亮区（死腔）。膝关节影正常。

诊断：慢性化脓性骨髓炎。

处理：1. 血常规、BT、CT、BG、大小便常规。

2. 胸片。

3. 肝酶学组合＋肝代谢组合。

4. 卧床休息，加强营养。

5. 候床入院，拟行手术治疗。

处方：1. Inj. PG 40 万 u × 12 瓶

Sig：80 万 u im bid AST（　）

2. Inj. Streptomycin 1 × 3 瓶

Sig：0. 5 im bid

3. Tab. Vit. B_1 10mg × $9^{\#}$

Sig：10mg tid

4. Tab. Vit. C 0. 1 × $9^{\#}$

Sig：0. 1 tid

签名：× × ×（全名）

第二节　外科急诊

一、见习要求

（1）熟悉急腹症诊断的临床思维。
（2）掌握急腹症的诊断。
（3）熟悉各种急腹症的临床特点。
（4）观看肛门疾病病例，示教检查方法。

二、见习方法与内容

（一）急腹症诊断的临床思维

急腹症是指各种原因所致的腹部脏器的急性疾病和以腹部症状为特征的急性疾病的总称。以急性腹痛为特征，常伴有胃肠功能紊乱、急性全身症状，具有起病急、发展快、病情重、变化多、病因复杂等特点。

（1）急腹症的分类。

1）按病变性质分类：炎症性急腹症、破裂或穿孔性急腹症、梗阻或绞窄性急腹症、出血性急腹症、损伤性急腹症、引起急性腹部症状的其他疾病。

2）按神经支配分类：①躯体性腹痛。为脊神经受刺激所致，特点是痛觉敏感，定位明确，常伴有腹膜刺激征。体检：肌紧张、反跳痛。②内脏性腹痛。为内脏神经受刺激所致，特点是痛阈较高，对切割、针刺不敏感，对炎症、缺血、牵拉敏感，定位模糊，常伴有植物神经反射。体检：有压痛。

（2）牵涉痛。内脏病变时常在体表一定区域产生疼痛，又称感应性腹痛。

（二）急腹症诊断

1. 病史

应注意提问方式，防止暗示或诱导。

2. 体检

体检体位为仰卧，屈髋屈膝40°～60°，双手放于躯干两侧。应充分暴露腹部，上至乳头线，下到大腿中上段，侧至腹后线。检查顺序为视诊，触诊，叩诊，听诊，“肛、殖、量、穿”检查。

（1）视诊内容：

1）腹部有无隆起或凹陷（图13－1）、腹部呼吸运动、手术瘢痕、静脉曲张。

2）蠕动波及肠型。

3）腹股沟、外生殖器、会阴。

腹部隆起
- 局部性隆起
- 弥漫性隆起
  - 腹部膨隆：剑突耻骨联合线上3～4cm
  - 腹胀：剑突耻骨联合线上5～6cm
  - 膨胀：剑突耻骨联合线上7cm

腹部凹陷
- 腹部低平：剑突耻骨联合线下3～4cm
- 凹陷：剑突耻骨联合线下5～6cm
- 舟状腹：剑突耻骨联合线下7cm

图 13－1　腹部的隆起与凹陷

（2）触诊：触诊方法有手掌触诊法、指尖触诊法、滑动触诊法、双手触诊法（双合诊）。

1）腹壁紧张度、压痛、反跳痛（表 13－1）。

表 13－1　腹壁紧张度、压痛、反跳痛三分度法

程度	腹壁紧张	压痛	反跳痛
1 度（＋）	重按抵抗（肌卫）	重按压痛	重按抬手即痛
2 度（＋＋）	轻按抵抗（肌紧张）	轻按压痛	轻按抬手即痛
3 度（＋＋＋）	强直或板状腹	轻按剧痛	轻按抬手剧痛

2）肝、脾、肾、膀胱。

3）肿块。

4）液波震颤。

（3）叩诊内容：

1）膨胀性质：气性、液性、实性。

2）腹水。少量：移动性浊音（1000mL 左右）。大量：蛙状腹。

3）肝、脾、肾、膀胱肿块。

（4）听诊内容：

1）肠鸣音（表13－2）。原则：4个象限，每个象限5分钟，时间紧迫时以右下象限近脐部为准，不少于1分钟。

表13－2　肠鸣音分级

肠鸣音	正常	活跃	亢进	减弱	消失	气过水声	金属音
次/分钟	4～5	6～9	>10	1～3	0		

2）震水音。

3）血管杂音。

（5）“肛、殖、量、穿”检查。

无需特殊器械，首诊医生可以独立完成，对提高确诊，减少误诊及漏诊有很大帮助。

1）肛：肛门指检、肛镜检查。

2）殖：生殖及阴道检查。

3）量：量诊。量肝、脾大小，腹围大小。

4）穿：腹腔穿刺。诊断性腹腔穿刺。注意适应证、禁忌证、部位、方法、结果判断。阳性指标：穿刺液是血液、胆汁、胃肠内容物或证明是尿液。

辅助检查：①X线：腹腔异物、肠梗阻、阳性结石。②B超：内脏器官炎症、肿块、外伤出血。③CT。

（三）常见急腹症

1. 炎症性急腹症

如急性阑尾炎、急性胆囊炎、急性胰腺炎、急性盆腔炎。

2. 破裂或穿孔性急腹症

如胃十二指肠溃疡穿孔、宫外孕破裂、外伤性腹脏器损伤。

3. 梗阻或绞窄性急腹症

如胆道结石并感染、急性梗阻化脓性胆管炎、急性肠梗阻、肾绞痛。

肾绞痛：

（1）病史。①多有泌尿系结石、外伤、手术史或多次类似发作史。②突发腰腹部剧烈绞痛，向会阴部放射伴小便异常。

（2）体检。“体症不符”。症状重、体征少而轻，腹部多无明显外科情况，可有肾区叩击痛或上、中输尿管压痛。

（3）辅助检查。血常规（-），尿常规 RBC（+～+++），KUB、B 超、IVP 有助于诊断。

（4）治疗：解痉、止痛、止吐、补充液体。妊妇的肾绞痛可在肾区痛点用 3～4mL 生理盐水皮内注射治疗。

4. 出血性急腹症

如消化道内出血（食管胃底静脉曲张破裂、胃溃疡出血、胆道出血）、腹腔内出血（肿瘤破裂出血、动脉瘤破裂）。

5. 损伤性急腹症

如单纯腹壁损伤、内脏损伤及消化道异物。

6. 引起急性腹部症状的其他疾病

如心绞痛、心梗、过敏性紫癜、糖尿病酮症酸中毒、系统性红斑狼疮、甲亢、铅中毒、腹壁神经痛等。

（四）蛇咬伤

1. 毒性判断

无毒的蛇咬伤，伤口上有一排整齐的小齿印；若患处仅有一对较大的齿痕，则为有毒蛇咬伤。

2. 急救处理

（1）立即在咬伤的近心端结扎止血带，患处放置冰袋以减慢毒素的吸收。

（2）在毒牙咬伤处作“+”字切开，清洗消毒伤口后用拔火罐法将毒汁吸出。

（3）伤口周围用10mL利多卡因加5mg地塞米松局部封闭，可减痛、减毒、抗炎、抗过敏。或胰蛋白酶局封。

（4）注射该毒蛇的抗蛇毒血清，若不能确定毒蛇的种类，则用抗蝮蛇蛇毒血清6000u静脉点滴（广谱抗蛇毒）。

（5）注射破伤风抗毒素。

（6）大剂量皮质激素静脉点滴。

（7）对症及支持疗法。输液、抗炎、止血、抗休克处理，密切观察生命体征，肌肉瘫痪时注射新斯的明，若呼吸受影响应及时上呼吸机。

（8）中药。如南通蛇药、云南蛇药、上海蛇药等。

（五）蜂蜇伤

1. 临床表现

患处痛痒，潮红肿胀，中心有瘀斑点甚至水疱。

严重者伴有全身中毒症状，影响心肺及呼吸麻痹者，可于数小时内死亡。

2. **急救处理**

（1）检查伤口，如有断刺可用镊子拔出，然后用拔火罐法将毒汁吸出。

（2）伤口周围用5mL利多卡因加5mg地塞米松局部封闭（或1%盐酸吐根碱），可很快止痛和消肿。

（3）蜜蜂蜇伤，可用氨水或碳酸氢钠外搽；黄蜂、马蜂蜇伤，用醋酸或硼酸外搽，可减轻疼痛。

（4）如有全身症状用抗组胺药或激素，可口服南通蛇药并对症处理。

[附一] 清创缝合术

适应证为新鲜创伤伤口。其操作如下：

（1）清洗去污。用无菌纱布覆盖伤口，剃去毛发，除去伤口周围的污垢油腻（用肥皂水或松节油），用生理盐水清洗伤口周围皮肤。

（2）取掉覆盖伤口的纱布，用双氧水和生理盐水反复冲洗伤口（创面较深者），用碘伏消毒伤口及周围皮肤，铺无菌孔巾。局麻后检查伤口：清除血凝块和异物，切除失去活力的组织，必要时可扩大伤口，以便处理深部创伤组织。伤口内要彻底止血。

（3）缝合伤口。按组织层次缝合伤口，污染严重或有死腔时应置引流物或延期缝合皮肤。

[附二] 心肺复苏的院前急救病例

女性患者，20 岁，溺水晕倒，呼之不应，泳池救生员呼“120”出诊，车到现场发现患者俯卧在地，昏迷，无呼吸，动脉无搏动。

(1) 准备。戴手套，判断环境是否安全，用 5 ～ 8 秒判断患者意识，启动 EMSS（通知助手准备除颤仪、呼吸囊等），正确翻身，摆好体位。

(2) 人工呼吸。开放气道，判断呼吸脉搏 5 ～ 8 秒，有效人工呼吸（患者胸廓起伏）。

(3) 胸外按压。位置正确（胸骨中下 1/3 交界处），姿势正确（用手掌根部，肘部伸直），压力正确，胸骨下陷 4 ～ 5cm，频率 100 次/分钟，按压通气比例 30：2，按压 5 个周期。

(4) 复检。检查呼吸、脉搏情况。

(5) 除颤。心电图检查，有室颤做出除颤决定。正确放好电极板，涂好导电糊，调好电压（双向波 200J，单向波 360J），清场除颤。

(6) 给药。尽早开放静脉通道，可给肾上腺素（1mg iv /3 ～ 5min），可达龙 150 ～ 300mg + NS 20mL iv 或利多卡因 50 ～ 100mg + NS 20mL iv 帮助复苏。

（李　强）

第十四章　普通外科

普通外科见习时间具体安排如下：

（1）早上8时至9时参加住院医师查房。

（2）9时至11时半带教老师作病例示教。

（3）部分单元11时后可适当安排一些小课。

（4）14时30分至17时30分带教老师作病例示教或讲小课。

第一节　腹　外　疝

一、见习要求

（1）熟悉腹外疝的检查和诊断方法。

（2）掌握腹股沟斜疝与腹股沟直疝的鉴别诊断。

（3）掌握腹股沟疝的治疗原则和手术方法，包括无张力疝修补术。

（4）掌握嵌顿性疝和绞窄性疝的诊断和处理原则。

（5）通过腹外疝的手术示教，了解腹股沟管的解剖结构与疝修补术的原理、注意事项、术前后处理。

（6）了解股疝、切口疝的临床特点及其治疗。

二、见习方法与内容

（一）检查与诊断

1. 病史

注意成年人疝发生的诱因，如慢性咳嗽、便秘、排尿困难、腹水、腹腔肿瘤及腹部手术、妊娠等情况；注意疝发生的时间、发展情况及既往有否发生疝嵌顿。

2. 一般检查

腹部应特别注意有无腹胀、腹水、腹块等，注意有无肠型、肠蠕动波，肺部有无肺气肿、支气管炎，男性老年人注意有无前列腺肥大。

3. 局部检查

（1）疝突出的部位。注意能否复位，疝外环口大小，有无冲击感、肠鸣，判断局部组织的强度。如能复位的腹股沟疝，复位后压住内环口，观察站立时能否再突出。如肿物坠入阴囊内应触摸睾丸是否存在，有无压痛，并作透光试验检查。注意疝与阴囊肿物的鉴别诊断。

（2）如腹股沟疝仅能部分复位，注意滑动性疝（sliding hernia）的可能，或因疝内容物肠袢或网膜与疝囊发生粘连所致。

（3）疝有绞窄而无肠梗阻症状者，则考虑疝囊内含网膜或仅为部分肠壁（如肠管壁疝 Richter's hernia），或疝内容物为美克尔憩室（Meckel's diverticulum）的 Littre 疝。

（4）有肠绞窄之症状，而检查时未能发现有疝块者，应考虑到闭孔疝或内疝的可能。有怀疑时应作肛门直肠指检。

4. 先天性疝和后天性疝的鉴别

先天性疝是由于先天性解剖异常所致，即随着胚胎期睾丸的发育而逐渐下降，鞘突不闭锁或闭锁不全，就成为先天性斜疝的疝囊。而后天性疝是由于后天性腹壁薄弱或缺损而致。

5. 直疝和斜疝的鉴别

较大的腹股沟疝，常不易区分为直疝或斜疝，最可靠的鉴别方法为手术时检查疝囊颈与腹壁下动脉的关系，从而明确是直疝或斜疝。

6. 腹外疝的临床类型

可分为易复性疝、难复性疝、嵌顿性疝和绞窄性疝四种。滑动性疝属于难复性疝。此外，还有肠管壁疝（Richter 疝）、小肠憩室疝（Littre 疝）和逆行性嵌顿疝（Maydl 疝）等。

7. 腹股沟疝的分型

腹股沟疝的分型见表 14－1。

表 14－1　腹股沟疝的分型

分型	疝环缺损大小	疝环周围腹横筋膜的坚实程度	腹股沟管后壁的完整性
Ⅰ型	1.5cm 以下（约一指尖）	有张力	完整
Ⅱ型	1.5～3.0cm（约两指尖）	存在，但薄且张力降低	不完整
Ⅲ型	3.0cm 以上（大于两指尖）	薄而无张力或已萎缩	缺损
Ⅳ型	复发疝		

（二）腹股沟管解剖概要

腹股沟管：为自腹环到皮下环的斜行裂隙，长4～5cm，男性有精索、女性有子宫圆韧带由此通过，管可分为上、下、前、后四个壁及内、外两个口。上壁为腹内斜肌和腹横肌形成的弓状下缘。下壁为腹股沟韧带和腔隙韧带。前壁有皮肤、皮下组织和腹外斜肌腱膜，其外侧1/3尚有腹内斜肌覆盖。后壁为腹膜和腹横筋膜，其内侧1/3尚有联合腱（腹股沟镰）。内口即腹环或深环，为腹股沟韧带中点上方2cm处腹横筋膜的卵圆形裂隙，环之内界为腹壁下动脉。外口即皮下环或浅环，为耻骨结节外上方腹外斜肌腱膜的三角形裂隙。

直疝三角（Hesselbach三角）：由腹壁下动脉构成外侧边，腹直肌外缘构成内侧边，腹股沟韧带构成底边。此处腹壁缺乏完整的腹肌覆盖，且腹横筋膜又比周围部分为薄，腹股沟直疝即在此由后向前突出，故称为直疝三角。

（三）治疗

1. 治疗原则

除少数特殊情况外，一般腹股沟疝均应尽早施行手术治疗。但半岁以下婴儿的腹股沟疝，可用棉线束带压住内环，仍有自愈机会。年老体弱或伴有其他严重疾病者，也可用佩带疝带治疗，以防疝嵌顿和疝的增大。有慢性咳嗽、排尿困难、便秘、腹水、妊娠等腹内压增高的腹外疝患者，宜先予治疗腹内压增高的疾病，后作疝的手术治疗。手术原则是关闭疝内环口和加强或修补腹股沟管壁。手术方法可分为疝囊高位结扎术和疝修补术（包括传统疝修补术、无张力疝修补术和经腹腔镜疝修补术）。

2. 疝手术的方法

（1）疝囊高位结扎。是修补术或成形术的基本内容之一。婴幼儿单纯疝囊高位结扎疗效好，不需行修补术。绞窄性斜疝发生肠坏死而局部有严重感染者，通常也是采取单纯疝囊高位结扎，而不宜施行修补术，因感染常导致修补失败。如有内环松弛者，需缝合腹横筋膜缩小内环。

（2）传统疝修补术。是在疝囊高位结扎的基础上，加强或修补薄弱的腹股沟管壁，包括深、浅环的加强。腹股沟管壁的加强有加强前壁和加强后壁两类。加强腹股沟管前壁最常用的是Ferguson法。加强腹股沟管后壁常用的方法有Bassini法、McVay法、Halsted法和Shouldice法四种。根据精索是否移位，常用的修补术有：

1）Ferguson法。精索不移位，在精索前方将腹内斜肌下缘和联合腱缝至腹股沟韧带上，借以消灭腹内斜肌弓状下缘与腹股沟韧带之间的空隙。适用小儿腹壁未完全发育的疝。

2）Bassini法及McVay法。精索向前移位，在精索后将联合肌腱缝于腹股沟韧带（巴氏法）或耻骨梳韧带（麦氏法）上。适用于成人后天腹壁薄弱所致的疝。

3）Halsted法。精索进一步移位，在Bassini法的基础上，将腹外斜肌腱膜在精索后缝合，精索位于皮下。适用于成人后天腹壁薄弱所致的疝。

4）Shouldice 法。强调加强腹横筋膜，通常适用于腹横筋膜已哆开、松弛，腹股沟管后壁较为薄弱者。

（3）疝成形术。如局部肌腱组织不坚强或缺损时，可将腹直肌前鞘的三角形瓣片翻转向下缝于腹股沟韧带，或移植一片阔筋膜，以增强腹股沟管的后壁。适用于巨大疝并有腹壁缺损者。

（4）无张力疝修补术。是目前的主流手术，是利用人工合成网片材料进行手术修补（如 Bard 补片）。特点是组织不移位、无张力、加强腹股沟管后壁。优点是恢复快、疼痛少、复发率低。禁忌证：生长发育期的少年儿童、严重的糖尿病患者、局部条件差、绞窄性疝或邻近有感染灶。

（5）经腹腔镜疝修补术有四种方法：①经腹膜前法；②完全经腹膜外法；③腹腔内网片贴置法；④单纯疝环缝合法。腹腔镜疝修补术具有创伤小、术后疼痛轻、恢复快、复发率低、无局部牵扯感等优点，并能同时检查双侧腹股沟疝和股疝，有可能发现亚临床的对侧疝并同时施以修补。

3．嵌顿性和绞窄性疝的处理

（1）嵌顿性疝按急性肠梗阻的原则，应尽早手术，防止肠坏死。如已出现绞窄性肠坏死并休克，应注意纠正休克、水电解质紊乱等情况才手术。

（2）手术时需判断肠管有无坏死，注意有无 W 形疝。在切开疝环时，防止嵌顿肠管回缩，同时应观察其颜色、光泽、肠蠕动、肠系膜边缘小动脉的搏动情况。如不能确定，则可用0.25% Procaine 溶液封闭肠系膜或用温热生理盐水纱垫包裹肠段10～20分钟，再行检查，以确定肠管有无生机。局灶性坏死可作 Lembert 缝合，多处或整段肠坏死可作肠切除吻合术，如病人情况差，不能耐受肠切除手术，则可作肠外置手术。

（3）如肠段无坏死，回纳腹腔后可作疝修补术。

（4）如已切除肠段或并有穿孔修补后局部有明显感染或积脓时，在高位结扎疝囊后，不宜一期作疝修补术。

4．**复发性腹股沟疝**

如真性复发疝、遗留疝、新发疝，治疗多采用 McVay 法修补。

（四）手术示教

着重介绍腹股沟疝的局部麻醉方法、切口的选择、手术步骤、手术时的注意事项、术式的选择及其理由、手术后注意观察事项及并发症的处理。

（五）术前准备与术后处理

1．**术前准备**

择期疝修补术与一般手术相同，需注意有无股癣等皮肤感染，如有需先做治疗。绞窄性疝手术同肠梗阻手术前准备一样。

2．**术后处理（以传统疝修补术且无并发症者为例）**

（1）术后5天可离床活动（若为无张力疝，修补术后第一天便可离床活动)。

(2) 半流饮食,术后2～8天后改为普通饮食。

(3) 注意伤口及阴囊血肿形成。术后24小时内可在伤口置一沙袋(1kg重)或伤口加压包扎,并以“丁”字带提吊阴囊。

(4) 术后5天可拆除伤口缝线,7天出院(若为无张力疝,修补术后第一天便可出院)。

(5) 手术后3个月内应避免重体力劳动或激烈运动。

(陈创奇)

[外科小课] 伤口处理

一、目的要求

掌握外科各类型伤口的处理原则及换药方法。

二、见习方法与内容

示教外科各类型的伤口及换药用具,各种常用外用药物、敷料、引流物及各类伤口的换药方法。通过操作练习,掌握下列内容:

(一) 外科伤口的分类

(1) 缝合伤口。如手术切口或软组织创伤早期,经过彻底扩创后可进行缝合。此类多数为无菌或可能污染伤口,如无发生感染即可达一期愈合,呈线状瘢痕。

(2) 开放伤口。多数为已感染化脓的伤口,包括不缝合或不完全缝合。其愈合过程主要靠肉芽组织和上皮生长而达到伤口闭合，瘢痕较大。如在愈合过程中处理不当，则可并发窦道形成或造成脓腔，愈合过程缓慢。

（二）伤口处理的一般原则

处理伤口时应严格执行无菌操作规程。

（1）换药前先洗手，必须戴帽、口罩，如连续为几个病人换药，每完成一个病人的换药工作必须用肥皂充分洗手。如病人伤口是特异性感染（如破伤风杆菌、气性坏疽杆菌）或严重感染（绿脓杆菌、厌氧菌、金黄色葡萄球菌等）则用来苏或过氧乙酸洗手。

（2）顺序：如多个病人或同一病人多个伤口，应先处理无菌伤口，后处理感染伤口；同是感染伤口，则先处理一般致病菌引起的感染伤口，后处理特殊感染伤口（如破伤风杆菌、气性坏疽杆菌等）并严格执行隔离制度。学生如参加无菌手术，应在手术后才处理严重感染的伤口。

（3）外层敷料用手除去，内层敷料用消毒器械除去，如粘连紧时，应用生理盐水浸湿敷料后才轻柔除去，以减轻患者痛苦，防止伤口肉芽组织出血，粘贴胶布处应用松节油或汽油洗净。

（4）换药一般宜在换药室进行，特殊者例外。

（5）换药动作要轻巧，以减轻痛苦，有计划地使用敷料，防止浪费。

（6）换下的敷料放入污物桶内，所用的器械要清洗干净。需重复使用的管道应清洗干净后浸泡于来苏溶液中。特殊感染的敷料、器械，应单独放置，并分别销毁和/或特殊处理。

（三）伤口的处理方法

1. 缝合伤口

（1）缝合伤口如无特殊可至拆线时始初次更换敷料，但敷料有分泌物，或脱落，或疑有伤口出血、感染时，应及时更换敷料观察伤口。

（2）皮肤缝线一般在术后第 6 ～ 7 天拆除。头、面、颈部可于第 4 ～ 5 天，下腹部、会阴部可于第 6 ～ 7 天，胸部、上腹部、背部、臀部、四肢的手术可于第 10 ～ 12 天拆除缝线。对低蛋白血症、老年人或局部张力较大者可延迟至术后 2 周拆线。

（3）皮肤缝线拆除后，如有裂开或张力过大，可用蝶形胶布拉拢并固定。

（4）如伤口放置引流物，应加厚敷料，敷料浸湿时，应随时更换敷料。引流物一般在术后 24 ～ 48 小时拔除，特殊用途的引流物，应视具体情况决定拔除时间。

（5）手术后如有持续性发热、伤口疼痛，应立即检查伤口有无感染化脓，疑有化脓，可先行穿刺，证实后撑开引流。

（6）如伤口有缝线反应，可用 75% 酒精湿敷。

2. 开放伤口

（1）肉芽组织的观察。健康肉芽组织应加以保护，病态肉芽组织需通过合理的换药，使其转变为健康肉芽组织。

1）健康肉芽。创面呈鲜红色、有光泽，颗粒状且大小较均匀，有一定紧张度，不易出血。分泌物少，无坏死组织及异臭，生长适度。

2）病变肉芽。创面呈暗红或苍白，颗粒不明显或呈片状，如水肿呈透亮、松弛易出血、有较多分泌物或坏死组织，有臭味，肉芽生长不足或过度生长。

（2）敷料及药物的选择。

1）油剂。有保护和刺激肉芽生长的作用，凡伤口分泌物过多者不宜使用，以免妨碍引流。常用油剂有：

a. 凡士林（Vaseline）。对一般新鲜出血性伤口或健康肉芽面有保护和轻微刺激生长作用，并防止创面与敷料粘连。

b. 苏联油羔（Вццнеъскцш）或鱼肝油软膏。其刺激肉芽生长能力较凡士林强，鱼肝油软膏对结核性溃疡较好。

c. 氧化锌软膏（Unguentum Zinci Oxidi）。伤口有消化道刺激性消化液时（如胆汁、胰液、小肠液），可用以保护伤口周围皮肤。

d. 皮维碘。可用于烧伤创面的治疗，有控制感染作用。

2）水剂。

a. 75%酒精、2%碘酊、3%红汞溶液。一般用于消毒伤口周围皮肤，切勿流入伤口。红汞用于黏膜、面部及会阴部皮肤消毒。

b. 生理盐水。用于清洗伤口或湿敷伤口（分泌物多而黏稠)，或用于脱腐。

c. 安多福或碘伏、3%双氧水。适用于有大量脓性分泌物、坏死组织多、带臭味的伤口。双氧水还可用于有厌氧菌感染的伤口。

d. 0.5%雷佛奴尔（Rivanol)、0.05%呋喃西林(Furacilin)、0.02%高锰酸钾、0.1%新洁尔灭(Benzalkoni Bromidum)。可用于洗涤、浸泡伤口。

3）粉剂。

a. 磺胺结晶。对伤口有消毒作用，但脓性分泌物多时则效果不佳。

b. 腐殖酸钠。可用于小面积Ⅱ度烧伤的创面，有控制感染、收敛、生肌作用。

(3）引流的放置。

1）下列情况需放置引流：

a. 有较大的死腔，同时有分泌物积存，如脓腔。

b. 有再出血或穿孔的可能。

c. 去除病灶后尚有可能存在另一病灶。

d. 预防消化道瘘或吻合口瘘。

2）放置引流注意事项：

a. 放置引流不宜过紧，以利引流物流出（用作填塞止血的例外)。

b. 引流物应放置在死腔底部。体腔内的引流物最好不要经过手术切口，以免发生切口感染、裂开，应在切口旁边另戳一小口引出。

c. 引流物应避免放置在重要的血管、神经旁边。

d. 引流物放置后需固定，并记录引流物数目，以免遗留致伤口经久不愈。

e. 引流物一般在 24 ～ 48 小时后拔除，特殊情况下可酌情适当延长，但需注意引流是否通畅。

3）引流物的选择。

a. 纱布类。适用于创底浅、创口宽的伤口及创面，油纱布类不宜用于张力大而分泌物黏稠的创口。缺点是易被分泌物堵塞。常用的有凡士林油纱、苏联油羔油纱。而碘仿纱、生理盐水纱、优素及各类溶液纱布等则可用于分泌物黏稠的伤口，但不宜填塞过紧。

b. 胶类引流。适用于伤口深、口窄、有张力及分泌物黏稠而又多的情况。常用有胶片及胶管引流。

c. 纱布与胶类混合引流。适用于器官旁引流，如腹腔引流。常用有“香烟”引流。

（4）影响伤口愈合的因素。

1）全身因素。如年老、贫血、低蛋白血症、恶液质、休克、糖尿病。

2）局部因素。伤口血运不足如动脉硬化、静脉曲张、栓塞、脉管炎等；神经营养障碍、血肿、异物残留，不正确的缝合，电刀引起皮缘烧灼坏死。

3）治疗因素。如感染伤口选择引流不当，换药间歇时间过长，治疗药物选择不恰当，没有及时发现气性坏疽等特殊感染，没有清除伤口内的坏死组织及线头等；创面过大没有植皮覆盖，肿瘤破溃当成一般化脓性感染，治疗过程中的交叉、重复感染等；长期或大量使用的肾上腺皮质激素、消炎痛等，抗癌的细胞毒药物和放射治疗也可以影响伤口愈合。

（5）拆除皮肤缝线的方法。先用 75% 酒精消毒缝线及周围皮肤，用镊子夹住线结轻轻向上牵拉，把原埋藏在皮下的部分缝线（约0.2cm）牵出，用剪刀在牵出部分剪断，在皮肤无张力情况下展平轻柔拉出。拆除后再用75%酒精消毒针眼处。然后再包敷料。如拆线时发现皮肤有线头反应，可用75%酒精湿敷，如有感染及波动感应及时撑开引流。如用皮肤钉缝合的，则用75%酒精消毒切口后再用配套的拆钉器拆除皮肤钉，也可用两把血管钳拆除皮肤钉。

[附] 外科切口愈合的记录及统计

（一）切口分类

切口分三类。没有缝合的伤口不作分类记录。

（1）清洁切口。用“Ⅰ”表示，指的是缝合的无菌切口，如疝、甲状腺手术切口。

（2）可能污染伤口。用“Ⅱ”表示，指手术时可能带有污染的缝合切口。如无穿孔的阑尾、胃、胆、肺、阴囊、会阴部手术等。

（3）污染伤口。用“Ⅲ”表示，即邻近感染区或直接暴露于感染区的组织切口。如化脓性腹膜炎、肠坏死、窦道手术等。

（二）切口愈合情况

切口愈合分三级。没有缝合的伤口不作分级记录。

（1）甲级。即没有不良反应的愈合，以“甲”

代表。

（2）乙级。愈合欠佳，有炎症反应，但未化脓，以“乙”代表。

（3）丙级。切口化脓，需作切开引流，以“丙”代表。

（三）记录统计

按上述切口分类分级法，于拆线时记录在病历上，切口分类为分子，愈合级别为分母。如Ⅰ/甲，Ⅱ/丙等。

（陈创奇）

第二节　急性阑尾炎

一、见习要求

（1）掌握急性阑尾炎的检查、诊断与鉴别诊断。

（2）掌握急性阑尾炎病理及临床分类。

（3）掌握急性阑尾炎的处理原则。

（4）通过阑尾切除手术（急性或慢性阑尾炎）示教，从而了解其手术方法及术前、术后处理。

（5）了解慢性阑尾炎的临床诊断及治疗，特殊阑尾炎的特点及其处理。

二、见习方法与内容

（一）检查与诊断

1. 详细了解腹痛特点及伴随症状

注意腹痛初起时的部位、性质，有无出现转移性右下腹痛及弥漫至全腹痛，其出现时间，有无放射痛、牵涉性痛、恶心呕吐、尿频、尿痛、发热及畏寒等症状出现。如有腹泻，需注意大便性质，排便时有无下坠感，排便或排气后腹痛是否减轻。既往有无同样腹痛史。

2. 了解诊疗经过

起病后是否用过止痛药（特别是吗啡、杜冷丁类）、泻剂或灌肠，如已用过注明时间。

3. 询问月经史

女性病人应详细询问月经情况，诊断有疑问时，需请妇科会诊，以排除妇科疾病（如卵巢囊肿破裂、宫外孕等）。

4. 腹部检查

注意腹壁肌肉的抵抗程度、压痛范围及最痛点，压痛点是否恒定，背部有无压痛，尤其需要作比较性检查，以查出紧张部位及最痛点，需检查有无反跳痛，有无隆起及硬块触及。诊断有困难时尚需作结肠充气试验、腰大肌试验、闭孔内肌试验和直肠指检。作直肠指检时注意触痛部位，有无肿物触及，指套有无血性物。

5. **辅助检查**

(1) 实验室检查。白细胞增高情况下有无核左移。尿液检查注意有无红细胞，以排除输尿管结石（但输尿管受炎症刺激时亦可出现少量红、白细胞）。

(2) X线检查。胸透或胸片注意有无右下肺炎、右侧胸腔积液，腹平片注意有无膈下游离气体及肠麻痹征。

(3) CT、B超检查。可以发现肿大的阑尾，其周围可有少量积液。

（二）鉴别诊断

临床上常需与下列疾病鉴别，如急性肠系膜淋巴结炎、右输尿管结石、胃十二指肠溃疡穿孔、急性胆囊炎、肠伤寒溃疡穿孔、局限性肠炎、美克尔氏憩室炎、结肠癌，妇科急性盆腔炎、卵巢滤泡破裂、宫外孕或卵巢囊肿扭转，内科的急性胃肠炎、右下肺炎。

（三）治疗原则

(1) 急性阑尾炎诊断明确后，应尽早施行外科手术治疗。不同临床类型急性阑尾炎的手术方法选择亦不同：急性单纯性阑尾炎行阑尾切除术；急性化脓性或坏疽性及穿孔性阑尾炎行阑尾切除术，如腹腔脓液较多，吸净脓液后视情况决定是否于局部及盆腔放置“香烟”引流，切口是否置乳胶片作引流，一般不冲洗腹腔。

(2) 阑尾周围脓肿。脓肿已局限于右下腹，病情平稳，应给予抗生素及支持治疗。但如脓肿增大或无局限趋势，全身中毒症状加重，白细胞继续升高或明显左移，超声波检查包块为液性，宜手术切开引流。如阑尾在脓腔内，易于切除，可同时作阑尾切除术，否则只作单纯引流。

（3）其他类型阑尾炎。其他类型阑尾炎或已穿孔，应予适当准备后及早施行阑尾切除术。手术时腹腔渗液不多，则吸净腹腔液体后无须放置引流物。如果脓液较多或阑尾根部水肿严重，结扎或缝合不可靠，可于局部及盆腔放置“香烟”引流（一般不冲洗腹腔），腹壁切口可按照污染程度决定是否放置引流、缝合或作延期缝合。

（4）特殊类型阑尾炎。如小儿阑尾炎、妊娠期阑尾炎、老年人阑尾炎，以及诊断明确的慢性阑尾炎，均应及早手术治疗。

（5）注意急性阑尾炎的并发症：①腹腔脓肿；②内、外瘘形成；③门静脉炎。

（6）注意了解阑尾切除术的要点，熟悉阑尾切除术的并发症：①切口感染为最常见，未穿孔组发生率在10%以下，穿孔组可达20%以上。治疗为剪去缝线，扩大切口，排出脓液，清除异物并充分引流；②腹膜炎、腹腔脓肿；③出血：阑尾系膜的结扎线松脱可引起腹腔内大出血，需紧急再次手术止血；④粪瘘；⑤阑尾残株炎；⑥粘连性肠梗阻。

（四）阑尾切除手术示教

主要介绍手术麻醉方法、切口选择，麦氏切口腹壁各层的解剖，手术步骤（介绍顺行法与逆行法切除阑尾）、手术注意事项、术后并发症的预防。

（五）术前准备与术后处理

1. 术前准备

急性阑尾炎除不灌肠外，与一般胃肠手术前准备相同；如阑尾已穿孔有弥漫性腹膜炎时，按腹膜炎处理。

2. 术后处理（无并发症者）

（1）早期离床活动。

（2）饮食：视术后情况于第一、第二日予流质饮食，后改半流，第六日可进普通饮食。并发有弥漫性腹膜炎者处理与“急性腹膜炎”相同。

（3）术后5～7天可拆除伤口缝线。

（陈创奇）

第三节　胃十二指肠溃疡和胃癌的外科治疗

胃十二指肠溃疡的外科治疗

一、见习要求

（1）熟悉溃疡病并发症的诊断与检查方法。

（2）掌握溃疡病的外科治疗原则。

（3）掌握胃十二指肠溃疡的手术适应证，了解各种手术方法的原理、术式选择和术后并发症。

（4）示教胃大部切除术。

（5）胃大部切除术前后处理。

二、见习方法与内容

（一）十二指肠溃疡的手术适应证

（1）发生严重并发症。①急性穿孔；②大出血；③瘢痕性幽门梗阻。

（2）内科治疗无效的顽固性溃疡。①病史多年，发作频繁，疼痛加重，至少经过一个疗程内科严格治疗，症状无减轻，或不能制止复发，不能正常工作生活。②溃疡较大，球部变形严重，穿透性溃疡、球后溃疡。③过去有穿孔、反复大出血史，而溃疡仍呈活动性。

（3）某些特殊类型的溃疡。如胃泌素瘤（胰源性溃疡）。

（二）胃溃疡的手术适应证

（1）经过包括抗 HP 的严格内科治疗 3 个月以上溃疡仍不愈合或治愈后短期内复发者。

（2）发生溃疡出血、瘢痕性幽门梗阻、溃疡穿孔及溃疡穿透至胃壁外者。

（3）X 线钡餐或胃镜证实为巨大溃疡（直径大于 2. 5cm）或高位溃疡。

（4）不能排除或已证实为溃疡恶变者。

（5）胃十二指肠复合溃疡。

（三）胃十二指肠溃疡急性穿孔

1. **检查与诊断**

（1）病史上多有溃疡病史。穿孔前溃疡症状加剧，突然出现上腹剧痛，迅速波及全腹。

（2）体检可有轻度休克表现。病人平卧，不能翻动。腹肌紧张，甚至如板硬，全腹有压痛、反跳痛，仍以上腹部最明显。肝浊音界缩小或消失。肠鸣音消失。

（3）站立位腹部 X 线检查。X 线检查 75%～80% 的病例立位或坐位可观察到膈下有游离气体。

2. **治疗原则**

（1）非手术治疗的适应证：单纯性空腹小穿孔、症状和体征轻、一般情况好者。方法以胃肠减压和制酸为主，配合输液、抗感染。同时，密切观察病人，如治疗 6～8 小时后病情无好转，反而加重者，应立即改为手术治疗。

（2）手术治疗的适应证：凡不适合非手术治疗的急性穿孔病例，应及早进行手术治疗。①饱食后穿孔；②腹腔渗液较多，就诊时间较晚，发生局限或弥漫性化脓性腹膜炎；③一般情况欠佳或有休克表现；④溃疡病史较长，有顽固性疼痛且发作频繁；⑤伴有幽门梗阻、出血等并发症；⑥保守治疗效果不佳。手术方式有：①彻底的溃疡手术。适用于病人一般情况较好，有幽门梗阻或出血史，疑有癌变，穿孔在 12 小时以内，腹腔内炎症和胃十二指肠壁水肿较轻者。方法有胃大部切除术、十二指肠溃疡穿孔修补加高选择性迷走神经切断术。②穿孔修补术。适用于不宜做彻底性手术者。

（四）胃十二指肠溃疡大出血

1. 检查与诊断

（1）大出血指有大量呕血或柏油样大便，以致发生休克前期或休克状态者。多有溃疡病史。

（2）腹部体征可有上腹部轻压痛，肠鸣亢进。血红蛋白及红细胞数、红细胞压积进行性下降为活动性出血表现。

（3）注意与食管静脉曲张破裂出血、胃癌出血、应激性溃疡出血和胆道出血鉴别。无呕吐者应即停留胃管以鉴别是否为下消化道出血。

（4）必要时可作紧急电子胃镜检查确诊。

2. 治疗原则

（1）非手术治疗无效，出现下列情况者，应尽早施行手术治疗：①出血迅猛，情况危急，出血后不久即发生休克者。②6～8小时内输血600～800mL，生命体征不见好转或虽一度好转，但停止输血或输血速度减慢后，又迅速恶化，或在24小时内需输血1000mL以上才能维持血压者。③内科治疗出血不止，或暂时止住出血，不久又复发者。④年龄大于60岁，血管硬化，估计难以止血者。⑤同时有溃疡穿孔或幽门梗阻者。⑥胃镜检查见活动性大出血，而内科治疗无效者。

（2）手术方式：包括溃疡在内的胃大部切除术。如切除溃疡有困难，则行溃疡旷置的胃大部切除术，且应贯穿缝扎溃疡基底出血动脉或结扎其主干。病人情况危重，不允许做胃大部切除术者，可行单纯贯穿缝扎止血。

（五）胃十二指肠溃疡瘢痕性幽门梗阻

1. **检查与诊断**

（1）多年溃疡病史，大量呕吐宿食，不含胆汁。

（2）腹部检查见上腹部隆起，胃蠕动波，振水音。严重者有失水、低钠、低钾、低氯性碱中毒及营养不良，贫血、低蛋白血症。

（3）清晨插胃管，抽出大量酸臭胃液及食物残渣。

（4）X线钡餐检查、胃镜可确诊。

（5）鉴别：痉挛性或水肿性幽门梗阻、胃窦癌致幽门梗阻及十二指肠球部以下的梗阻性病变。

2. **治疗原则**

本病为外科治疗的绝对适应证。术式多采用胃大部切除术。全身情况差、胃酸低的老年病人，可行胃空肠吻合术。

（六）胃大部切除术示教

（1）讨论胃大部切除术治疗溃疡病的理论依据和优缺点，并与高选迷切术作比较。

（2）介绍胃大部切除术的两大类术式（Billroth Ⅰ式、Ⅱ式）、术式的选择及其优缺点。

（3）通过手术示教，着重了解胃的解剖及胃大部切除术的手术方法。

（4）讨论胃大部切除术后常见的并发症。

（七）胃大部切除术的术前准备与术后处理

1. **术前准备**

（1）急性穿孔。术前准备同急性腹膜炎。

（2）大出血。配 1200 ～ 1500mL 同型血，迅速补充血容量，积极抗休克治疗，待血压、脉搏稳定后施行手术；必要时，应快速输血的同时施行手术。

（3）幽门梗阻。①积极改善营养情况，能进食者给予高热量、高蛋白、流质饮食；梗阻严重者，应禁食、输液，必要时输血。②矫正水、电解质及酸碱平衡紊乱。③术前 3 天，每晚温生理盐水洗胃，梗阻严重时，应持续胃肠减压。④术前配同型血 400 ～ 600mL。

（4）择期手术者，常规作胃液分析，其他与一般腹部手术相同。

2. **术后处理**

（1）硬膜外麻醉者，血压稳定后可取半卧位。持续胃肠减压至肠鸣恢复、有排气后拔除胃管。穿孔术后患者常规使用抗菌素。

（2）饮食。

1）胃肠减压期间禁食、静脉补液。

2）拔除胃管后进清流半量，进食后如无不适，次日可进流质全量。此阶段可适量输液，以补充进食量的不足。

3）进食流质 2 ～ 3 天后（一般为术后 1 周左右），可进食低渣半流，以后根据进食情况逐渐改进食软饭、碎肉菜，少量多餐。

（3）注意胃术后早期并发症。

1）腹膜炎。注意胃壁缺血坏死、十二指肠残端破裂、胃肠吻合口破裂或瘘。

2）胃出血。多见于术后24小时以内。胃管内抽出较多鲜血，甚至呕血。小量出血可行非手术治疗；出血过多，非手术治疗无效时，应施行手术。

3）吻合口及输出袢、输入袢梗阻。给予禁食、持续胃肠减压、输液、纠正水电解质紊乱等。如无效可行X线钡餐造影，观察梗阻部位和程度，确诊后考虑手术。

4）倾倒综合征。给高蛋白、低糖半固体食物，少量多餐，渐渐增加食量；进食速度宜慢，进食后卧床0.5～1小时，口服普鲁苯辛等。如经一段时间非手术治疗无效，症状严重者可考虑手术。

5）胃排空障碍。胃切除术后排空障碍也称胃术后“胃瘫”，属动力性胃通过障碍，其发生机制尚不完全明了。

（4）远期并发症。

1）倾倒综合征。分早期和晚期两种。根据进食和症状发生时间间隔长短，发生于餐后20分钟为早期倾倒，胃肠的倾倒症状包括腹痛、胀满、恶心、呕吐和暴发性腹泻。心血管表现包括出汗、头晕、无力、心悸和面色潮红。很少需手术治疗。内科治疗包括饮食的调整：①增加餐次，减少每餐的量；②避免进食高浓度的碳水化合物；③进食固体食物30分钟后饮液体；④进食后卧床休息。应用长效生长抑素类似物奥曲肽（octreotide）餐前 30 分钟皮下注射 50 ~ 100μg，可缓解症状。

2）碱性反流性胃炎。临床表现为三联症，即上腹烧灼痛、呕吐胆汁和体重减轻。呕吐后不能缓解腹痛。内科治疗疗效不肯定。诊断明确，症状持续影响日常工作和生活者，应手术治疗。

3）溃疡复发。以选择性迷走神经切断术后溃疡复发率较高。溃疡常于术后 2 年内复发，症状与原来溃疡相似，但疼痛更剧，易出血。溃疡复发可先行保守治疗，无效者宜再次手术治疗。治疗术式是迷走神经干切断加再次胃切除术。

4）营养性并发症。包括体重减轻、贫血、代谢性骨病等。治疗上宜针对病因，调节饮食，进食营养食物，必要时加用药物治疗。

5）迷走神经切断术后腹泻。腹泻是迷走神经切断术后的常见并发症，以迷走神经干切断术后最为多见。多数病人口服抑制肠蠕动的药物洛哌丁胺（易蒙停）能有效控制腹泻。

6）残胃癌。指因良性病变施行胃部切除术后 5 年以上发生在残胃的原发癌。多发生在术后 20 ~ 25 年。一旦确诊，应按胃癌行手术治疗，但切除率较低。

（5）出院后 3 ~ 6 个月内应注意饮食调节，贯彻“少量、多餐、易消化”、“细嚼慢咽”的原则。

胃　　癌

一、见习要求

（1）掌握胃癌的检查与诊断方法（特别注意早期的诊断方法）。

（2）熟悉胃癌浸润和转移的途径，了解胃周淋巴结分组和胃癌的临床分期。

（3）掌握胃癌的处理原则。

二、见习方法与内容

（一）检查与诊断

1. 病史

注意早期症状（类似溃疡病或慢性胃炎症状），有无上腹痛、食欲减退、厌食肉类、消瘦或疼痛性质改变（如无规律、持续性），有无出血（黑便或呕血），有无腹部包块，有无贲门或幽门梗阻症状。既往史中有无胃溃疡、萎缩性胃炎、胃息肉、胃酸缺乏、恶性贫血史。家族中有无胃癌史。

2. 体检

体查时注意病人的营养状况，有无贫血、恶液质、黄疸、腹水、肝肿大，有无上腹部包块（注意硬度、活动度），有无锁骨上淋巴结肿大、脐周肿物、直肠前窝肿物。

3. 辅助检查

（1）血液及粪便的检查。有无贫血、大便潜血持续阳性。

（2）胃液的检查。注意空腹时胃液量，潜血检查，有无胃游离酸明显减少至消失，目前已较少作该项检查。

（3）胃癌早期诊断。胃癌的治愈率与其能否早期诊断有着十分密切的关系。早期诊断的方法有：

1）电子胃镜检查。为确诊的主要手段。病灶四周分点多处取材作活组织病理检查确诊。

2）X线钡餐检查。是早期诊断胃癌主要手段之一，其确诊率达86.2%。

3）细胞学检查。通过胃镜直接冲洗或摩擦法，检查胃液中有无癌细胞。

上述三者的联合应用，可使早期诊断率提高到89%。

（二）胃癌的病因

胃癌在我国是最常见的恶性肿瘤之一，死亡率居恶性肿瘤首位。胃癌多见于男性，男女之比约为2∶1。其病因尚不十分清楚，可能与下列因素有关：

（1）地域环境。在世界范围内日本发病率最高，美国则最低。我国的西北部及东南沿海各省的胃癌发病率远高于南方和西南各省。

（2）饮食因素。是胃癌发生的最主要原因。

（3）化学因素。主要是亚硝胺类化合物、多环芳烃类化合物。

（4）幽门螺旋杆菌（HP）。

（5）癌前疾病和癌前病变。癌前疾病指的是一些能使发生胃癌的危险性明显增加的临床情况，如慢性萎缩性胃炎、胃溃疡、胃息肉、胃黏膜巨大皱襞症、残胃等。癌前病变指的是容易发生癌变的胃黏膜病理组织学变化，但其本身尚不具备恶性改变，如胃的不典型增生。

（三）胃癌的病理

1. 肿瘤位置

（1）初发胃癌。将胃大、小弯各等分为三份，连接其对应点，可分为上1/3（U）、中1/3（M）和下1/3（L）。胃癌一般以L区最为多见，约占半数，其次为U区，M区较少，广泛分布者更少。

（2）残胃癌。指因良性病变施行胃部切除术后5年以上发生在残胃的原发癌。多发生在术后20～25年。一旦确诊，应按胃癌行手术治疗，但切除率较低。

2. 胃癌的大体类型

（1）早期胃癌。指病变仅限于黏膜和黏膜下层，而不论病变的范围和有无淋巴结转移。癌灶直径10mm以下称小胃癌，5mm以下称微小胃癌。

（2）进展期胃癌。指病变深度已超过黏膜下层的胃癌。按Bormann分型法分为四型：Ⅰ型即息肉（肿块）型，Ⅱ型即无浸润溃疡型，Ⅲ型即有浸润溃疡型，Ⅳ型即弥漫浸润型。

（3）组织类型。1990年，WHO将胃癌归类为上皮性肿瘤和类癌两种。前者又包括：①腺癌（包括乳头状腺癌、管状腺癌、低分化腺癌、黏液腺癌及印戒细胞癌)；②腺鳞癌；③鳞状细胞癌；④未分化癌；⑤不能分类的癌。

3. **胃癌浸润和转移的途径**

胃癌浸润和转移的途径有直接浸润、淋巴结转移、血行转移和腹腔种植转移。其中淋巴结转移是最主要的转移途径。

胃周淋巴结分为以下23组：1贲门右区，2贲门左区，3沿胃小弯区，4sa胃短血管旁，4sb胃网膜左血管旁，4d胃网膜右血管旁，5幽门上区，6幽门下区，7胃左动脉旁，8a肝总动脉前，8p肝总动脉后，9腹腔动脉旁，10脾门，11p近端脾动脉旁，11d远端脾动脉旁，12a肝动脉旁，12p门静脉后，12b胆总管旁，13胰头后，14v肠系膜上静脉旁，14a肠系膜上动脉旁，15结肠中血管旁，16腹主动脉旁，17胰头前，18胰下缘，19膈下，20食管裂孔，21胸下部食管旁，22膈上，23后纵隔。

(四) 我国胃癌的分期方法

临床上将胃癌按以下项目进行分期：

(1) 肿瘤浸润深度。肿瘤浸润深度用T来表示。

T_1：肿瘤侵及黏膜和/或黏膜肌 (M) 或黏膜下层 (SM)。SM又可分为SM1和SM2，前者是指癌肿越过黏膜肌不足0.5mm，而后者则超过了0.5mm。

T_2：肿瘤侵及肌层 (MP) 或浆膜下 (SS)。

T_3：肿瘤侵透浆膜 (SE)。

T_4：肿瘤侵犯邻近结构或经腔内扩展至食管、十二指肠。

（2）淋巴结转移。无淋巴结转移用 N_0 表示，其余根据肿瘤所在部位的区域淋巴结分为三站，即 N_1、N_2 和 N_3。超过上述范围的淋巴结归为远处转移（M_1）。与此相应的淋巴结清除术分为 D_0、D_1、D_2 和 D_3。

考虑到淋巴结转移的个数与病人的 5 年生存率关系更为密切，国际抗癌联盟（UICC）在新 TNM 分期中，对淋巴结的分期强调转移的淋巴结数目而不考虑淋巴结所在的解剖位置，规定如下：N_0 无淋巴结转移（受检淋巴结需在 15 个以上），N_1 转移的淋巴结数为 1 ～ 6 个，N_2 转移的淋巴结数为 7 ～ 15 个，N_3 转移的淋巴结数在 16 个以上。

（3）远处转移。M_0 表示无远处转移，M_1 表示有远处转移。

（4）胃癌分期。见国际抗癌联盟（UICC）1987 年公布的胃癌 TNM 分期法（表 14 - 2）。

表 14 - 2　胃癌 TNM 分期

<table>
<tr><th>淋巴结
深度</th><th>N_0</th><th>N_1</th><th>N_2</th><th>N_3</th></tr>
<tr><td>T_1</td><td>Ⅰ A</td><td>Ⅰ B</td><td>Ⅱ</td><td rowspan="3">Ⅳ</td></tr>
<tr><td>T_2</td><td>Ⅰ B</td><td>Ⅱ</td><td>Ⅲ A</td></tr>
<tr><td>T_3</td><td>Ⅱ</td><td>Ⅲ A</td><td>Ⅲ B</td></tr>
<tr><td>T_4</td><td>Ⅲ A</td><td>Ⅲ B</td><td colspan="2">Ⅳ</td></tr>
<tr><td>H_1 P_1 CY_1 M_1</td><td colspan="4">Ⅳ</td></tr>
</table>

Ⅳ期胃癌包括以下几种情况：N_3 淋巴结转移、肝有转移（H_1）、腹膜有转移（P_1）、腹腔脱落细胞检查阳性（CY_1）和其他远处转移（M_1），包括胃周以外的淋巴结、肺、胸膜、骨髓、骨、脑、脑脊膜、皮肤转移等。

（五）处理原则

（1）手术治疗。胃癌根治术是目前唯一有可能治愈胃癌的方法。对进展期病例应争取行胃癌根治术。胃癌根治术应遵循三点要求：①充分切除原发癌灶；②彻底清除胃周淋巴结；③完全消灭腹腔游离癌细胞和微小转移灶。胃癌的根治度分为三级：A 级：D＞N，即手术切除的淋巴结站大于已有转移淋巴结的站别，切除胃组织切缘 1cm 内无癌细胞浸润；B 级：D＝N，或切缘 1cm 内有癌细胞浸润，也属根治性手术；C 级：仅切除原发灶和转移灶，有肿瘤残余，属非根治性手术。

（2）治疗方法选择。治疗方法应根据胃癌的分期、生物学特性以及病人的全身状况来选择。

（3）综合治疗。对中晚期胃癌，因有较高的复发及转移率，必须积极地辅以术前后化疗、放疗及免疫治疗等综合治疗以提高疗效。

（4）晚期病人。如病期较晚或主要脏器有严重的并发症而不能作根治性切除，也应视具体情况争取作原发灶的姑息性切除，以利于进行综合治疗。

（5）对无法切除的晚期胃癌也应积极采用综合治疗。

（6）手术见腹腔无广泛转移（肝、腹膜、肠系膜等），无腹水，癌肿可切除者应行根治手术。

胃窦癌行胃窦癌根治术（远端胃次全切除术），胃体癌行全胃切除术，贲门胃底癌行下端食管和近端胃的胃大部切除术或全胃切除术。淋巴结应清扫到第2站，即 D_2 根治术。局限于黏膜内的早期胃癌可行 D_1 根治术。肿瘤较小，局限性浸润肝左叶或横结肠时，可一并切除。

（7）有严重幽门或贲门梗阻时，虽有少量转移灶，但肿瘤切除无困难，病人可耐受手术者，可做姑息切除手术，以缓解梗阻。

（8）有严重梗阻但胃癌已无法切除时，胃窦癌可做胃空肠吻合术，贲门癌可做胃造口术以缓解梗阻。

（9）放疗不敏感。

（10）化疗。用于术后辅助治疗或晚期无法切除的癌肿病人。迄今尚无公认的最佳方案，目前认为较好的联合化疗方案为：

1）5－氟尿嘧啶（5－FU）和CF方案。

2）喜树碱10～20mg qod（200mg为一疗程）。

化疗期间，每隔1～2周检查血象一次，如白细胞小于 $3.5\times10^9/L$，血小板小于 $80\times10^9/L$，应暂停化疗，并作相应处理。

3）近年来胃癌化疗新药如紫杉醇类、拓扑异构酶Ⅰ抑制剂（伊立替康）、希罗达、奥沙利铂等联合用药可取得更好的效果。

（11）免疫治疗。

（12）中药治疗。

（13）基因治疗。

（14）术后随访。术后3～5年内定期随访，除询问症状、体检外，头2年每隔3个月胃镜复查（或X线钡餐检查）、胸片、CT及检查胃肠肿瘤生物标记物一次。从第三年开始每隔半年胃镜复查（或X线钡餐检查）、胸片、CT及检查胃肠肿瘤生物标记物一次。

（蔡世荣）

［外科小课］伤口引流

一、见习要求

（1）掌握伤口引流的作用。
（2）掌握放置引流的指征。
（3）掌握引流物的选择。
（4）熟悉放置引流的注意事项。

二、见习方法与内容

（一）引流的作用

（1）将创口内或腔隙中的分泌物、血液等引出体外。

（2）引流物刺激组织而产生的渗出液中含有大量纤维蛋白原，可使局部发生粘连，局限病灶。

（二）放置引流的指征

（1）伤口感染或有感染可能。

(2）有再出血或再穿孔可能，防止消化道瘘或尿瘘造成局部积液。

(3）有残留腔遗留。

(4）分泌物多。

(5）肠梗阻的一期造瘘、胆总管探查后的留置T型管、胆囊造瘘等均属于引流之列。

(三）引流物的选择

1. 纱布类

利用毛细管虹吸作用将分泌物引流出伤口之外。但伤口张力大者，易被软组织堵塞纱布小孔而失去引流作用。分泌物黏稠时，在干燥后也可因堵塞而失去引流作用。常用的有：

(1）凡士林纱布引流。用于分泌物不多者和新开放的伤口。可保护肉芽、刺激肉芽生长和防止肉芽与敷料粘连。

(2）碘仿纱布引流。有引流及止血作用，用于炎症明显而又易出血的伤口，但碘仿刺激性较大。

(3）其他药液纱布引流。可根据伤口情况及药液的作用而选用。

2. 胶类引流

(1）胶片引流。用于伤口细小而深、有张力而分泌物不多者。缺点为易断，引起伤口内异物遗留。故应选用质量较好、经试拉而不易断裂者。

(2）胶管引流。用于伤口较大而深，张力大而分泌物多者。缺点为易压迫伤口附近的血管、神经和器官而造成损伤。故宜选用质地较软者。

（3）纱布与胶类混合引流——“香烟”引流。于纱布卷外包以胶布，其形似香烟，适用于器官旁引流。

（四）放置引流的注意事项

（1）引流物为异物，刺激组织，渗出液增多，使伤口组织急性反应期延长，愈合时间推迟。因此，在能达到引流作用的前提下，应尽量选用表面光滑、刺激性小者。放置时间应尽可能短，胶片引流一般为24～48小时；“香烟”引流一般为24～48小时，如分泌物多，可适当延长3～5天，但应逐日转动拔出1～2cm，以利引流；胶管引流一般不超过1周。引流过久，反而促使继发感染及瘢痕组织增多。“香烟”引流放置过久，则引流作用逐步丧失，须更换其他引流物。但脓腔的引流则应放至脓腔缩小直至愈合为止。

（2）引流物应放在空腔的最低位置，且应放至伤口底部，出口不要太紧，不要扭折，以保证引流通畅。

（3）引流物不应放在吻合或修补缝合处，以免因刺激引起破裂，而应放在其附近。硬质胶管切不可放在大血管、神经或肠管旁，以防压迫损伤，造成严重后果。

（4）引流物应妥善固定，并详细记录其数目，以防遗忘或脱落滑入伤口中。

（5）注意观察引流液的性质和量，以判断有无内出血、脏器穿孔、感染或引流不畅等情况，连接有引流瓶者，应防止瓶内液体倒流至体内。

（陈创奇）

第四节　胆道感染与胆石症

一、见习要求

(1) 掌握急性胆管炎、胆管结石、急性及慢性胆囊炎、胆囊结石以及急性梗阻性化脓性胆管炎的检查与诊断要点。

(2) 通过对急性胆囊炎、胆石症的学习，与农村常见的胆道蛔虫病进行鉴别诊断。

(3) 介绍急性胆囊炎和急性胆道感染以及胆石症的治疗原则。

(4) 介绍肝内胆管结石病的概念和诊治原则。

(5) 胆道手术前后的处理原则。

(6) 示教腹腔镜胆囊切除术（LC）。

二、见习方法与内容

(一) 检查与诊断

1. 病史

应详细询问腹痛的部位（多发生在右上腹或剑突下）、性质（突然发生，绞痛呈间歇性，可向背部及右肩部放射），有无恶心、呕吐，有无发热、寒战，有无黄疸出现（有则多为胆总管及壶腹部结石，注意 Charcot 三联症的意义），发作与饮食关系（多于饱餐或进食含脂肪多的食物后出现），过去有无同样发作及蛔虫病病史。注意患者的性别与年龄。

2. **体检**

注意巩膜、皮肤有无黄染，右上腹及剑突下有无压痛及腹肌紧张的程度。如胆囊管或胆总管下段有阻塞则可扪及肿大的胆囊。合并化脓性胆管炎时，常可出现尿少、血压下降、感染性休克等。

3. **辅助检查**

（1）血、尿常规，肝功能检查包括 AKP、r-GT、ALT、AST、ALB、TBIL、DBIL、IBIL 等，凝血酶原时间，肾功能等检查。必要时可考虑做十二指肠引流液检查。

（2）X 线检查。慢性胆囊炎可做腹部平片，胆囊病变可考虑行口服法胆囊造影，胆管病变可考虑行静脉法胆道造影（现比较少用）。术中及术后胆道造影有助于术中及术后胆道病变的诊断。

（3）B 型超声波检查。作为胆道感染和胆石症的首选检查方式。

（4）CT、MRI 或 MRCP（磁共振胆胰管成像）。

（5）ERCP。

（6）PTC。

（7）核素扫描检查。

（8）胆道镜检查。

（二）急性胆囊炎胆石症与胆道蛔虫的鉴别

急性胆囊炎胆石症与胆道鉴别蛔虫的鉴别见表 14-3。

（三）通过临床病例示教，了解胆囊结石、肝外胆管结石及肝内胆管结石不同的临床表现

胆囊结石是指位于胆囊内的结石。大部分的胆囊结石为无症状胆囊结石，少数发作胆绞痛，进而可并发急性胰腺炎、梗阻性黄疸、急性胆囊炎等。

胆总管结石（或肝外胆管结石）是指位于胆总管内的结石。根据其来源可分为原发性胆总管结石和来自胆囊的继发性胆总管结石。夏科三联症（腹痛、寒战高热、黄疸）是结石阻塞胆总管继发胆道感染的典型表现。

肝内胆管结石是指原发于肝内胆管系统的以胆红素钙为主要成分的色素性结石，位于左右肝管接合部以上的胆管内。肝内胆管结石的临床表现可以是多方面的，且十分复杂多变。胆道感染所引起的临床症状常是突出的表现：病人突发上腹痛及右上腹阵发绞痛、寒战、高热、巩膜皮肤黄染，以及全身感染的毒血症症状和上腹部腹膜刺激征。

（四）了解急性梗阻性化脓性胆管炎的临床表现

急性胆管炎是胆管梗阻、胆汁滞留及细菌污染相互作用导致的急性化脓性胆道感染，又称急性化脓性胆管炎。炎症继续发展，以肝胆系统损害为主的病变进一步加重，甚至可扩展为多器官系统的全身严重感染性疾病。重症者称为急性重症胆管炎或急性梗阻性化脓性胆管炎。

上腹部较剧烈疼痛、畏寒、发热、巩膜发黄，休克，精神症状是肝外梗阻型急性重症胆管炎典型临床表现，常伴恶心、呕吐，上腹及右上腹压痛。炎症波及胆管、胆囊周围者，压痛及肌卫明显，发生坏疽穿孔后，则表现为局限性或弥漫性腹膜炎激惹征，即明显压痛、肌紧张和反跳痛。年老体弱或垂危者腹痛及腹部体征可不显著，不易真实反映病变程度。发病早期或梗阻不完全者，可不显黄疸或程度轻微。急症手术中常发现肝外胆管扩大、张力增加，切开后浑浊或脓性胆汁喷涌而出，管内多可找到梗阻原因如结石、蛔虫、狭窄等。

表 14－3　急性胆囊炎胆石症与胆道蛔虫的鉴别

项　目	急性胆囊炎胆石症	胆道蛔虫
年龄	成人多见	小孩多见
痛性质	阵发性绞痛、痛甚剧，痛间歇期痛虽减轻但仍有疼痛	阵发性绞痛、痛甚剧，痛间歇期较短，间歇期可完全无痛
呕虫史	呕吐物内一般无蛔虫	呕吐物内常有蛔虫
体温	常有发热	无并发症存在时常无发热
黄疸	常有黄疸出现	常无黄疸出现
体征	右上腹或剑突下有压痛、反跳痛、腹肌紧张，可扪及肿大之胆囊	往往仅有剑突下深压痛，腹膜刺激征不明显
血象	白细胞计数常增高或左移	无并发症存在时，血象变化不明显
吞钡十二指肠检查	一般于十二指肠内无蛔虫影发现	于十二指肠内可见蛔虫所致的充盈缺损

（五）急慢性胆囊炎和急性胆道感染及胆石症的治疗原则

1. 急性胆囊炎

确诊后应外科治疗，手术时机视具体情况而定。

（1）病情轻的急性单纯性胆囊炎，先非手术疗法控制感染，待查明病情后择期手术。非手术疗法包括胃肠减压，静脉补液，纠正水电解质、酸碱平衡失调，予广谱抗菌素、维生素 K 等。

（2）病情危重或已出现并发症的（如急性化脓性胆管炎、胆囊穿孔、肝脓肿），经短期积极术前准备和处理后，应尽早施行手术治疗。

1）发病在 72 小时内、病情允许、无禁忌证者，行胆囊切除术。

2）高度危重、不能耐受较复杂手术者，或胆囊局部炎症重、渗血多、解剖界限不清，或手术技术、设备条件不允许作胆囊切除术时，行胆囊造口术。

3）有条件的单位可行超声引导性胆囊穿刺引流术（PTGBD）。

2. 慢性胆囊炎

（1）诊断明确、症状明显且伴胆石症者，行胆囊切除术。

（2）年迈体衰并有全身严重器质性病变者，行综合治疗（限制脂肪饮食，口服胆盐及利胆药、中西医结合治疗）。

3. 胆总管切开探查

有下列情况时应作胆总管切开探查：

（1）患者现在或过去有黄疸史。

（2）胆总管有增粗、增厚者。

（3）胆总管内扪及结石或蛔虫者。

（4）胆总管内为脓性胆汁者。

（5）胆囊内有多粒小结石或泥沙样结石者。

（6）合并有慢性复发性胰腺炎者。

4. 急性梗阻性化脓性胆管炎

（1）积极进行术前准备。使用大量广谱抗生素、肾上腺皮质激素、维生素，及时使用多巴胺等升压药物，防治急性肾功能衰竭。

（2）紧急手术解除梗阻，切开胆管减压、引流。

5. 胆道感染及结石病的手术方式

（1）胆囊切除术。

（2）胆总管切开引流术。

（3）胆囊造瘘术。

（4）胆总管探查及oddi氏括约肌成形术。

（5）各种胆肠内引流术。

（六）术前准备与术后处理

1. 术前准备

（1）急性胆囊炎术前准备同急性腹膜炎，有明显黄疸者应使用大量维生素K。

（2）急性梗阻性化脓性胆管炎患者，除了抗休克，纠正水、电解质平衡和酸碱平衡紊乱，以及控制感染外，关键是解除梗阻、胆道减压。一般主张在积极抗休克治疗的同时，早期进行胆道减压手术。

（3）慢性胆囊炎、胆石症如有黄疸时，术前注意肝功能、凝血功能检查，予护肝治疗、注射维生素K。有肝胆道感染症状时，给予广谱抗菌素。术前停留胃管、配血。

2. 术后处理

（1）禁食、胃肠减压至肠蠕动恢复。

（2）静脉补液及应用抗菌素。

（3）黄疸患者应用维生素K、B族维生素和护肝药物。

（4）腹腔引流物一般在手术后2～3日拔除。

（5）若有胆总管T形引流管或胆囊造瘘管时应接床边瓶，并记录每日胆汁量。

（6）拔除胆总管T形引流管的指征：

1）手术后14日以上（腹腔镜下放置的T型管要适当延长）。

2）胆道已无明显感染，发热、黄疸消退。

3）胆汁能通畅流入十二指肠。证实方法：抬高或钳闭引流管24～48小时后，无腹痛、发热、黄疸等情况，或作T形管造影证实。

4）每天引流胆汁量少于300mL。

（7）术后经胆总管T形引流管胆道造影。

1）指征：凡是胆道多发结石、肝内胆管结石、胆道狭窄或疑有胆道结石残留者。

2）方法：

a. 应用12.5%碘化钠或其他水溶性造影剂（如优维显），每次20～30mL，在无菌操作下，自引流管注入，边注药边拍片。注造影剂前，最好先注入1%普鲁卡因溶液。

b. 注入造影剂时应避免注入气泡，以免误诊为胆道残余结石。

c. 头低卧位时，肝内胆管显影较好。

d. 造影完毕后，随即吸出胆道内残留的造影剂，并用1%普鲁卡因溶液冲洗。回病房后，继续开放引流1～2天，以减少胆道感染。如有残余结石，应考虑下一步治疗方案（如6周后行胆道镜检查取石术）。

（赖佳明）

第五节 肠 梗 阻

一、见习要求

（1）掌握肠梗阻的检查与诊断方法。

（2）掌握单纯性与绞窄性肠梗阻的鉴别方法。

（3）掌握肠梗阻的治疗原则。

（4）熟悉肠梗阻的术前、术后处理及手术注意事项。

二、见习方法与内容

（一）检查

1. 病史

注意“痛、吐、胀、闭”四大症状。腹痛的性质是否为阵发性、持续性或持续性疼痛阵发性加剧。疼痛部位、程度、出现时间，是否伴肠鸣，发作与间歇期时间长短的关系。有无呕吐（出现时间、频度，呕吐物的性质和量，有无蛔虫)，有无停止肛门排气排便，腹胀情况如何。注意以前有无腹部外伤或手术史、腹腔感染史。

2. **检查**

有无脱水、休克征象。腹胀是否均匀、对称（定期测量经脐腹围)，有无肠型、蠕动波，有无腹内肿块（部位、形状、硬度、压痛、活动度）及腹膜刺激征，肠鸣音有无改变（高亢、减弱或消失，金属音，气过水音）及与腹痛的关系。直肠指检有无肿块或血迹。

（二）诊断注意事项

（1）是否有肠梗阻的存在。根据腹痛、腹胀、呕吐、停止肛门排便排气，腹部可见肠型或肠蠕动波，肠鸣亢进或闻及气过水音，腹部 X 线平片（立位或侧卧位）见肠腔积气积液、有多个液气平面，可以确诊为肠梗阻。

（2）是机械性还是动力性。机械性肠梗阻有上述典型临床表现；麻痹性肠梗阻无阵发性绞痛，腹胀显著，肠蠕动减弱或消失，常继发于腹膜炎、腹膜后出血和腹部大手术后，X 线检查可见大、小肠均普遍胀气扩张，而机械性肠梗阻只是梗阻以上的肠管胀气。

（3）是单纯性还是绞窄性（此项最为重要)。绞窄性肠梗阻表现为：

1）腹痛发作急骤，起始即为持续性剧烈疼痛，或在阵发性加重之间仍有持续性疼痛。肠鸣音可不亢进。有时出现腰背部痛，呕吐出现早、剧烈而频繁。

2）病情发展迅速，早期出现休克，经抗休克治疗后不易改善。

3）有明显腹膜刺激征，体温上升，脉率增快，白细胞计数增高。

4）腹胀不对称，腹部有局限性隆起或触及有压痛的肿块（胀大的肠袢）。

5）呕吐物、胃肠减压抽出液、肛门排出物为血性，或腹腔穿刺抽出血性液体。

6）腹部X线检查发现孤立、突出胀大的肠袢，不因时间而改变位置，或有假肿瘤状阴影；或肠间隙增宽，提示有腹腔积液。

7）经积极非手术治疗后症状体征无明显改善。

（4）是高位还是低位肠梗阻。高位小肠梗阻呕吐出现早而频繁，腹胀不明显，低位梗阻与之相反。腹部X线检查可鉴别低位小肠梗阻和结肠梗阻。前者扩大肠袢在腹中部，见“阶梯状”液平面，结肠内无积气。结肠梗阻时扩张肠袢在腹部周围，盲肠胀气最明显，可见结肠袋。

（5）是完全性还是不完全性梗阻。不完全性者症状、体征轻而不典型，肛门仍有少量排便排气，X线见肠袢胀气不明显，结肠内仍有气体。而完全性者症状、体征重而典型，腹胀明显，肛门停止排便排气，X线见肠梗阻以上肠管明显扩张胀气。

（6）引起肠梗阻的原因。根据年龄、病史、体征、X线检查综合分析。临床上粘连性肠梗阻最常见，常见于有腹部手术、外伤或感染史的病人。嵌顿疝也是常见原因。婴儿多为肠道先天畸形，儿童多为肠套叠（2 岁以内），或蛔虫性肠梗阻。老年结肠梗阻多为癌肿或粪块堵塞。

（三）病因与分类

肠梗阻按基本病因分为三大类：

（1）机械性肠梗阻最为常见，是由于各种原因引起肠腔变狭小，使得肠内容物通过发生障碍，如肠腔堵塞、肠管受压和肠壁病变等情况。

（2）动力性肠梗阻是由于神经反射或毒素刺激引起肠壁肌功能紊乱，使肠蠕动丧失或肠管痉挛而引起的肠梗阻，如麻痹性肠梗阻和痉挛性肠梗阻等。

（3）血运性肠梗阻是由于肠系膜血管栓塞或血栓形成，使肠管血运障碍而引起的肠麻痹。

肠梗阻又可按肠壁有无血运障碍，分为单纯性肠梗阻和绞窄性肠梗阻；也可根据梗阻程度分为完全性肠梗阻和不完全性肠梗阻；还可按梗阻的部位分为高位肠梗阻和低位肠梗阻；按发展过程的快慢又可分为急性肠梗阻和慢性肠梗阻。

小儿严重的急性肠套叠属于机械性绞窄性肠梗阻，腹部手术后早期的肠梗阻多属于动力性肠梗阻中的麻痹性肠梗阻，早期蛔虫性肠梗阻多属于机械性单纯性肠梗阻，单纯肠系膜血管栓塞属于血运性肠梗阻，慢性铅中毒引起的肠痉挛属于动力性肠梗阻中的痉挛性肠梗阻。

（四）治疗原则

肠梗阻治疗原则是纠正因肠梗阻引起的全身性生

理紊乱和解除梗阻。

1. **基础治疗**

（1）禁食、胃肠减压：插入胃管，持续吸引。

（2）纠正水电解质和酸碱平衡紊乱（多为低钠、低钾、代谢性酸中毒）。病情严重者须输血或血浆。

（3）应用抗生素防治感染（一般单纯性肠梗阻可不用）。

（4）诊断不明时一般不宜用杜冷丁一类的止痛药物，以免妨碍病情观察，但可用解痉剂和镇静剂。

（5）严密观察病情。注意腹痛、腹胀、呕吐是否减轻，有无出现腹膜刺激征，有无肛门排便排气。如病情无好转或反而加重，应及时手术治疗。

（6）梗阻解除后，停止胃肠减压，并给予清流饮食，以后按病情逐渐改为半流和普食饮食。

2. **手术治疗**

手术目的是在最短时间内，以最简单的方法解除梗阻或恢复肠腔的通畅。

（1）手术适应证：①各种类型的绞窄性肠梗阻；②肿瘤性肠梗阻；③先天性肠道畸形引起的肠梗阻；④非手术治疗无效的肠梗阻。

（2）手术方式：①解除梗阻的原因。如粘连松解、肠切开取出异物、肠套叠或肠扭转复位术等。②肠切除吻合术。适合肠肿瘤、肠狭窄、肠坏死的病人。③短路手术。梗阻近端与远端肠袢的短路吻合术。④肠造口或肠外置术：适合病情严重，或局部病变所限，不能耐受和进行复杂手术者。

（3）手术注意事项：

1）小肠极度膨胀时可行肠切开减压术，但应注意防止肠内容物外溢，污染腹腔。

2）对活力有怀疑的肠袢，应用湿热生理盐水纱布垫湿敷、肠系膜封闭，观察其色泽及末梢小动脉搏动情况。如小肠袢已坏死，应做坏死肠袢切除吻合术。

3）右半结肠癌梗阻或坏死时，可行一期右半结肠切除，回肠、横结肠对端吻合术；左半结肠癌梗阻不宜行一期切除吻合术，应作梗阻近侧的横结肠造口术，如有肠坏死，则行坏死结肠切除后两断端外置造口术，或近侧结肠造口，远端结肠缝合。有条件的医院，左半结肠癌梗阻可行术中洗肠，彻底清除粪便，然后再行一期切除吻合术。

4）绞窄性肠梗阻手术时在解除梗阻原因后有下列表现，则说明肠管已无生机：①肠壁已呈黑色并塌陷。②肠壁已失去张力和蠕动能力，肠管呈麻痹、扩大、对刺激无收缩反应状态。③相应的肠系膜终末动脉无搏动。④如有可疑，可用等渗盐水纱布热敷，或用0.5%普鲁卡因溶液作肠系膜根部封闭等。倘若观察10～30分钟，仍无好转，说明肠管已坏死，应做肠切除术。

（五）术前准备与术后处理

1. 术前准备

急性梗阻需即行手术者，应迅速矫正水、电解质平衡紊乱；配血，必要时输血；留置胃管减压、尿管和应用抗菌素。有休克者争取休克好转后再行手术。

但病情危重者，应一边抢救休克，一边进行手术。

2. **术后处理**

（1）禁食、胃肠减压持续至肠鸣恢复、有肛门排气为止，同时静脉输液，维持水、电解质、酸碱平衡并补充热量。

（2）停止胃肠减压之后，可进食清流质，以后按病情及手术性质，逐渐调整为流质、半流质和普食饮食。

（3）酌情应用抗生素以防治感染。

（4）广泛小肠切除之后，患者多有腹泻和消化吸收不良等短肠综合征表现，饮食宜少量多餐，低脂高蛋白，腹泻严重者可给予复方苯乙哌啶 1～3 片口服，每天 3～4 次，或短期口服鸦片酊 0.5mL，每天 3 次。结肠切除吻合者 10 天内禁止灌肠。

（5）术后应尽快下床活动，以防止发生粘连性肠梗阻。

（陈创奇）

第六节　门静脉高压症

一、见习要求

（1）了解门静脉高压症时的病理生理和四个交通支扩张的临床意义。

（2）掌握门静脉高压症病人的临床表现和诊断方法。

（3）掌握门静脉高压症的治疗。

(4) 熟悉脾切除及分流术、断流术的术前准备和术后处理。

(5) 了解三腔二囊管压迫止血的原理及方法。

二、见习方法与内容

(一) 检查与诊断

1. 病史

注意病人食欲及营养情况，有无发热、黄疸、痢疾、呕血、便血、腹胀、左上腹不适，有无腹部疼痛史，有无精神异常，有无饮酒嗜好、病毒性肝炎史及血吸虫病史。

2. 体检

注意病人的一般营养情况，有无黄疸、皮肤出血点和蜘蛛痣、肝掌、男性乳房发育、贫血、水肿、腹水、腹壁静脉曲张，脾肿大的程度，有无痔疮等。注意肝脏大小、硬度，脾肿大的描写方法，脾下界的位置，脾脏活动度及听诊有无摩擦音。

3. 辅助检查

(1) 包括外周血的红细胞、白细胞、血小板数，出凝血时间，检查血清转氨酶、AFP，血浆白蛋白、球蛋白，凝血酶原时间、血清电解质、葡萄糖、肾功能。

(2) X 线检查。上消化道钡餐和电子胃镜可了解有无食管下段、胃底静脉曲张；了解有无胃、十二指肠溃疡。腹部平片可了解肾影大小，有无泌尿系结石。

（3）其他辅助检查。腹部 B 超检查了解肝、脾及门静脉扩张情况，有无腹水。必要时可作 CT、MRI 及脾动脉造影术，进一步了解肝、脾及食管、肾的情况。准备行脾肾分流前的病人，可作肾盂造影了解肾功能。

（4）门静脉压需在手术时才能测定，可了解门静脉压的高低情况。

3. 鉴别诊断

须与引起脾肿大的疾病鉴别。急性大出血时，应与胃十二指肠溃疡、胃癌、胆道出血等鉴别。

（二）治疗

1. 食管下段、胃底静脉曲张破裂大出血的治疗

（1）禁食、补液，扩充血容量，监测生命体征。

（2）输血，以补充失血。如有休克，则要建立快速静脉通道输血。

（3）注射垂体加压素。一般用 20u，溶于 5% 葡萄糖液 200mL 内，20 ～ 30 分钟内经静脉滴注。必要时 4 小时后可重复使用。使用时应了解病人有无高血压史和冠心病史，有者忌用。

（4）目前生长抑素类（如思他宁、善宁）被认为是首选药物，首次剂量 250μg 静脉冲击注射，随后以 250μg/h 的速度 24 小时持续用药，连续 3 ～ 5 天。

（5）三腔二囊管压迫止血。利用充气的两个气囊，压迫胃底、食管下段扩张的静脉，达到止血目的。

（6）内镜治疗。内镜下行曲张静脉注射硬化剂、食管曲张静脉套扎术。

(7) 经颈静脉肝内门体分流术（TIPS）。采用介入放射方法实现门体分流术。

(8) 手术治疗。没有黄疸、腹水，Child - Pugh 肝功能分级 A 级，病人一般情况好，经上述治疗后，出血不停止，应争取及早手术。手术包括断流术和分流术两类。

2. 手术治疗方式的选择

(1) 脾切除术。适用于脾肿大合并脾功能亢进，过去无呕血及黑便史者。

(2) 分流手术。适用于有食管下段、胃底静脉曲张，有出血史的病人，在门静脉与腔静脉之间建立通道，使高压的门静脉血流直接进入腔静脉，降低门静脉压力。一般有下列四种：①脾肾静脉分流术。脾切除后将脾静脉断端与左肾静脉端侧吻合。②门腔静脉分流术。包括侧侧吻合和端侧吻合两种方法。③脾腔静脉分流术。脾切除后将脾静脉断端与下腔静脉端侧吻合。④肠系膜上静脉、下腔静脉分流术。将下腔静脉断端与肠系膜上静脉端侧吻合或两静脉之间桥式或“H”吻合。

(3) 断流手术。又称“贲门周围血管离断术”。将脾切除，同时结扎切断胃冠状静脉及其在食管贲门的分支，包括高位食管支和胃支，以阻断门奇静脉间的反常血流。

(4) 肝移植术。对终末期肝硬化者，可行肝移植术。

(5) 顽固性腹水的治疗。可行肝移植术、腹腔 - 右颈内静脉转流术、TIPS 术。

3. **术前准备和术后处理**

（1）术前准备。

1）手术条件：病人肝功能为 Child - Pugh A 级，才能进行手术。

2）高热量、高蛋白、高维生素、低脂肪饮食。

3）护肝治疗：25% ～ 50% 葡萄糖液静脉滴注，应用维生素 C、维生素 K_1 及其他护肝药物。

4）术前配同型浓缩红细胞 800 ～ 1200mL。

5）有食管下段静脉曲张的病人，可选用硅胶胃管，涂抹充足的润滑油，以减少对曲张静脉的损伤。

6）术前洗肠。

7）其他准备与一般腹部手术相同。

（2）术后处理。

1）注意胃管引流胃液的颜色，以了解有无活动性出血。

2）术后禁食至肠蠕动恢复及肛门排气后，可进食流质，一般在术后 3 ～ 4 天。

3）注意腹腔引流管的引流量和颜色，观察有无术后腹腔内活动性出血。

4）术后每隔 2 ～ 3 天测血红蛋白、红细胞、白细胞和血小板数。

5）观察病人有无黄疸、腹水，观察尿量及颜色、精神状态。

6）适当应用抗菌素预防感染。

7）术后继续护肝治疗，可应用降低血氨药物，特别是分流术后病人，必要时监测血氨浓度。

8）适当给予白蛋白及血浆等支持治疗。

9）术后1周复查肝功能。

10）术后发热病人，首先应排除体内感染病灶的存在，如发热低于38℃，时间3周以上者，可考虑用皮质激素或消炎镇痛类药物。

11）术后定期复查病人情况，包括肝功能、食管吞钡或胃镜（一般为3个月1次）。

［附］三腔二囊管压迫止血法

（一）原理

利用充气的气囊，分别压迫胃底和食管下端的曲张破裂出血的静脉，达到止血目的。

（二）构造

管有三个腔二个囊，食管气囊呈椭圆形，胃气囊呈圆形。充气后分别压迫食管下段及胃底，经过胃腔，可作胃液抽吸、胃腔冲洗及注入止血药。食管气囊充气量为100～150mL，胃气囊为150～200mL。

（三）用法

（1）先向各气囊内充气约150mL，了解气囊膨胀是否均匀，有无漏气。

（2）将试注入的空气抽空，涂上石蜡油，从病人鼻孔慢慢插入，经食管入胃腔。直至管插入50～60cm左右，抽出胃液为止。

（3）向胃气囊充气150～200mL后，用钳扎住其管口，以免空气逸出。将管向外拉提，感到管子不能再被拉出并有轻度弹力时，利用滑车装置，在管端悬以重量约 0.5kg 的重物作牵引压迫。观察止血效果，如仍有出血，再向食管气囊注气 100～150mL。

（4）通过胃腔管抽吸胃内容物，并可用冷生理盐水冲洗观察有无继续出血。见图 14－1。

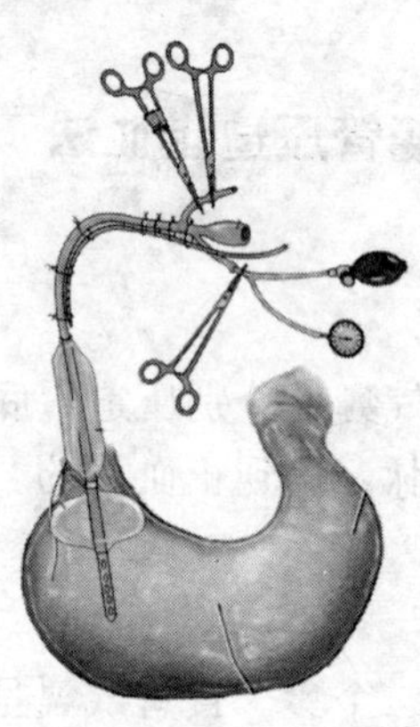

图 14－1 三腔二囊压迫止血法

（四）注意事项

（1）病人应侧卧或头部侧转，便于吐出唾液，以免发生吸入性肺炎。

（2）三腔二囊管放置时间一般为 24 小时，如出血停止，可先排空食管气囊，后排空胃气囊，再观察 12～24 小时，如确已止血，可考虑拔管。

（3）三腔二囊管放置不宜超过 5 天，每隔 12 小时，应将气囊放空 10～20 分钟，观察有无出血，如有出血，即再充气压迫。

(4) 严密观察有无气囊上滑，以免造成堵塞咽喉而窒息。

(5) 拔管时必须将充气抽空，口服石蜡油 30mL 后将管慢慢拉出。

(6) 三腔二囊管达不到止血目的时，应尽早手术止血。

（赖佳明）

[外科小课] 手术前准备与手术后护理

一、见习要求

(1) 了解做好手术前准备及手术后处理是保证手术取得成功的重要条件。

(2) 初步掌握手术前准备和手术后处理的内容。

(3) 初步掌握剃毛、插胃管、洗肠及导尿方法。

二、教具准备

(1) 剃毛用具。弯盆 1 个，圆碗 1 个，镊子 1 把，直剃刀或保险刀 1 把，滑石粉 1 小包，纱块 1 块，胶单或布单 1 张，20% 肥皂水，热水及汽油等。

(2) 插胃管用具。圆碗 1 个，镊子 2 把，胃管 1 条，液体石蜡油少许，抽胃液用注射器 1 个，治疗巾 1 块，药杯 1 个，胶布和剪刀等。

(3) 洗肠用具。洗肠筒、直肠管、弯盆、凡士林、手纸、胶单、温度计、温开水、肥皂液或生理盐水等。

(4) 导尿用具。安多福溶液、胶布、剪刀、胶单及无菌手套、导尿管、镊子、圆碗、液体石蜡油、大胶管及床边瓶等。

三、见习内容

(一) 手术前准备和手术后护理内容

详见教科书中相关内容。

(二) 手术区剃毛法

(1) 光线应充足，必要时加灯光照明。若在病床上进行须用围屏遮挡病人。在备皮区下垫胶单或床单。

(2) 用滑石粉（或肥皂水）涂擦局部后，一手用纱布按紧皮肤使其紧张，另一手持刀剃除毛发，注意勿剃破皮肤。较粗硬的毛发应顺着生长方向剃，较细软的毛发则逆着生长的方向剃。

(3) 清除剃下的毛发，用热水及肥皂洗净皮肤、擦干。

(4) 若为腹部手术，须用汽油棉签除去脐部积存的污垢。

(5) 剃毛时如发现皮肤有红疹或感染，应考虑改期手术。

(三) 插胃管方式

(1) 对第一次插管的清醒病人，应做好解释工作以取得合作。

(2) 病人取卧位，将治疗巾铺在病人颌下，胃管涂以石蜡油后，向鼻孔内插管，边插管边叫病人吞咽，昏迷病人可将其头前屈，以促使胃管进入食管。

(3) 插管中病人出现恶心欲吐，则暂停片刻并嘱病人做深呼吸，待恶心止住后再继续插管。顽固恶呕者，可注射苯巴比妥钠、阿托品，并以1%地卡因喷喉后再插管。如病人发生呛咳、呼吸急促、发绀等，则可能插入气管，须立即拔出胃管。

(4) 插管深度相当于从病人鼻尖经耳前到剑突的长度，成人一般为50～55cm。插至预定深度后，若能经胃管抽出胃液，则证明胃管已插入胃内。如抽不出胃液或不能肯定抽出的分泌物是胃液时，可用pH试纸检查，如属酸性则为胃液；或将胃管体外的一端置于药杯内的清水中，如出现气泡，则说明管插入气管内；或将听诊器放在上腹部，同时往胃管内注气，如注气时听到胃区有声响，则说明胃管已在胃中。

(5) 对昏迷或不合作的病人，如插管后抽不到胃液，可能是胃管未进食管而在口腔内盘曲成团，此时应检查口腔并拔出重插。

(6) 胃管插入后，若需长期停留，则用胶布固定在上唇及面颊部。开口端接持续减压器或以无菌纱布包盖后夹紧。

(四) 洗肠法

(1) 在病床上进行须以围屏遮挡病人。病人侧卧，其背部靠近操作者站立侧的床沿，垫胶单于其臀下。

（2）用凡士林润滑直肠管，并使洗肠液由管端流出少许排尽管内空气后夹紧胶管。

（3）自肛门插肠管约10cm，举起洗肠筒至高于床面约60cm，使洗肠液徐徐注入直肠至将完时，夹住橡皮管并拔出直肠管。

（4）嘱病人在灌肠中尽可能控制不排便，洗肠液灌注完后，保留5～10分钟再排便。

（5）洗肠一般用1%肥皂水或生理盐水1000mL，清洁灌肠则先用肥皂水洗肠，排便后再重复用清水洗肠（每次用清水1000mL），直至粪便排尽为止。水温以40℃左右为宜。

（五）导尿管

（1）在病床上进行时以围屏遮挡病人，病人臀下置胶单，用肥皂水、安多福溶液清洗消毒外阴部后，铺无菌孔巾。

（2）操作者站在病人右侧，戴无菌手套，右手持导尿管以无菌液体石蜡润滑后，左手执阴茎（女性病人以左手拇、食指分开小阴唇，显露尿道口）将导尿管徐徐插入尿道内至有尿液流出后，即缓慢往外拉出至没有尿液流出为止，再继续插入2cm，一般男性成人插入15～20cm，女性成人插入约7cm。

（3）大量尿潴留时，一次排尿500～600mL，后夹闭尿管，其余待以后再排出，以免因膀胱突然排空而致剧烈充血。

（4）若需停留导尿管时，则以胶布固定（男性病人用一对蝶形胶布固定，不要粘贴龟头）后，接以无菌的长胶管及床边瓶。

（赖佳明）

第七节　原发性肝癌

一、见习要求

（1）了解原发性肝癌的发病因素、临床表现、早期诊断的方法及早期诊断的重要性。

（2）掌握原发性肝癌的诊断方法及鉴别诊断。

（3）掌握原发性肝癌的治疗，包括手术切除、肝动脉栓塞治疗、消融治疗（包括化学消融和物理消融）、化疗、放疗、热疗、生物免疫治疗和中医等综合治疗措施。

二、见习方法与内容

（一）检查与诊断

1. 病史

有无右上腹部疼痛、体重减轻、胃纳减少、疲乏、腹泻等临床表现，有无肝炎病史（特别是乙型肝炎病史），有无饮酒、吃鱼生及吃霉花生。家族史中有无同样病史。体检注意检查巩膜有无黄染，有无红绛舌，上肢、颈、胸部皮肤有无蜘蛛痣，有无肝掌。肝下界用肋缘下多少厘米标出。肿块的位置、大小、表面情况、硬度、有无血管杂音均需描述，肝脏及肿物情况需画图表示，腹水的情况用腹围示之。有无腹壁静脉曲张及脾肿大、下肢浮肿等情况。应作肛门指检了解有无直肠窝转移结节。

2. **检查**

（1）作胸部X线透视或照片，检查了解右膈活动情况，膈肌有无抬高，有无局限性隆起，有无肺部转移。

（2）检查AST、ALT、TBIL、DBIL、IBIL、ALB、GB、ACB/GB比值，r-GT、AKP、凝血酶原时间、乙肝两对半、肝炎系列、AFP定量测定。若临床未能确诊原发性肝癌者，应定期作AFP检测，观察其动态变化。

（3）B型超声波检查。注意肿瘤位置、大小、范围，有无腹水，有无门静脉癌栓，有无肝门部淋巴结转移。有条件的单位可行超声造影检查，对诊断本病及鉴别诊断有较大帮助。

（4）CT或MRI检查。

（5）经上述检查仍不能确诊者，可作选择性腹腔动脉造影或超声造影检查。必要时可行肝穿刺活检。

（二）鉴别诊断

原发性肝癌诊断主要依据临床表现和实验室检查，大多数病人可获确诊，但应与肝脏的转移性癌、肝硬化结节、肝局灶性结节性增生（FNH）、肝脓肿、肝包虫病、肝脏良性肿瘤（如肝腺瘤）、邻近肝区的肝外肿瘤等相鉴别。其鉴别要点应根据临床表现、实验室和影像学检查（主要为AFP、超声、CT）及临床过程综合分析。

（三）治疗原则

早期诊断，早期治疗，根据不同病情进行综合治疗，是提高疗效的关键；而早期施行手术切除是最有效的治疗方法。

（1）手术切除。为该病治疗的首选方法，一般情况好，肝功能 Child - Pugh A 级，无下肢浮肿、肝外转移，病变局限于一叶或半肝，可考虑施行半肝切除术或不规则肝切除术，右半肝切除在中度肝硬化以上者应慎重。

（2）不能手术切除的病例，如肝代偿功能尚好，肿瘤侵犯未超过肝脏的 60%，门静脉通畅者可考虑作经皮肝动脉栓塞（TAE）治疗、肝动脉结扎术或肝动脉插管化疗。

（3）放射治疗。放射治疗适用于全身情况尚好，肝功能良好，肿块较局限而又不能手术切除，或肝叶切除后肝切面有残癌或手术切除后又复发者。

（4）肿瘤广泛而不能作手术切除或肝动脉栓塞治疗者，可根据病人情况进行化疗、热疗、中药治疗、生物免疫治疗、靶向药物（如多吉美）治疗等。

（5）肿瘤直径 5cm 以下、肝功能差或伴严重肝硬化不能耐受手术切除者，或肿瘤深在，在肝实质中，手术切除创伤大，可行超声引导下消融治疗。

（6）对于早期肝癌伴有严重肝硬化（终末期肝病）者，可行肝移植手术。

（四）病例示教

了解原发性肝癌的临床表现、诊断方法和处理，巩固课堂教学的效果。在条件许可的情况下参观肝癌手术切除、消融治疗或肝动脉栓塞治疗。

（五）术前准备与术后处理

1. 术前准备

原发性肝癌的病者，一般情况较差，肝脏的病变常引起胃纳减低及消瘦，手术前应给予高蛋白、高糖、高维生素饮食，术前1周由静脉补给高渗葡萄糖300～500mL及大量维生素C、肝太乐、维生素K。肝功能Child - Pugh B～C级者，积极护肝治疗。术前一晚作清洁灌肠。术晨插上尿管、胃管。术前配备血液，左半肝切除术一般为600～1000mL，右半肝切除术一般为800～1200mL。

2. 术后处理

术后应用抗菌素，禁食，补液，积极给予药物护肝治疗。注意腹部引流物情况，观察有无出血和胆汁，腹部的引流物一般在术后3～4天拔除。若胸腹联合切口有胸腔引流管的应注意水柱波动情况，胸腔引流管一般在术后2天拔除。术后若合并胸腔积液，可作胸腔穿刺抽液。

术后应密切注意血压、脉搏、尿量的情况和精神状态，观察巩膜有无黄染、有无腹水。除了补足液体外，应给予足够的葡萄糖和维生素C、维生素K和护肝治疗，出现低蛋白血症者给予补充外源性白蛋白。半肝切除术后的病人如肝硬化较明显应给予富含支链氨基酸的氨基酸，如肝安、安平等。必要时可予完全胃肠外营养或早期肠内营养支持。使用精氨酸、门冬氨酸、鸟氨酸等药物预防肝昏迷。术后应观察肝功能、凝血机制、血浆蛋白、AFP 定量的改变。

病人康复后，还要继续给予中草药治疗、免疫治疗、护肝治疗等积极的综合治疗措施。要定期检测 AFP 及作 B 型超声波检查，注意肿瘤有无复发。

（赖佳明）

第八节　甲状腺疾病和乳腺癌的外科治疗

结节性甲状腺肿与甲状腺肿瘤

一、见习要求

（1）掌握甲状腺的解剖位置、和周围组织的毗邻关系，甲状腺的检查方法。

（2）掌握结节性甲状腺肿的手术适应证。

（3）掌握甲状腺肿瘤的诊断方法。

（4）掌握甲状腺良、恶性肿瘤的鉴别诊断。

（5）掌握甲状腺恶性肿瘤的病理分类、治疗原则。

二、见习方法与内容

（一）检查与诊断

1. 病史

病史中要注意发现甲状腺肿物的初始时间、部位、生长速度，有无疼痛，有无声嘶，有无气管、食道受压迫症状，有无咳嗽、咯血等，有无甲状腺功能亢进的症状。注意起病后的诊治经过，以往有无头颈部放射治疗史。

2. **体检**

检查时注意肿物的位置，是在甲状腺的一叶还是多叶，并记录其大小、形状、硬度、边缘是否清楚，活动度，有无压痛，肿物与锁骨、胸锁乳突肌、气管的关系，吞咽时能否随气管上下活动。并仔细检查区域淋巴结有无肿大，如有，则要记录淋巴结的部位、数目、大小、硬度及活动度等，并用简图表示。同时，要注意颈部及胸部的浅静脉是否有扩张。

3. **辅助检查**

（1）血清甲状腺功能三项（T_3、T_4、TSH）或甲状腺功能五项（T_3、T_4、游离 T_3、游离 T_4、TSH）检查，以排除甲亢。

（2）甲状腺球蛋白测定。

（3）检查血清甲状腺球蛋白抗体（TG）、甲状腺微粒抗体（TM），以了解是否存在甲状腺炎。

（4）超声检查，了解肿物性质（是实质性还是囊性，有无细小砂粒样钙化，肿物的血管供应情况等）。

（5）行^{131}I 扫描或 γ－核素照相，以了解肿物的同位素分布性质及肿物的位置、数目。

（6）行胸片，了解心肺情况，排除肺转移，观察有无胸骨后甲状腺肿。

（7）行间接喉镜检查，了解有无声带麻痹，并排除喉部其他疾病。

（8）如肿物较大，有压迫症状或体检发现气管移位，应行颈部正侧位照片，以了解气管受压移位情况，供手术时选择麻醉方式及判断术后是否行气管切开作参考。

（9）如疑为恶性者，还可行甲状腺肿物经针抽吸细胞学检查。

（10）有条件时应行血清降钙素测定，甲状腺髓样癌病人血清降钙素水平升高。

（11）术中如疑为恶性者，可行快速冰冻病理切片检查。

（三）可能为甲状腺恶性肿瘤的临床表现

（1）儿童期和50岁以上男性的甲状腺肿物。

（2）既往有头颈部放射治疗史。

（3）肿物在近期内突然增大。

（4）出现压迫症状，如呼吸困难、声音嘶哑等。

（5）肿物质硬固定。

（6）区域淋巴结肿大。

（7）同位素检查为冷结节，而超声检查为实质性肿物，肿物内有细小砂粒样钙化。

（8）复发性甲状腺肿物。

（9）辅助检查中（9）、（10）、（11）中的任何一项。

（10）术中发现肿物与周围粘连严重，难以分离者。

（四）鉴别诊断

结节性甲状腺肿，慢性甲状腺炎，颈淋巴结结核，甲状舌骨囊肿等。

（五）治疗原则

（1）结节性甲状腺肿患者，可行甲状腺大部分切除术。

（2）诊断为甲状腺肿瘤的患者，无论良性恶性，均应行手术治疗。

（3）如为甲状腺良性肿瘤，应行患侧腺体次全切除术。

（4）甲状腺癌的手术切除方式。①甲状腺癌肿瘤直径 1.5cm 以下，明确局限于一叶内，选择腺叶加峡部切除。②甲状腺癌肿瘤直径大于 1.5cm，较广泛的一侧乳头状癌伴有颈淋巴结转移者，行甲状腺近全切除术。③对于高度侵袭性乳头状癌、滤泡状癌，明显多灶性，两侧颈淋巴结肿大，肿瘤侵犯周围颈部组织或有远处转移者，行甲状腺全切除术。④如术前、术中发现颈部有淋巴结转移者，应行同侧的颈部淋巴清扫术。对未发现颈部有淋巴结转移者，目前多数不主张做预防性颈淋巴结清扫术。

（5）对晚期癌肿病人不能根治者，手术应争取解除气管压迫，有气管压迫合并严重呼吸困难者可行气管切开。

（6）合并甲亢者应按继发性甲亢进行术前准备。

（7）甲状腺癌患者术后要长期服用甲状腺素，使 TSH 水平维持在较低水平。

（8）放射性核素治疗：对于 45 岁以上患者，多发性癌灶，局部侵袭性肿瘤及存在远处转移甲状腺乳头状、滤泡性腺癌，术后应用^{131}I治疗。

（9）外照射放射治疗：用于未分化型甲状腺癌治疗。

甲状腺功能亢进的外科治疗

一、见习要求

（1）了解甲状腺功能亢进的检查与诊断方法。

（2）掌握甲状腺功能亢进的治疗原则，着重介绍手术时机选择、手术的适应证及禁忌证。

（3）掌握甲状腺功能亢进手术后常见并发症及其处理原则。

（4）掌握甲状腺功能亢进的术前后处理。

二、见习方法与内容

（一）检查与诊断

1. 病史

甲亢的主要表现是由于分解代谢亢进而导致循环系统的一系列改变以及交感神经兴奋性增强，所以心跳过速、食欲亢进、消瘦以及情绪改变应是主要症状。病史中还要特别注意患者第一次诊断是通过什么检查确定的，是否已服用抗甲亢药物，是间断不规则服药，还是连续规则服药，其反应如何，起病时甲状腺是否肿大，甲亢症状是与甲状腺肿大同时发生的，还是先肿大后才出现症状的。

2．**体检**

甲状腺肿大程度（Ⅰ度、Ⅱ度、Ⅲ度），是弥漫性还是不对称的；有无结节，腺体硬度，有无震颤和杂音，气管有无移位。脉搏、血压、心律、心率、心界、心脏杂音、血压（特别注意脉压差），均要详细记录。有无突眼（Ⅰ度、Ⅱ度、Ⅲ度）及其他眼征，有无手震。还要注意病人的情绪神态，注意患者有无面部浮肿、胫前黏液性水肿等。

3．**辅助检查**

（1）基础代谢率测定。基础代谢率 =（脉率 + 脉压）－111。正常值为 ±10%，增高 20%～30% 为轻度，增高 30%～60% 为中度，增高 60% 以上为重度甲亢。

（2）血清甲状腺激素测定。

（3）^{131}I 扫描或 γ－核素照相：可见甲状腺吸 ^{131}I 功能增强，并可发现高功能腺瘤及隐藏在腺体内的冷结节、凉结节。

（二）治疗原则

1．**手术治疗指征**

（1）继发性甲亢及高功能腺瘤。

（2）中度以上原发性甲亢。

（3）伴有压迫症状或合并胸骨后甲状腺肿。

（4）内科药物治疗出现过敏或骨髓抑制等副作用者。

（5）长期药物治疗停药后复发或 ^{131}I 治疗后复发者。

（6）疑有恶变者（原发性甲亢出现局限性结节

或扫描发现冷结节、凉结节)。

(7) 妊娠早期、中期具有以上指征者，仍应考虑手术治疗。

2. 手术禁忌证

(1) 青少年患者。

(2) 老年病人或有严重器质性病不能耐受手术者。

(3) 症状较轻者。

3. 手术时机选择

经药物治疗后，病者甲状腺功能已正常，并有如下情况时：

(1) 症状明显减轻，体重增加。

(2) 血清 TSH、T_3、T_4 浓度恢复正常。

(3) 脉率稳定在 90 次/分钟以下，血压在 120/90mmHg 左右，脉压差接近正常，基础代谢率小于 +20%。

(4) 体温正常。

(5) 消化功能正常。

(6) 甲状腺的血管震颤及杂音减轻或消失。

(三) 双侧甲状腺次全切除术示教

1. 术前准备

(1) 多卧床休息，环境宜安静，保证充足睡眠。

(2) 适当服用镇静药物。

(3) 高热量、高蛋白、高维生素饮食。

(4) 术前 2～3 周，开始改用复方碘溶液，每日 3 次，每次 10 滴，并同时停用抗甲状腺药物。

2. **术后处理**

（1）半坐卧位，如为全麻病人待清醒后才能取此体位。

（2）患者清醒后要检查其发音是否清晰。

（3）术后 48 小时内要严密观察病人的体温、呼吸、脉搏及血压，并注意患者的神态。

（4）术后 24 小时内要特别注意伤口有无血肿形成，引流管是否通畅，引流量有多少。

（5）24 小时后要注意患者是否感到胸闷，有无唇、面和手足麻木及手足抽搐等低钙表现。

3. **手术后常见并发症**

（1）伤口出血。多发生在术后 24 小时内，不一定表现为窒息，而多是引流量多。多为结扎线脱落或止血不彻底，特别是颈前肌群切断后止血不彻底所致。必要时要重新打开伤口止血。

（2）呼吸困难与窒息。多发生于术后 48 小时内，多为切口血肿、喉头水肿、气管软化塌陷、痰液堵塞等所致。必须立即做气管切开，为了避免这种致命的并发症，凡术中估计无把握保持后呼吸道通畅者，都应行预防性气管切开。

（3）喉返神经损伤。如术中或术后即出现声音嘶哑者则为手术误伤所致。双侧损伤可出现失音及呼吸困难。后者要永久性气管切开，单侧损伤多于半年后可代偿基本恢复一般的发音。如术后发音清晰，而在术后第二天后才出现声嘶者，多由于水肿、粘连所致，理疗等措施可促进其恢复。

（4）喉上神经损伤。声音低调，进食时出现误咽呛咳，多于短期内代偿恢复。

（5）手足抽搦。为甲状旁腺被误切，或受挫伤或暂时性供血不足所致。患者血清钙多低于8mg/dL，严重时降至4～6mg/dL以下。Chvostek征及Trousseau征阳性。如为误切则可能在术后24小时内出现；如为挫伤或供血障碍所致，则多于术后第2～3天出现。患者应予低磷饮食，维生素D_3 40万u，肌注，每3天1次；口服钙2～4g，每日3次。出现抽搐时应给10%葡萄糖酸钙10mL，iv。近年来使用的罗钙全（Rocaltrol）有显著疗效，0.25μg每日1次，并逐渐改为2～3天1次，如以上措施不能奏效，则应考虑甲状旁腺移植术。

（6）甲状腺危象。多在12～48小时内发生，患者出现高热烦躁、谵妄以致昏迷、脉快或出现心律不齐、血压升高，常伴呕吐、腹泻等。其处理原则如下：

1）碘剂。10%碘化钠5～10mL加入10%葡萄糖溶液500mL中静脉滴注，或口服Lugol溶液3～5mL。

2）肾上腺皮质激素。氢化可的松200～400mg或地塞米松20mg加入5%～10%葡萄糖溶液中静脉滴注。

3）镇静剂。冬眠Ⅱ号、鲁米那或安定，高血压者可同时使用利血平。

4）心得安。每天最大量可用至320mg，不能口服者可肌注5mg，每天2次，或加入补液滴注。

5）物理降温。

6）吸氧。

7）纠正水电解质及酸碱平衡紊乱。

8）出现心力衰竭可使用洋地黄类药物。

乳 腺 癌

一、见习要求

（1）熟悉乳腺癌的检查及诊断方法。
（2）掌握乳腺癌的处理原则。
（3）熟悉乳腺癌根治术手术前后的处理。
（4）了解示教乳腺癌根治术。

二、见习方法与内容

（一）检查与诊断

1. 体检

掌握正确的视诊及触诊方法，注意乳腺的外形，有无皮肤凹陷、“橘皮”征、乳头内陷或移位，肿块的部位、大小、性质、边缘、活动度等，腋窝及锁骨上窝淋巴结有无肿大、数目、硬度、活动度。对侧乳腺和腋窝淋巴结也要检查，有无肝、肺、骨转移或上肢淋巴水肿，从而根据检查结果做出术前临床分期。

2. 辅助检查

（1）乳腺钼靶 X 线摄片。乳腺癌肿块阴影边缘模糊，分叶状或见有钙化斑点，正确率可高达 90%。

（2）B 型超声检查。乳癌形态常不规则，回声多不均匀，可见向外周组织延伸的强回声带，正确率可高达 90%，但对小于 1cm 的乳癌，其正确率则低于钼靶 X 线摄片。

（3）穿刺活检。阳性率可达80%以上。

（4）切除活检。适用于上述检查结果为阴性，而临床上仍疑为乳腺癌者。如果考虑乳腺癌可能性大的病人，在做好根治性手术准备后，于手术台上行肿块切除并送冰冻病理切片检查，确诊为乳癌者即进行根治切除手术。

3. 乳胸癌与乳腺囊性增生病、乳腺纤维腺瘤的鉴别

乳腺癌在美国等西方国家为女性发病率最高的恶性肿瘤。乳腺肿块是大多数患者就诊的原因。乳腺癌早期常无疼痛症状，或仅表现为轻微的乳房疼痛，性质多为钝痛或隐痛，少数为针刺样痛，常呈间歇性且局限于病变处，疼痛不随月经周期而变化。至晚期癌肿侵犯神经时则疼痛较剧烈，可放射到同侧肩、臂部等，有乳头溢液或溢血。若肿瘤累及Cooper韧带，可使其缩短而使肿瘤表面皮肤凹陷，呈“酒窝征”，以手指轻捏局部皮肤时更明显。皮肤淋巴管阻塞，淋巴滞留，皮肤水肿变粗增厚，呈“橘皮样”改变。乳癌发展至晚期，肿瘤可破溃形成溃疡，常有恶臭，容易出血，外形有时凹陷似弹坑，有时外翻似菜花；癌肿亦可侵入胸筋膜、胸肌，以致癌块固定于胸壁而不易推动。如癌细胞沿皮下淋巴网侵入大片皮肤，形成多数皮肤硬结，称“卫星结节”。这些结节可相互融合成片，甚至蔓延至背部和对侧胸部皮肤，紧缩胸廓，可限制呼吸，形成铠甲状癌。

乳腺囊性增生病或称纤维囊性乳腺病，是乳腺导管和小叶结构上的增生性和退行性变化。乳腺囊性增生病的发病原因与激素调节障碍有关：可能是孕酮与雌激素比例失去平衡，孕酮分泌减少，雌激素相对地增多。本病患者主要为性活跃期妇女，年龄为20～50岁，但其发病年龄有提前及延后趋势。初期病变可表现在一侧乳腺，但是半数以上为双侧。主要临床表现为乳腺疼痛及乳腺肿块。

乳腺纤维腺瘤是乳腺最常见的良性肿瘤，占乳腺良性肿瘤的3/4。多为单发性，也可有多个在一侧或两侧乳房内出现。常见于18～25岁青年妇女。纤维腺瘤的发生与雌激素的刺激有密切关系，因此很少发生在月经初潮前或绝经后。纤维腺瘤好发于乳房的外上象限，呈卵圆形，数量不一，大小不等，直径大于5cm者称为巨纤维腺瘤；表面平滑，质坚韧，肿瘤的边界清楚，与皮肤和周围组织没有粘连。在乳房内容易被推动，触之有滑动感。腋淋巴结不肿大。肿瘤一般生长缓慢，可能数年没有变化；但在妊娠期或哺乳期可迅速增大。多无痛感。

4. 国际抗癌协会建议的T（原发肿瘤）、N（淋巴结转移）、M（远处转移）乳癌分期法

相关内容详见教科书。

（二）治疗原则

采用以手术治疗为主的综合治疗方案（包括化疗、内分泌、放疗、免疫和生物治疗等）。

（1）手术治疗。

1）适应证：临床分期的0、Ⅰ、Ⅱ及部分的Ⅲ期病人。

2）禁忌证：已有远处转移、全身情况差、主要脏器有严重疾病、年老体弱不能耐受手术者。

3）手术方式：①乳腺癌根治术；②乳腺癌扩大根治术；③乳腺癌改良根治术；④全乳房切除术；⑤保留乳房的乳腺癌切除术。手术类型选择的原则是，根据病理类型、疾病分期、病人情况等因素和条件来考虑，应达到肿瘤的完整切除和区域淋巴结的彻底清除。首先考虑的是生存率的提高，然后考虑外观。可切除期的乳腺癌，常采用改良根治术。

（2）有腋窝淋巴结转移者，术后2～3周伤口愈合后，给予放疗，照射锁骨上区和胸骨旁区。

（3）Ⅲ期乳腺癌以放疗为主，肿瘤溃破者可行单纯乳腺切除术。

（4）Ⅳ期乳腺癌以化疗、内分泌治疗为主，需要时可辅以放疗。肿瘤溃破者可行单纯乳房切除术。也可以在新辅助化疗后手术治疗。

（5）炎性乳癌预后差，以放疗为主，辅以化疗，肿瘤控制后再考虑手术治疗。

（6）化疗。术后常规辅以化疗。

1）CEF 方案（6 个疗程，每 3 周 1 个疗程）（Ⅰ期、Ⅱa 期）。

C：环磷酰胺 600mg/m^2 NS 250mL iv. drip

E：表阿霉素 80～100mg/m^2 NS 100mL iv. drip

F：5-FU 500 mg/m^2 NS 250mL iv. drip

每种药物静滴完后，均需生理盐水冲管。

2）TEC 方案（6 个疗程，每 3 周 1 个疗程）（Ⅱb、Ⅲ、Ⅵ期）。

T：泰素帝（Taxtere）75mg/m^{2}或泰素175mg/m^2 3周疗法

E：表阿霉素80mg/m^2

C：环磷酰胺600mg/m^2

每种化疗药物静滴完后，均需生理盐水冲管。

（7）生物学治疗（靶向治疗）。Her-2（免疫组化+++，Fish+），浸润性乳腺癌，肿瘤大小大于1cm，可考虑抑制Her-2表达活性的靶向治疗：赫赛汀治疗。

（8）化疗完成后，ER（+）或/和PR（+）病人（ER、PR阳性细胞大于10%），接受内分泌抗雌激素治疗，3～5年。

（三）术后处理

（1）创口加压包扎牢固可靠。

（2）引流管要保持持续负压吸引，观察引流液的颜色、量，注意有无活动性出血。术后48小时以后，如引流液不多，可以拔除引流胶管，但不要松解加压包扎敷料，以免引起皮瓣与胸壁分离，形成积液或皮瓣坏死。

（3）术后患侧肩关节制动，第5天开始进行锻炼患侧上肢功能的活动，如梳头、手指爬墙动作。

（4）术后第5天换除全部敷料，密切观察皮瓣血运情况，如有坏死，待其分界清楚后予以切除。定期换药至伤口愈合，必要时给予植皮，消灭创口。

（5）乳癌术后皮肤切口拆线一般在术后10天左右，如张力较大可延迟至术后12～14天才拆线。

(6) 术后饮食可自由选择。

(王劲松)

第九节　血管外科疾病

腹主动脉瘤

一、见习要求

(1) 掌握腹主动脉瘤的定义及预后。
(2) 了解腹主动脉瘤的治疗方法。

二、见习方法与内容

(一) 检查与诊断

1. 病史

注意是否有下列症状：①腹部搏动性肿物。②腹部、腰部疼痛，突发性剧烈腹痛为瘤体急剧扩张或者破裂的先兆。③压迫症状。④栓塞症状。⑤破裂症状：突发性剧烈腹痛，失血性休克及腹部存在搏动性肿物。腹主动脉瘤可直接破入腹腔，多于短期内死亡；若破入腹膜后腔，则形成限制性血肿，血肿一旦破裂，也将导致死亡。

一部分患者为无症状者，常于体格检查中发现。

2. 辅助检查

(1) 超声多普勒检查。
(2) CTA（CT 动脉造影）或 MRA（核磁共振动

脉造影）。

（3）血管造影。

（二）治疗

（1）传统开放手术治疗。

（2）血管腔内修复术。

下肢动脉缺血

一、见习要求

（1）了解下肢动脉缺血的病因：慢性下肢动脉缺血（动脉粥样硬化、血栓闭塞性脉管炎）、急性动脉栓塞等。

（2）掌握下肢动脉缺血的检查与诊断方法。

（3）了解下肢动脉缺血的治疗原则。

二、见习方法与内容

（一）检查与诊断

（1）详细询问症状的时间与性质（间歇跛行，肢体痛的部位、程度以及与肢体活动的关系，怕冷、皮肤异常感或麻木，足趾溃疡、坏死、急性感染等），以及病情发展的过程与以往治疗，如有溃疡与坏死，有何诱因。急性动脉栓塞的临床表现为5P，即疼痛（pain）、感觉异常（paresthesia）、麻痹（paralysis）、无脉（pulselessness）和苍白（pallor）。

（2）对血栓闭塞性脉管炎患者，病史中注意发病前有无肢体暴露于寒冷环境中，有无皮肤感染、皮下浅静脉游走性浅静脉炎的历史。本病绝大多数为青壮年男性患者，多有吸烟嗜好，应询问其时间、种类及每日吸烟量。

（3）详细检查肢体血循环的情况，注意皮肤颜色温度、局部营养、趾溃疡或坏死及感染情况，以及浅静脉炎、肢体各部位动脉搏动情况。

（4）辅助检查。踝/肱指数（ABI，踝部与同侧肱部收缩压比值）、电阻抗血流测定、核素动脉造影、多普勒超声波检查。有条件时可行 CT 动脉造影（CTA）、核磁共振动脉造影（MRA），拟行动脉重建手术时，应作动脉造影术。趾有坏死或溃疡疑有骨髓炎时，可作 X 线摄片检查。

（5）对血栓闭塞性脉管炎患者，可做解张试验。作蛛网膜下腔或硬膜外腔阻滞麻醉，以阻滞腰交感神经，然后进行肢体的皮温测定，对比麻醉前后温度变化，以决定血管痉挛因素的程度，估计手术治疗方式及效果。

（6）按肢体缺血的程度和临床特点，可按 Fontaine 法将患者分为四期：

Ⅰ期：患肢无明显临床症状，或仅有麻木、发凉等自觉症状。

Ⅱ期：以活动后出现间歇性跛行为主要症状。

Ⅲ期：以静息痛为主要症状。

Ⅳ期：除静息痛外，出现趾端发黑、干瘪、坏疽，或缺血性溃疡。

（7）鉴别诊断：①动脉粥样硬化性闭塞；②血

栓闭塞性脉管炎；③糖尿病性坏疽；④多发性大动脉炎。

（二）治疗原则

1．非手术治疗

（1）对动脉粥样硬化的患者：戒烟，降血压，控制血糖，降低血脂，改善高凝状态，扩张血管与促进侧支循环。

（2）对血栓闭塞性脉管炎的患者：

1）严禁吸烟，禁用收缩血管的药物（如肾上腺素等），防止受冷、受潮和外伤。加强下肢锻炼，以促进患肢侧支循环的建立，可作 Buerger 运动法（即病人先平卧抬高患肢 45°以上，维持 1 ~ 2 分钟，再在床边下垂 2 ~ 3 分钟，然后患肢放置水平位 2 分钟，并作足部旋转、伸屈活动 20 分钟，每天数次）。

2）药物疗法。

a. 中医中药。按临床分期，可根据中医辨证施治，如用四妙勇安汤（当归、元参、银花、甘草）加减，复方丹参针剂等治疗亦有一定疗效。

b. 血管扩张剂。妥拉苏林 25mg，一天 3 次，或烟酸 50 ~100mg，一天 3 次，饭后服；25% 硫酸镁溶液 10mL 加 50% 葡萄糖溶液 40mL，静脉注射，每天 1 次，14 天一疗程，停 2 周后再进行第二疗程。

（3）前列腺素 E1 制剂应用，以扩张血管，改善微循环，抗血小板凝聚。

（4）抗血小板凝聚治疗。阿司匹林、安步乐克、波立维等。

（5）抗生素。并发溃疡感染者，应选用广谱抗生素。

（6）止痛药。对疼痛的处理，可选用止痛剂，但用药要注意其成瘾性。

（7）高压氧疗法。在高压氧舱内，通过血氧量的提高，增加肢体的供氧量，每天 1 次，每次 3 ～ 4 小时，10 次为一疗程。

2. 手术方法

（1）急性动脉栓塞，应及时做手术取栓。

（2）有动脉流出道时，可行旁路转流术。

（3）内膜剥脱术。

（4）经皮腔内血管成形术（PTA）。

（5）腰交感神经节切除。适用于血栓闭塞性脉管炎患者。先施行腰交感神经阻滞试验，如阻滞后皮肤温度测量升高超过 1 ～ 2℃者，提示痉挛因素超过闭塞因素，术后效果较好。手术方法是切除同侧第 2、3、4 腰交感神经节和神经链，可解除血管痉挛和促进侧支循环形成。对男性患者，勿切除两侧第 1 腰交感神经，以免术后影响性功能。

（6）各种其他手术。适用于广泛性闭塞即腘动脉远侧 3 支都已闭塞。

1）游离血管蒂大网膜移植术。手术原则是整个取下大网膜后，将游离的胃网膜右动脉作端侧吻合，将大网膜剪裁延长，经皮下隧道拉到内踝上方，并与深筋膜固定，借建立侧支循环为缺血组织提供血运。

2）分期动、静脉转流术。手术方法为第一期手术在股浅动脉和静脉或腘动脉和胫腓干静脉之间建立动静脉瘘，间隔4～6个月，待高压动脉血破坏静脉瓣阻挡后，结扎瘘近侧静脉，转变动静脉分流为动静脉转流，动脉血通过静脉单向灌流，而使缺血组织获得血供。

（7）截肢术。对趾端已坏死者，须待坏死界线清楚后，才可将坏死部分切除。截肢术及其截肢部位的决定必需慎重考虑，只适用于肢体有广泛坏死、不能控制的严重感染（如气性坏疽），或经各种治疗无效，不能忍受疼痛，且病人本人同意者。

下肢慢性静脉功能不全

一、见习要求

（1）了解下肢慢性静脉功能不全的临床表现、病因分类、解剖定位及病理生理改变。

（2）掌握下肢慢性静脉功能不全的检查及诊断方法。

（3）掌握下肢慢性静脉功能不全的治疗原则。

二、见习方法与内容

（一）检查与诊断

1. 病史

注意职业、家族史、妊娠、下肢外伤及其他导致腹压增高的因素，有无下肢深静脉血栓形成的病史。下肢静脉曲张出现的时间、伴随症状（下肢胀痛、沉重感、乏力、水肿、小腿溃疡、出血等）、发展情况与以往治疗情况，症状与站立、行走或休息的关系。

2. **体检**

(1) 检查病变系大隐静脉或/和小隐静脉，一侧或双侧，曲张程度。

(2) 注意患肢，特别是踝部有无营养性改变(色素沉着、脱屑、湿疹性皮炎、溃疡等)。

(3) 注意小腿、踝部、足背有无凹陷性水肿，局部有无血管杂音。

(4) 检查下肢静脉功能。大隐静脉瓣膜功能试验（Trendelenburg 试验)、深静脉通畅试验（Perthes 试验）和交通静脉瓣膜功能试验（Pratt 试验)，以了解静脉功能情况。

(5) 全身检查时要注意腹部及盆腔内有无肿块。此外，髂股静脉血栓形成和下肢动静脉瘘也可引起下肢静脉曲张，要加以鉴别。

3. **辅助检查**

超声多普勒血管检查和下肢静脉造影术是诊断的金标准，可明确诊断。

（二）治疗原则

1. 原发性下肢静脉曲张的治疗

(1) 非手术治疗。下肢静脉曲张程度较轻、症状不明显者，可穿弹力袜，以减轻症状和防止静脉曲张继续发展。

(2) 硬化剂注射和压迫治疗。

(3) 手术治疗。

1) 大隐静脉主干治疗方法。①微创方法。血管腔内激光，或腔内射频闭合治疗下肢大隐静脉曲张。

②大隐或小隐静脉高位结扎及主干抽剥。

2）皮下曲张静脉治疗方法。①皮下曲张静脉切除术。②皮下连续螺旋缝合结扎术。适用于小腿蜿蜒曲张甚至成环状的曲张静脉。③TriVex 微创旋切术。

3）交通静脉功能不全。筋膜下交通支静脉结扎术。

2. 原发性下肢深静脉瓣膜功能不全的治疗

除需要同时作大隐静脉高位结扎、曲张静脉剥脱，已有足靴区色素沉着或溃疡者，尚需作交通静脉结扎术外，尚可根据临床表现的严重程度，考虑做以下手术：①股浅静脉腔内瓣膜成形术；②股浅静脉腔外瓣膜成形术；③带瓣膜静脉段移植术；④半腱肌－股二头肌袢腘静脉瓣膜代替术。

3. 禁忌证

（1）急性静脉炎。

（2）继发性的静脉曲张，如腹、盆肿块或妇女妊娠期。

4. 术前准备

（1）下肢静脉曲张如并发小腿溃疡并有急性水肿时则应先卧床休息，抬高患肢，换药、用抗生素。下床时用弹力绷带包扎，待感染控制、创面洁净，溃疡缩小后方可行手术。

（2）皮肤准备从会阴开始至整个下肢。

（3）术前在皮肤上标出曲张静脉的范围。

5. 术后处理

（1）抬高患肢30°，弹力绷带加压包扎患肢两周。

（2）术后忌卧床不动，34～48 小时后下床活动，卧床期间患肢应多活动。

（3）术后有残余的曲张静脉可局部注射硬化剂，或再行局部静脉切除。

下肢深静脉血栓形成

一、见习要求

（1）了解深静脉血栓形成的病因和病理。
（2）掌握下肢深静脉血栓形成的临床表现和分型。
（3）掌握下肢深静脉血栓形成的预防和治疗。

二、见习方法与内容

（一）检查与诊断

1. 病史

注意起病时间，有无长期卧床、手术、肢体固定、妊娠、创伤、长期服用避孕药，合并肿瘤、糖尿病、免疫性疾病等高危因素。如一侧肢体突然出现肿胀，伴有疼痛、浅静脉扩张等，应怀疑有下肢深静脉血栓形成。

2. 辅助检查

（1）实验室检查：出凝血时间，D－二聚体。
（2）超声多普勒检查。
（3）下肢顺行造影。

（二）治疗

1. 非手术治疗

（1）一般处理。卧床休息，抬高患肢，着医用弹力袜。

（2）溶栓治疗。

（3）抗凝治疗。肝素、低分子肝素、华法令。

（4）祛聚治疗。

2. 手术治疗

取栓术：发病3～5天内，可考虑行取栓术。

（王劲松）

第十节　结肠癌和直肠癌

结　肠　癌

一、见习要求

（1）结肠癌的检查与诊断方法。

（2）左、右半结肠癌的临床鉴别诊断。

（3）结肠癌的治疗原则。

（4）结肠癌手术前后的处理。

（5）示教结肠癌根治术。

二、见习方法与内容

（一）检查与诊断

1. 病史

详细询问有无排便习惯改变（腹泻或便秘），大便性质的改变（有无脓血或黏液），有无出现肠梗阻症状（不完全性或完全性）及全身症状（贫血、消瘦、低热等），有无家族性息肉、结肠腺瘤性息肉、溃疡性结肠炎、血吸虫病或结肠癌之家族史。

2. **体检**

应注意黄疸、腹水、腹腔肿块、肝大及肠梗阻征，锁骨上淋巴结有无转移癌，有无贫血与恶液质。应常规进行直肠指检，以排除直肠癌，了解直肠前凹（或盆底）有无转移癌。

3. **辅助检查**

（1）大便检查。有无红细胞、白细胞、潜血及血吸虫卵。

（2）X线钡剂灌肠或气钡双重对比造影检查。可确定肿瘤位置及梗阻程度，最好用稀钡灌肠检查，检查后要做清洁洗肠，以免钡剂积存而加重梗阻。对完全性梗阻的病人禁作钡灌肠检查。

（3）电子结肠镜检查。了解有无多源性大肠癌并作活体病理组织检查。乙状结肠癌可作乙状结肠镜检查。

（4）腹部CT扫描。了解癌肿的部位、大小、与周围组织或脏器的关系、有无肝转移或腹膜转移等情况。

（5）PET-CT检查。用来排除肿瘤远处转移及评价手术价值，其可发现肿瘤以外的高代谢区域，从而帮助制订治疗方案。

（6）肿瘤标记物。查血CEA。

（二）左、右半结肠癌的临床表现特点

（1）左半结肠癌以肠梗阻、便秘、腹泻、便血

等症状为显著。（2）右半结肠癌多以全身症状、贫血、腹部肿块为主要表现。

（三）结肠癌 Dukes 分期和 TNM 分期方法

我国对结肠癌的临床病理分期（Dukes 分期）为：

A 期：癌肿仅限于肠壁内。

B 期：癌肿穿透肠壁侵入浆膜或/和浆膜外，但无淋巴结转移。

C 期：癌肿已有淋巴结转移。其中淋巴结转移仅限于癌肿附近，如转移至结肠壁及结肠旁淋巴结者为 C_1 期；转移至系膜和系膜根部淋巴结者为 C_2 期。

D 期：癌肿已有远处转移或腹腔转移，或广泛侵及邻近脏器无法切除。

结肠癌 TNM 分期：

T 代表原发肿瘤浸润深度，T_x 为无法估计原发肿瘤。无原发肿瘤证据为 T_0，原位癌为 T_{is}；肿瘤侵及黏膜肌层与黏膜下层为 T_1，肿瘤侵及固有肌层为 T_2，肿瘤穿透肌层至浆膜下为 T_3，穿透脏层腹膜或侵及其他脏器或组织为 T_4。

N 为区域淋巴结，N_x 为无法估计淋巴结。无淋巴结转移为 N_0，转移区域淋巴结 1～3 个为 N_1，4 个区域淋巴结数以上为 N_2。

M 为远处转移，无法估计远处转移为 M_X。M_0 表示无远处转移，M_1 表示有远处转移。

Dukes 分期和 TNM 分期比较详见表 14－4。

表 14－4　Dukes 分期和 TNM 分期比较

	Dukes 分期	TNM 分期
0 期		T_{is}
Ⅰ期	A 期	$T_1\ N_0\ M_0$ T_2
Ⅱ期	B 期	T_3 T_4
Ⅲ期	C 期　C_1 期 C_2 期	任何 T　N_1 N_2
Ⅳ期	D 期	任何 T　N　M

（四）治疗原则

采取以手术切除为主的综合治疗。

手术方式有：

（1）根治性切除术。适用于癌肿可以切除且无远处转移者。切除范围包括癌肿所在肠袢及其系膜和区域淋巴结。术式有以下几种：

1）右半结肠切除术。适用于盲肠至结肠肝曲的癌肿。对于盲肠、升结肠癌，切除范围为右半横结肠至末段 15～20cm 的回肠，作回肠与横结肠左半端端吻合或端侧吻合。结肠肝曲的癌肿则需切除横结肠以及胃网膜右动脉组的淋巴结。

2）横结肠切除术。适用于横结肠癌。切除范围包括肝曲和脾曲的全部横结肠，以及胃结肠韧带的淋巴结组，行升、降结肠端端吻合术。横结肠癌亦可行扩大的右半结肠切除、回肠与降结肠吻合术。

3）左半结肠切除术。适用于结肠脾曲和降结肠癌，切除范围包括横结肠左半、降结肠，并根据降结肠癌位置的高低切除乙状结肠部分或全部，行横结肠与乙状结肠或直肠端端吻合术。

4）乙状结肠癌根治切除术。切除乙状结肠，并根据癌肿位置的高低切除降结肠或部分直肠，行结肠直肠端端吻合术。

（2）结肠癌并发急性肠梗阻的手术。经术前准备后，早期施行手术。右半结肠癌行右半结肠切除术，如病人情况不许可时，则先做盲肠造口解除梗阻，2～3 周后行二期根治性切除。左半结肠癌应先做横结肠造口，2～3 周后经充分肠道准备后，再行二期根治性切除术；或行 Hartmann 手术（切除癌肿，远端肠管封闭，近端结肠造口）。

（3）姑息性切除手术。癌肿已有远处转移，但癌肿尚可切除者，应争取做癌肿肠袢切除，以解除梗阻和排血、黏液便症状。

（4）短路手术。癌肿已无法切除者，可行癌肿远、近段肠袢侧侧吻合术，以解除梗阻。右半结肠癌行回肠与横结肠侧侧吻合术，或近断端回肠与横结肠端侧吻合、回肠远断端造口。左半结肠癌行横结肠造口，或横结肠与乙状结肠侧侧吻合，必要时亦可做回肠与乙状结肠侧侧吻合。

（5）化学治疗。不论辅助化疗或肿瘤化疗均以 5 -FU 为基础用药。辅助化疗适用于根治术后，Dukes B、C 期病人。目前常用方案有三个：

1）FOLFOX6 方案。奥沙利铂 $100mg/m^2$，亚叶酸钙（CF）$200mg/m^2$，化疗第一天静脉滴注，随后 5-FU 2.4～$3.6g/m^2$，持续 48 小时滴注，每 2 周重复，共 10～12 疗程。

2）XELOX 方案。奥沙利铂和希罗达的联合用药。

3）MAYO 方案。5-FU/CF。

应用上述方案的新辅助化疗（术前化疗）可使肿瘤降期，提高手术切除率。

（五）术前准备和术后处理

1．术前准备

（1）高热量、高蛋白少渣饮食。纠正贫血、低蛋白血症及水电解质平衡紊乱。

（2）肠道准备。

1）饮食。术前 3 天开始半流饮食，术前 1 天流质饮食，有不完全性肠梗阻者，可口服要素饮食、安素等流质饮食 5～7 天。

2）口服肠道抗菌药物。术前 1 天开始口服卡那霉素 0.5g，1 天 3 次（或庆大霉素 8 万 u，1 天 3 次）和灭滴灵 0.4g，1 天 3 次。同时给予维生素 K 口服或肌注。

3）灌肠。没有肠梗阻时术前 1 天在口服泻药的基础上，当晚清洁灌肠。有不完全性肠梗阻者，灌肠时间可延长至 5～7 天。（注意：普通灌肠和清洁灌肠是不同的概念，前者是灌肠一次至数次，不管流出的粪水是否有渣；后者是不计灌肠数次，洗肠洗至流

出的粪水变清、无粪渣为止）

4）口服泻药。没有肠梗阻表现者，术前一天口服恒康正清或20%甘露醇。这样可以减少灌肠次数，达到清洁灌肠的目的。目前已较少使用反复清洁灌肠的肠道准备。也有口服泻药延长至3～7天，开始时每天上午口服50%硫酸镁20～50mL、番泻叶液或蓖麻油10～30mL。如服泻药后引起肠绞痛或完全性肠梗阻，应即停服泻药并做相应处理。若有不完全性肠梗阻时，可服用缓泻剂或石蜡油。有肠梗阻表现者，应慎用其他泻药，尤其是20%甘露醇，以免加重肠梗阻表现引起不良后果。

（3）术前停留胃管和尿管，乙状结肠癌者可带尿管到手术室使用。

（4）配同型浓缩红细胞200～400mL备用。

（5）带预防性抗生素入手术室使用。

2. **术后处理**

（1）一般与胃肠手术相同。

（2）术后14天内禁用泻药及作灌肠。

（3）有结肠造口者则按造口术后护理（见“直肠癌”相关内容）。

（4）结肠癌术后常规做化疗。可用希罗达、5-FU+CF、FOLFOX6方案（乐沙定+5-FU+CF）等。

（5）术后随访。术后5年内定期随访，除询问症状、体格检查外，术后2年内应按时做下列检查：①每3个月抽血验CEA（癌胚抗原）1次；②每3个月做电子结肠镜或钡剂灌肠X线检查1次；③每3个月做胸片及肝B超检查1次；④每6个月做CT检查

1次。2年后每半年1次，直至5年，每次查血常规、大便常规和潜血试验、血清CEA标记物、肝胆B超或CT、结肠镜、胸片等项目。

直　肠　癌

一、见习要求

（1）掌握直肠癌的检查与诊断方法。

（2）掌握直肠癌的处理原则。

（3）熟悉直肠癌的手术前后处理。

二、见习方法与内容

（一）检查与诊断

1．**病史**

应特别注意询问病人有无排便习惯改变（如腹泻、便秘及排便困难等），大便性质的改变（如便条的大小、形状、软硬，有无脓、血、黏液等），有无疼痛或下坠感。有无尿痛或排尿困难，有无肠梗阻症状出现。同时注意有无直肠腺瘤、溃疡性结肠炎、血吸虫病史，有无直肠癌家族史。

2．**体检**

约75%的直肠癌可由直肠指诊扪及，因此这项检查在直肠癌诊断上十分重要！直肠指检时可在直肠壁触及肿块，癌性溃疡、肠腔狭窄时，指套带血、黏液等，指诊时应估计直肠癌的大小、范围及固定程度，癌肿下缘与肛门缘的距离。如果肿块在直肠前壁，女性病人应该请妇科协助检查阴道和盆腔；男性患者如有排尿困难，可作膀胱镜检查。注意癌肿有无转移，如巩膜有无黄染，肝有无肿大，腹腔有无肿块、腹水，腹股沟及左锁骨上淋巴结有无肿大，肺部作 X 线检查。

3. **辅助检查**

（1）乙状结肠镜或电子结肠镜检查。癌肿距肛门 8cm 以上者不易被指检发现，可以作此检查帮助诊断，同时可见到肿瘤的大小、形态和取活检。电子结肠镜管径较细，且可了解全部结肠情况，如有无多源性大肠癌，或结肠腺瘤性息肉等，对指导治疗有很大意义。

（2）钡灌肠 X 线检查。此非必需，仅用于癌肿位置较高，而上述检查未能确诊者。

（3）直肠癌改良的 Dukes 分期：

A 期：癌肿浸润深度限于直肠壁内，未超出浆肌层，且无淋巴结转移。

B 期：癌肿超出浆肌层，亦可侵入浆膜外或直肠周围组织，但尚能整块切除，且无淋巴结转移。

C 期：癌肿侵犯肠壁全层，且有淋巴结转移。

C_{I} 期：肠旁或系膜淋巴结转移。

C_{II} 期：系膜动脉根部淋巴结转移，尚能根治切除。

D 期：癌肿伴有远处器官转移，或因局部广泛浸润或淋巴结广泛转移不能根治切除。

（4）直肠癌 TNM 分期：参见“结肠癌”相关内容。

（5）腹部 CT 扫描。了解癌肿的部位、大小、与周围组织或脏器（膀胱、前列腺、子宫、阴道、输尿管等）的关系，有无肝转移或腹膜转移等情况。

（6）PET - CT 检查。用来排除肿瘤远处转移及评价手术价值，其可发现肿瘤以外的高代谢区域，从而帮助制订治疗方案。

（7）肿瘤标记物。查血 CEA。

（二）治疗原则

采取以手术治疗为主，配合化疗和放疗。

手术方式有：

（1）根治性切除术。适用于癌肿可以切除又无远处转移者。

手术原则为：将癌肿和足够长的远近端肠段（近切端距癌肿至少 10cm，远端距癌肿至少 5cm，分化好的癌肿，远端可只切 2 ~ 3cm。）及有关的全直肠系膜和淋巴结，以及可能被侵犯的周围组织整块切除。

作为中低位直肠癌的手术金标准，TME 的原则为：①直视下锐性解剖直肠系膜周围盆筋膜壁层和脏层之间无血管界面。②切除标本的直肠系膜完整无撕裂，或在肿瘤下缘 5cm 切断直肠系膜。③辨认及保护性功能及膀胱功能所依赖的自主神经。④增加保肛手术，减少永久性造口。⑤低位吻合重建，通常用吻合器加结肠贮袋与直肠或肛管吻合。癌肿侵及周围脏器、组织（如子宫、膀胱或阴道后壁等）时，可一并切除。孤立性肝转移可作相应肝叶切除。

根治手术有下列三种：

1）局部切除术。适用于早期瘤体小、局限于黏膜或黏膜下层、分化程度高的直肠癌。术式有：①经肛门局部切除术；②经骶后径路局部切除术。

2）腹会阴联合直肠癌根治术（Miles 手术）。原则上适用于癌肿位于腹膜反折以下者，手术不能保留肛门括约肌，需行 Miles 手术，作腹部永久性人工肛门（乙状结肠造口）。

3）经腹直肠癌切除术（Dixon 手术）。是目前应用最多的直肠癌根治术。适用于癌肿距离齿状线 5cm 以上者，亦有更近距离的直肠癌行 Dixon 手术。可保留正常肛门。可用吻合器作乙状结肠、直肠吻合，也可在腹腔镜下行直肠癌 Dixon 手术。

4）Hartmann 手术（切除癌肿、远端肠管封闭、近端结肠造口）。适用于全身情况很差，不能耐受 Miles 手术或急性肠梗阻不宜行 Dixon 手术的直肠癌病人。

（2）晚期直肠癌已有广泛转移和局部固定，不能行根治术切除时，可行乙状结肠造口术。

（3）直肠癌合并完全性梗阻时，先行暂时性乙状结肠造口术。2～3 周后再行Ⅱ期癌肿切除。

（4）术后化疗见“结肠癌”相关内容。

（5）术前、术后配合放疗，可提高疗效。

（6）其他治疗。如基因治疗、靶向治疗、免疫治疗等。

（三）术前准备与术后处理

1. 术前准备

（1）估计手术时要做人工肛门者，要先对患者说明，征得同意后方可实施。

（2）术前纠正贫血，并配同型浓缩红细胞 400 ～ 600mL 备用。

（3）肠道准备（包括饮食、洗肠、肠道抗生素及泻药的应用）：同结肠癌的肠道准备。

（4）女性病人，术前 2 天每天用安多福溶液冲洗阴道 1 次。

（5）术前留置胃管，术时留置导尿管。

（6）估计要切除膀胱者，术前作静脉肾盂造影和/或膀胱镜检查。

2. **术后处理**

（1）取平卧位，腹会阴联合切除者可取侧卧位，5 天后可改半坐卧位，1 周后鼓励病人起床活动。

（2）禁食及胃肠减压，并给予补液，直到肠鸣恢复。

（3）胃肠减压停止后，开始进流质饮食，如无腹胀，则 2 ～ 3 天后改少渣半流饮食。

（4）应用抗生素至体温正常后 3 天停药。

（5）导尿管停留 5 ～ 7 天。

（6）结肠造口的处理。

1）结肠造口术时未开放者，于术后 48 ～ 72 小时用电刀切开，并将造口肠壁外翻与皮肤缝合。如果肠道准备彻底，结肠没有粪便残留，可在术中一期开放结肠造口。

2）术后密切观察结肠造口有无坏死、回缩或狭窄等并发症的出现。

3）保持造口周围皮肤清洁并使用氧化锌软膏保

护皮肤。

4）结肠造口开放后，用人工肛袋接纳大便。

5）术后第 10 天开始，应指检结肠造口，如有狭窄，则每天用手指扩张。

（7）Miles 手术后会阴部伤口的处理。会阴部引流管视引流液多少而于术后取出。1 周后可用 1/5000 高锰酸钾溶液每天坐盆，直至伤口愈合。

（8）术后并发症的处理。

1）尿潴留。由于支配膀胱的神经损伤所致，可留置导尿管，勿使膀胱膨胀，时间长时可行膀胱冲洗，注意控制感染，迫尿肌张力多数能逐渐恢复。

2）结肠造口并发症的处理。①结肠造口回缩。轻度回缩者密切观察。严重回缩，造口边缘消失、出现局部腹膜刺激征者，应立即手术。②结肠造口坏死。应立即手术。③结肠造口狭窄。早期可用手指或扩肛器扩张，严重狭窄、扩张无效者，则需手术治疗。

（9）术后随访见“结肠癌”相关内容。

（陈创奇）

第十一节　痔、直肠肛管周围脓肿和肛瘘

直肠、肛管常用以下检查方法：

（1）检查的特别体位：应有充分的显露，可采用左侧卧位、胸膝位、截石位等。

（2）直肠指检：是发现直肠癌最简单、最经济和最有诊断意义的检查。约 75% 的直肠癌可在直肠指检中发现，误诊的病例中多数未作直肠指检。

（3）肛窥检查。

（4）乙状结肠镜和电子结肠镜检查。

（5）影像学检查：X 线、腔内超声、CT 和 MRI 等。

痔

一、见习要求

（1）掌握痔的分类及分度。

（2）掌握痔的诊断和处理原则。

二、见习方法与内容

（一）检查与诊断

1. 病史

（1）详细了解便血和痔块脱出的特点及伴随症状。注意便血出现的时间，便血的色泽、量，有无伴随局部疼痛、排便困难等，痔块脱出的时间、部位，能否自行回纳，是否需要用手回送，有无伴随出血、疼痛等症状。内痔的主要临床表现是出血和痔块脱出，无痛性间隙性便后出鲜血是内痔常见的症状。外痔主要表现为肛门不适、潮湿不洁，可有瘙痒，有时表现为血栓性外痔、皮赘及炎性外痔。有时内痔和外痔的症状可同时存在。

（2）诊疗经过。起病后是否看过医生及做过直肠指检（或肛窥检查），有无做过结肠镜检查，曾诊断什么病，用过何种药物治疗，有无行手术治疗，疗效如何。

(3) 其他病史。包括有无肝硬化、妊娠、慢性便秘等病史。

2. 辅助检查

结肠镜检查排除结直肠癌、息肉等病变引起的出血。

3. 痔的分类及分度

痔可分为内痔、外痔和混合痔。

内痔是发生于肛管齿线以上、直肠黏膜下的血管性衬垫病理性扩张、增生或移位形成的隆起性组织。内痔根据其症状的严重程度分为四度。Ⅰ度：便时带血、滴血或喷射状出血，便后出血可自行停止；无痔脱出。Ⅱ度：常有便血；排便时有痔脱出，便后可自行还纳。Ⅲ度：偶有便血；排便或久站及咳嗽、劳累或负重时有痔脱出，需用手还纳。Ⅳ度：偶有便血；痔脱出不能还纳，或还纳后又脱出。

外痔是直肠下静脉属支在齿状线远侧表皮下静脉丛病理性扩张、血栓或纤维化。外痔根据组织的病理特点，分为结缔组织性外痔、血栓性外痔、静脉曲张性外痔和炎性外痔四类。

混合痔是内痔通过静脉丛和相应部位的外痔静脉丛相互融合形成的，严重时表现为环状痔脱出。

（二）鉴别诊断

临床上常需与直肠癌、直肠息肉、直肠脱垂、肛裂、肛管癌和肛乳头肥大等疾病相鉴别。

（三）治疗

1. 治疗原则

（1）无症状的痔无需治疗。

（2）有症状的痔重在减轻、消除症状，而非“根治”。

（3）以保守治疗为主。

2. 治疗方法

（1）一般治疗。改善饮食，保持大便通畅，注意肛门会阴部清洁，温水坐浴等对各类痔的治疗都是必要的。高膳食纤维饮食应作为痔的初期治疗措施。

（2）药物治疗。痔的药物治疗可用于任何痔患者，是Ⅰ度、Ⅱ度内痔患者的首选疗法。中医中药辨证与辨病相结合，可促进创面愈合、改善痔急性发作症状，如出血、疼痛、水肿、瘙痒等。

1）局部药物治疗。含有黏膜保护和润滑成分（如复方角菜酸酯等）的栓剂或膏剂等对急性发作的内痔具有治疗作用，如太宁栓、化痔栓等。

2）全身药物治疗。中医主要根据患者的症状辨证论治。西药包括静脉增强剂、抗炎镇痛药。常用的静脉增强剂有微粒化纯化的黄酮成分、草木犀流浸液片、银杏叶萃取物等，可减轻内痔急性期症状，但数种静脉增强剂合用无明显优越性，如爱脉朗、消脱止等；抗炎镇痛药能有效缓解内痔或血栓性外痔所导致的疼痛。

（3）器械治疗。器械治疗对痔出血和轻度脱垂的近期疗效均较好，各治疗手段之间无明显差异。如患者以出血为主，可首选注射法；如患者以轻度脱垂为主，可首选胶圈套扎法。此外，还需根据患者的年龄、主诉、治疗需求等情况选择个性化治疗方案。目前尚缺乏各器械治疗对Ⅰ度、Ⅱ度内痔的多中心疗效评价。

1）痔的胶圈套扎疗法。适用于各度内痔和混合痔的内痔部分，尤其是Ⅱ度、Ⅲ度内痔伴有出血和/或脱出者，不适用于有并发症的内痔和肛乳头肥大。套扎部位在齿状线上区域，并发症有直肠不适与坠胀感、疼痛、胶圈滑脱、迟发性出血、肛门皮肤水肿、血栓性外痔、溃疡形成、盆腔感染等。

2）痔的硬化剂注射疗法。适用于Ⅰ度、Ⅱ度出血性内痔。并发症有疼痛、肛门部烧灼感、组织坏死溃疡或肛门狭窄、内（混合）痔血栓形成、肛周或直肠黏膜下脓肿、直肠阴道瘘、严重的盆腔或者泌尿生殖系统化脓性感染。外痔、内痔血栓、妊娠期痔禁用。

3）痔的物理治疗。主要适应证为Ⅰ度、Ⅱ度、Ⅲ度内痔。禁忌证是血栓性内痔和外痔。物理疗法包括激光治疗、直流电疗法和铜离子电化学疗法、微波热凝疗法、红外线凝固治疗、冷冻疗法等。

4）多普勒引导下的痔动脉结扎术。本方法利用多普勒专用探头，于齿线上方2～3cm探测到供应痔的动脉直接进行痔动脉结扎，痔的血液供应被阻断，致痔逐渐萎缩，以此达到治疗的目的。适用于Ⅱ度～Ⅳ度的内痔。

（4）手术治疗。手术治疗适用于非手术治疗无效且无手术禁忌证者。

2. **手术方式**

（1）痔切除术。主要适应证为Ⅱ度、Ⅲ度、Ⅳ度内痔和混合痔的治疗。包括创面开放式（Milligan-Morgan）手术、创面半开放式（Parks）手术或创面闭合式（Ferguson）手术。目前多采用Milligan-Morgan手术或其改良术。

（2）吻合器痔上黏膜环形切除术（PPH）。本手术用吻合器经肛门环形切除部分直肠黏膜和痔组织。主要适用于Ⅲ度、Ⅳ度内痔，混合痔和部分Ⅱ度大出血内痔。PPH可发生吻合口大出血、肛旁甚至盆腔感染、直肠阴道瘘等严重并发症，还可发生肛门坠胀、肛管狭窄、疼痛、尿潴留等轻度并发症，术后6个月内复发率为2%。

（3）其他。对存在内括约肌处于高张力状态的痔病患者，可采用针对肛门内括约肌的手术方式，包括手法或借助球囊扩肛、肛门内括约肌后位或侧位切开术。主要适用于Ⅰ度、Ⅱ度出血性内痔伴内括约肌处于高张力状态的痔病患者，并发症主要有肛管黏膜撕裂、黏膜脱垂、肛门失禁。

3. **痔的围手术期处理**

术前应作常规必要的物理和实验室检查。手术前可采用开塞露或磷酸钠液灌肠，或口服泻药进行肠道准备。一般不主张术前预防性使用抗生素，但对体弱、高龄、肛管有炎症、手术创面较大及获得性免疫缺陷综合征和器官移植手术后的患者，建议预防性使用抗生素。

4. 术后并发症的防治

（1）出血。各种痔手术都有发生出血的可能，应注意手术中严密止血和术后观察。痔结扎术后 7～10 天可发生迟发性出血。

（2）排尿障碍。术前排尿，手术结束时避免在肛管内留置敷料、严格控制输液量和输液速度（尽量控制在 1L 以内），减少吗啡和布比卡因等麻醉药的应用可减少术后排尿障碍，可采用针刺关元、三阴交、至阴穴，还可用耳压、中药内服的方法治疗。阴部神经阻滞麻醉较脊髓麻醉更能降低痔术后尿潴留发生率。

（3）疼痛。术后创面局部使用复方利多卡因、复方薄荷脑、解热镇痛栓剂、硝酸甘油膏、黏膜保护剂、自控性镇痛泵等措施，具有减轻疼痛的效果。

（4）肛门失禁。过度扩肛、肛管括约肌损伤、内括约肌切开等治疗易于发生肛门失禁。患者原有肛管功能不良、肠易激综合征、产科创伤、神经疾患等疾病可增加肛门失禁发生的危险。

（5）肛门狭窄。多个痔切除手术、注射疗法、痔环形切除、PPH 术等有导致术后肛门狭窄的可能。肛门狭窄的治疗措施包括扩肛、肛管成形术。

（6）其他并发症。包括伤口愈合迟缓、便秘、直肠黏膜外翻、肛周湿疹、肛周皮赘等，需注意防治。

5. 特殊患者的处理

（1）痔急性嵌顿。嵌顿痔是痔的急症，早期可在局麻下采用手法复位的同时应用药物治疗。对嵌顿痔手法复位失败、嵌顿时间长而出现绞窄坏死者，应采取手术治疗以解除嵌顿、去除坏死组织、预防感染。

（2）妊娠和产后早期的痔。可采用中药坐浴和外用，还可外用黏膜保护剂和口服静脉增强剂，禁用硬化剂注射。对痔的严重并发症和药物治疗无效的患者，应选择简单有效的手术方式。

（3）痔并发贫血。应注意排除导致贫血的其他疾病，对痔导致的贫血首先考虑手术治疗。

（4）痔合并免疫缺陷。免疫缺陷的存在（艾滋病、骨髓抑制等）是硬化剂注射和胶圈套扎的禁忌证。在手术治疗时，建议预防性使用抗生素。

直肠肛管周围脓肿

一、见习要求

熟悉直肠肛管周围脓肿发生的感染途径、诊断和处理原则。

二、见习方法与内容

（一）检查与诊断

1. 病史

（1）详细了解肛周红肿热痛的特点及其伴随症状。注意肛周疼痛出现的时间，有无伴随局部红肿热痛，有无流脓、出血，有无全身发热、寒战等症状，病情演变过程如何等。局部有无波动感、伤口流脓等。检查时应注意：①脓肿与肛门括约肌的关系；②有无感染内口及内口至脓肿的通道。

（2）诊疗经过。起病后是否看过医生及做过直肠指检（或肛窥检查），曾诊断什么病，用过何种药物治疗，有无行手术治疗，疗效如何。

（3）其他病史。包括有无外伤史、直肠肛管手术史，克罗恩病、结核、肿瘤等病史。

2. 辅助检查

结肠镜检查排除结直肠癌、克罗恩病、结核等病变引起的直肠肛管周围脓肿。

3. 直肠肛管周围脓肿的感染途径

直肠肛管周围脓肿绝大部分是由肛腺感染引起的，可导致括约肌间脓肿、高位肌间脓肿、骨盆直肠间隙脓肿、坐骨肛管间隙脓肿、肛门周围脓肿、肛管后间隙脓肿、直肠后间隙脓肿等。

（二）鉴别诊断

应排除其他疾病引起的直肠肛管周围脓肿。

（三）治疗

（1）非手术治疗。①抗生素治疗。②温水坐浴。③局部理疗。④口服缓泻剂或石蜡油减轻疼痛。

（2）手术治疗。脓肿切开引流是治疗直肠肛管周围脓肿的主要方法。一旦确诊，应尽早切开引流。

（3）温水坐浴。术后用 1∶5000 高锰酸钾溶液坐浴。

肛　　瘘

一、见习要求

（1）掌握肛瘘的分类。

（2）掌握肛瘘的诊断和处理原则。

二、见习方法与内容

（一）检查与诊断

1. **病史**

（1）详细了解肛周瘘外口分泌物的特点及其伴随症状。注意肛周瘘外口是否有流出少量脓性、血性、黏液性分泌物，有无肛门部潮湿、瘙痒、疼痛，有无发热、寒战、乏力等全身感染症状出现，是否反复瘘口愈合又再穿破。检查时注意肛周皮肤的外口、内口数及其走行的瘘管。

（2）诊疗经过。起病后是否用过抗生素、温水坐浴，是否进行过手术治疗，疗效如何，有无复发等。

（3）其他病史。包括有无外伤史、直肠肛管手术史，克罗恩病、结核、肿瘤等病史，既往有无直肠肛管周围脓肿病史。

2. **辅助检查**

（1）X 线碘油瘘管造影检查。可了解肛瘘的位置及其走行，掌握外口、内口的数目。

（2）经直肠腔内 B 超检查。可以区分肛瘘与周围组织的关系，可分辨多数瘘管内外口所处位置，瘘管可表现为低回声与混合性回声区，炎性增生区可见彩色血流信号，内口表现为黏膜连续性中断或局限性膨隆改变。

（3）MRI 检查。可以发现肛瘘与周围组织的关系，了解肛瘘的位置及其走行。

（4）结肠镜检查。排除结直肠癌、克罗恩病、结核等病变引起的肛瘘。

（二）肛瘘的分类

（1）按瘘管位置的高低分类：①低位肛瘘。瘘管位于外括约肌深部以下。又分为低位单纯性肛瘘（只有一个瘘管）和低位复杂性肛瘘（有多个瘘口和瘘管）。②高位肛瘘。瘘管位于外括约肌深部以上。又分为高位单纯性肛瘘（只有一个瘘管）和高位复杂性肛瘘（有多个瘘口和瘘管）。

（2）按瘘管与括约肌的关系分类：①肛管括约肌间型。约占肛瘘的 70%。②经肛管括约肌型。约占肛瘘的 25%。③肛管括约肌上型。约占肛瘘的 4%。④肛管括约肌外型。最少见，仅占肛瘘的 1%。

（三）鉴别诊断

应排除其他疾病引起的肛瘘。

（四）治疗

1. 治疗原则

诊断明确后绝大部分需手术治疗。治疗原则是将瘘管切开，敞开创面，促使愈合。手术的关键是尽量减少肛管括约肌损伤，防止肛门失禁，同时避免瘘的复发。

2. 手术方式

（1）瘘管切开术。适用于低位肛瘘。

（2）挂线疗法。适用于距肛缘 3～5cm 内，有内外口的低位或高位单纯性肛瘘，或作为复杂性肛瘘切开、切除的辅助治疗。其最大优点是不会造成肛门失禁，同时也能引流瘘管。

（3）肛瘘切除术。适用于低位单纯性肛瘘。

3. 术后并发症

常见的术后并发症有：①伤口出血；②伤口感染；③肛门失禁；④肛瘘复发；⑤伤口愈合迟缓；⑥伤口疼痛等。

（陈创奇）

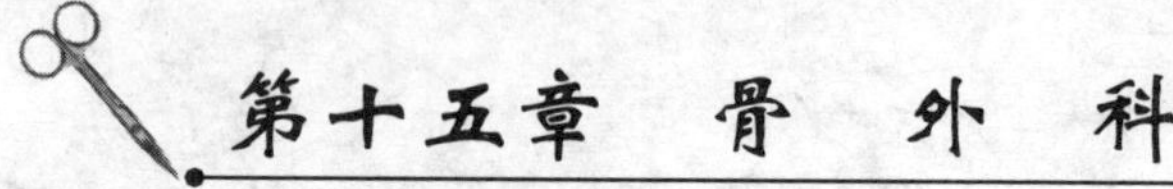

第十五章 骨 外 科

骨外科见习时间具体安排如下：

单元一：骨科体格检查。

单元二：教学查房（包括骨外科常见疾病的诊断、检查和治疗原则，各种常见骨折的复位、固定方法及常见并发症）。

单元三：石膏及包扎技术、小夹板技术、X 光片的阅读。

单元四：手术示教。

一、见习要求

（1）了解骨科体格检查的方法及内容。

（2）了解骨折的发病机制。

（3）掌握骨折的临床表现。

（4）掌握骨折的早期、晚期并发症。

（5）掌握骨折愈合的过程及影响骨折愈合的因素。

（6）掌握骨折急救原则。

二、见习方法与内容

（一）骨科体格检查

1. 骨外科的相关概念

包括创伤骨折、骨科炎症、畸形、肿瘤、骨病等疾病的相关概念。

2. **运动系统检查**

重点讲述六大关节检查方法，了解“视、触、叩、听、动、量”的内容。先由教师示范讲解，然后同学之间相互练习检查，并了解正常骨科体格检查的表现。

(1) 四肢长度的测量。注意相对和绝对长度，肢体周径测量、长度测量的意义。

(2) 关节运动的基本概念。包括屈、伸、外展、内收、内旋、外旋、中立位、功能位等。

(3) 肩关节检查。关节运动范围不要求牢记，但要掌握运动的名称和方式，并与健侧对比，了解是哪个运动方向受限，可结合临床病例或示教病例说明意义。掌握方肩、围巾征（搭肩）及直尺试验，并了解其临床意义。

(4) 肘关节检查。掌握肘关节及周围骨性标志、肘后三角关系、桡骨小头及肘关节正常屈伸的检查及意义，以及肘尺神经沟位置。

(5) 腕关节检查。掌握活动范围、正常骨性标志、鼻咽窝的组成和检查、临床意义。

(6) 髋关节检查。掌握正常运动范围，熟悉特殊检查：Thomas 征、Allis 征、Trendalenburg 征、望远镜征、Nelaton 线、Bryant 三角、“4”字征等。

(7) 膝关节检查。掌握屈伸范围、侧向应力试验、浮髌试验、抽屉试验、半月板损伤、交叉韧带损伤的各种试验，了解其异常表现及意义。

(8) 脊柱检查。掌握正常生理性曲线、活动范围、骨性标志、压痛点及意义。

（9）神经系统检查。掌握臂丛神经、坐骨神经的走行、起止和分布、支配范围。

上肢：正中神经、桡神经和尺神经的走行分布，主要运动和感觉支配区域及检查，熟悉其损伤定位体征。

下肢：坐骨神经的支配范围和检查。

肌肉系统检查可结合在以上检查中介绍。

（二）教学查房

（1）重点教授骨折总论相关内容，包括骨折的诊断、检查和治疗原则，以及各种常见骨折的复位和固定方法及其常见并发症。

（2）结合住院病例，示教骨科常见疾病（关节、脊柱、骨肿瘤、手显微外科、创伤、小儿骨科）等内容，包括骨折、炎症（特异性和非特异性）等，并了解常见或专有畸形。

1. 骨折概论

（1）了解骨折的发病机制。

（2）骨折的临床表现：一般症状、体征及专有体征（畸形、异常活动、骨摩擦音或骨摩擦感）。

（3）骨折早期、晚期并发症：早期并发症有休克、血管神经损伤、感染、缺血性挛缩、脂肪栓塞等；晚期并发症有坠积性肺炎、褥疮、尿路感染、骨化性肌炎、损伤性关节炎、关节僵硬、缺血性骨坏死。

（4）骨折愈合的过程及影响骨折愈合的因素。

（5）骨折急救原则：抢救生命（保持呼吸通畅、

抗休克)，局部伤口包扎止血，骨折临时固定和搬运，迅速转运。

2. 急性化脓性骨髓炎

(1) 病史。有无外伤史、局部感染或上呼吸道感染病史，起病缓急。

(2) 检查。

1) 全身中毒表现。

2) 局部感染表现：有红、肿、热、痛及功能障碍，注意有无肢体畸形。

3) 实验室检查：白细胞总数升高，核左移、血培养可阳性。

4) X线：一般发病后2周后才出现改变，表现为骨质疏松、骨小梁模糊，点状破坏，骨膜反应等。

(3) 鉴别诊断。与蜂窝织炎、急性化脓性关节炎、急性风湿热鉴别。

(4) 治疗原则。关键在于早期诊断，控制炎症，引流减压，防止死骨形成。

1) 早期联合大剂量应用抗生素。

2) 提高机体免疫力。

3) 维持水电解质平衡。

4) 局部夹板或石膏固定，抬高患肢，消肿，必要时皮肤牵引，保持功能位。

5) 局部引流。当大剂量抗生素治疗2～3天症状无改善时，可行穿刺抽脓，若抽出脓液，可行钻孔或开窗引流术。

3. 慢性骨髓炎

(1) 病史。

1）有急性化脓性骨髓炎病史或开放性骨折合并感染的病史。

2）有长期不愈合或反复发作的瘘管，可有死骨经伤口排出。

（2）检查。

1）有患肢增粗、软组织变硬或畸形等改变，瘘口及周围皮肤有色素沉着。

2）X线：骨质增生，密度不一，轮廓不规则，死骨形成。

（3）治疗原则。摘除死骨，消灭死腔，清除病灶组织，改善局部血液循环。

（4）手术方式。

1）死骨摘除及窦道刮除术。适于死骨局限、死骨不大者。

2）蝶形手术。

3）肌瓣填塞术。

4）局部持续灌洗术。

5）患肢截除术，适于有恶变者。

（5）手术指征。有死腔伴瘘管长期不愈合流脓，死骨已分离清楚，并且骨性包壳已充分形成。

（6）手术禁忌证。急性发作期，宜作引流术。包壳未充分形成时应避免大块死骨摘除，以免造成病理性骨折。开放性损伤在骨折未愈合前，不宜摘除大块游离死骨，以免造成骨质缺损。

4. 骨关节结核

（1）病史：结核病史或接触史。

（2）症状：全身结核中毒症状、局部症状。

（3）检查：局部检查，影像学检查。

（4）治疗：

1）全身治疗：系统、联合应用抗结核药物。

2）局部治疗：局部固定，关节内注射药物，手术治疗。

（5）病灶清除术的适应证：①有明显死骨，较大脓肿或经久不愈的窦道。②脊柱结核合并截瘫。③单纯骨结核或单纯滑膜结核经非手术治疗无效，有可能发展成全关节结核病者。④早期关节结核为了抢救关节功能也应及时手术。

（6）手术禁忌证：①有活动性肺结核、肠结核等。②全身情况差不能耐受手术者。③年龄太大或太小，难以耐受手术者。

5. 腰椎间盘突出症

（1）病史：腰腿痛伴坐骨神经痛。疼痛特点：①常有外伤史。②反复发作。③行走、久站、久坐时痛加剧，休息后可缓解。④咳嗽等腹压增加时疼痛加剧。

（2）体检：

1）脊柱畸形。生理弯曲消失或功能性脊柱侧凸。

2）腰椎可有局部压痛，棘突旁压痛伴放射，或沿坐骨神经行程压痛。

3）直腿抬高试验及加强试验阳性。股神经牵拉试验阳性，提示 L_3/L_4 椎间盘突出，股神经根受压。

4）感觉定位体征：①小腿内侧感觉异常，提示 L_4 神经根受压。②小腿外侧及足部内侧感觉异常，提示 L_5 神经根受压。③外踝及足背外侧感觉异常，

提示 S_1 神经根受压。

5）肌力及反射定位：①股四头肌肌力减弱及膝反射异常，提示 L_4 神经根受压。②拇趾背伸肌力减弱，提示 L_5 神经根受压。③小腿三头肌力减弱及踝反射异常，提示 S_1 神经根受压。

（3）影像学检查：X 线，CT、MRI、脊髓造影。

（4）治疗：

1）保守治疗。以非手术治疗为主，尤其初次发作者。绝对卧床休息 3 周，辅以物理、推拿及牵引治疗和药物治疗。

2）手术治疗。手术减压，摘除突出的椎间盘组织。手术指征：①症状严重而经过严格保守治疗无效，症状持续半年以上者。②神经根明显受压，产生神经功能损害者。③多次反复发作者。④中央型突出或有马尾神经压迫症状者。

5. 骨肿瘤

注意良性肿瘤与恶性肿瘤相鉴别：

（1）病史及发展快慢：良性病史缓慢，病程长。而恶性病史短，发展快。

（2）局部表现：依据肿块增大程度、疼痛、皮肤温度、表面静脉等方面鉴别。

（3）全身状况。

（4）转移。

（5）预后。

（6）X 线表现：良性肿瘤：一般无软组织肿块，常无骨膜反应，骨质变化规则，密度均匀，边界清楚。恶性肿瘤：①骨质破坏不规则，密度不均，边界模糊，无“膨胀”现象；②软组织可见不规则阴影；③骨膜反应：Codman 三角，日光放射征，葱皮样改变等。

(7) 病理活检术：切开或穿刺活检。

(8) 治疗：①良性肿瘤：刮除或切除。②恶性倾向或低度恶性：切除、截除或截肢术。③高度恶性：截肢。④恶性骨肿瘤新辅助化疗方法。⑤转移性肿瘤：根据病情，选择保守治疗、手术或放、化疗。

(三) 石膏及包扎技术、小夹板技术、X 光片的阅读

(1) 石膏固定的原理及应用范围，优、缺点，使用石膏的注意事项，石膏的种类。

(2) 小夹板使用。小夹板原理，主要优、缺点及注意事项。

(3) X 光片阅读。了解常见骨折、骨科疾病、关节脱位、骨髓炎、肿瘤（骨肉瘤、骨巨细胞瘤等）的 X 线表现。

(四) 手术示教

(1) 选择骨科常见病手术治疗为示教病例，了解骨科围手术期处理。

(2) 按照外科无菌操作，结合骨科特点，介绍并了解骨科消毒、铺巾、上止血带、切口、结扎、分离及各种常见骨科手术器械操作。

(3) 适当讲解手术适应证及骨科术前、术后重点观察内容及其意义。

（黄　纲）

第十六章 泌尿外科

泌尿外科见习时间具体安排如下：

单元一：

（1）介绍泌尿外科的常见症状及特殊检查，常用的各种造瘘管及常见疾病，1.5 学时。

（2）指导学生结合临床阅读泌尿外科常见病的 X 线照片、CT、MRI 及 B 超图像，参观及介绍体外冲击波碎石机、直肠 B 超检查仪及其临床应用，1 学时。

（3）介绍泌尿外科的专科体格检查，病历书写及病例分析的特点，0.5 学时。

（4）指导学生进行病史采集、体格检查及书写病历，1 学时。

单元二：

（1）教学查房及分析病历，术前总结及介绍手术步骤，1 学时。

（2）参观手术，2.5 学时。

（3）参观及介绍尿流动力学检查仪及其临床应用，0.5 学时。

第一节　泌尿外科相关知识

一、见习要求

(1) 了解泌尿外科疾病常见的症状及检查方法。

(2) 了解膀胱镜、输尿管镜、电切镜等内镜器械。

(3) 掌握泌尿系统 X 线平片（KUB）、静脉肾盂造影片（IVU）、尿道膀胱造影片、逆行尿路造影片，以及 CT 片、MRI 片、肾同位素检查图等。

(4) 了解各种造瘘管及导尿管。

(5) 掌握尿石症、前列腺疾病、泌尿系损伤、泌尿生殖系统肿瘤等常见疾病。

二、教学准备

(1) 泌尿外科常见的症状及检查方法。

(2) 膀胱镜、输尿管镜、电切镜等内镜器械或图片。

(3) 泌尿系 X 线平片（KUB）、静脉肾盂造影片（IVU）、尿道膀胱造影片、逆行尿路造影片，以及 CT、MRI 片、肾同位素检查图等。

(4) 各种造瘘管及导尿管。

(5) 常见病例：尿石症、前列腺疾病、泌尿系损伤、泌尿生殖系肿瘤等。

(6) 体外冲击波碎石机及直肠 B 超检查仪。

三、见习方法与内容

（一）泌尿外科的特殊检查、各种造瘘管的使用及常见病

1. 泌尿生殖系疾病的常见症状及特殊检查

（1）常见症状。血尿、脓尿、乳糜尿，尿频、膀胱刺激症状、排尿困难，急、慢性尿潴留，腰痛，肾绞痛，阳萎。

（2）特殊检查。

1）尿三杯检查的方法及临床意义。

2）位相显微镜之临床意义。

3）膀胱冲洗试验的方法及意义。

4）残余尿的定义及测定方法。

5）膀胱镜的检查方法、适应证及禁忌证。

6）X 线平片方法、肠道准备、照片范围。

7）静脉肾盂造影的方法、药物、适应证及禁忌证。

8）逆行尿路造影的方法及适应证。

9）B 超在泌尿外科的应用。

10）CT 在泌尿外科的应用。

11）肾图的检查方法及临床意义。

12）尿流动力学的检查方法及临床意义。

2. 导尿管及造瘘管

（1）男女的导尿方法。

（2）各种导管的应用方法，包括普通导尿管、气囊导尿管、三腔导尿管、金属导尿管。

（3）各种常见造瘘管。

（4）肾造瘘、肾盂造瘘，输尿管造瘘、膀胱造瘘。

（5）输尿管支架及双“J”内支架管。

3. **常见病**

（1）尿石症。

1）注意病因、结石成分、病理、不同位置结石的临床表现、诊断要点、X线及静脉肾盂造影的诊断意义。

2）治疗：

a. 肾绞痛的治疗。

b. 药物治疗。

c. 外科治疗。①ESWL。②腔内治疗。③开放手术。注意手术适应证及各种术式。④双侧性结石的治疗原则。⑤急性梗阻性无尿的诊断（X光、B超、逆行造影）、治疗（解除梗阻、引流、取石）。

（2）前列腺增生症。

1）病因及合并症。

2）临床表现。

3）诊断方法：肛门指检、尿流动力学检查、膀胱尿道镜、B超、CT。

4）治疗：①药物：雌激素及α-阻滞剂、非那雄胺等。②手术、适应证及手术方式。

5）其他。①与前列腺癌的鉴别。②急性尿潴留的病因及处理方法。③前列腺增生合并肾功能不全的处理原则。

（3）泌尿系肿瘤。

1）肾肿瘤。

a. 病理及转移途径。

b. 临床表现特点。

c. 检查：X 光片、肾盂造影、B 超、CT、肾血管造影。

d. 治疗：①根治性肾切除。②手术切口的选择、术中血管处理及切除范围。③保留肾脏的肿瘤切除术。④适应证及禁忌证。⑤晚期肾癌的治疗原则。

2）肾盂肿瘤。

a. 病理及转移途径。

b. 临床表现及检查方法：静脉肾盂造影、膀胱镜、B 超、CT、尿沉渣。

c. 注意与肾肿瘤的区别。

d. 治疗：肾输尿管全切除及部分膀胱壁切除术。

3）膀胱肿瘤。

a. 病因及病理。病理分级及临床分期的方法及临床意义。

b. 转移途径。

c. 临床表现。

d. 检查：尿沉渣、B 超、CT、X 光造影、膀胱镜 + 活检、膀胱双会诊。

e. 治疗：①T_0T_1，TURBT，术后 3 个月内定期复查膀胱镜。②T_2，膀胱部分切除，膀胱灌注 BCG、化疗药等预防复发。③T_3T_4，全膀胱切除及尿流改道。

（4）泌尿系损伤。

1）肾损伤。开放性与闭合性的类型。

a. 临床表现。

b. 检查方法。

c. 治疗原则：①保守治疗法。②手术适应证及方式。

2）尿道损伤。

a. 病因及病理。

b. 临床表现。

c. 诊断方法：病史、症状、插尿管、X 线造影。

d. 注意与膀胱损伤鉴别。

e. 治疗：①部分裂伤：留置尿管。②完全裂伤：球部清除血肿及尿道吻合；后尿道行会师牵引术，或前列腺固定术。

（5）泌尿系结核。

1）注意继发性、病理。

2）症状。

3）诊断方法：尿沉渣找抗酸杆菌，膀胱结核结节，CT、KUB、IVU－钙化，破坏等。

4）治疗：①非手术治疗：抗痨治疗。②手术治疗。注意术前准备：肾切除、肾部分切除、病灶清除术、膀胱挛缩扩大术。

（二）泌尿外科影像学、体外冲击波碎石（ESWL）、直肠 B 超检查

1. 泌尿外科影像学

学生阅读泌尿外科常见病（结石、肿瘤、前列腺增生症）的 X 线片、MRI 片和 CT 片、B 超照片，提出对 X 线照片的描述、诊断，以及结合临床提出治疗方法，老师指出和纠正学生的错误，正确引导学生的临床思维。

（1）正确辨认KUB、IVU、逆行造影片、尿道膀胱造影，阅片过程中注意左右、上下对比。

（2）不同X线片的临床意义（形态功能等）。

（3）典型病变的X线照片（结石、充盈缺损等）。

（4）选择腹部和盆腔的CT片，了解肿瘤的CT值范围、大小及浸润情况。

（5）阅读肾肿瘤、结石、囊肿的B超照片。

2. 体外冲击波碎石及直肠B超检查

参观体外冲击波碎石机及直肠B超检查仪，了解其使用情况。

（1）机器和技术的发展历史。

（2）工作原理。

（3）直肠B超穿刺前的准备。

（4）具体操作和结石定位。

（5）适应证、禁忌证。

（6）碎石后和前列腺穿刺后并发症的处理。

（三）示教查房

选一典型病例，由带教老师示教询问病史，作体格检查，特别注意并发症及鉴别诊断的病史询问，由老师分析病人的检查结果，分析病例，作出必要的诊断及鉴别诊断、介绍治疗原则及手术方式。

（四）病历书写

选择泌尿外科的常见病（尿石症、泌尿系肿瘤、前列腺增生症），在老师指导下，由学生进行病史采集、体格检查及病历书写。

病历内容：一般项目、主诉、现病史、过去史、个人史、家族史、一般体格检查、外科情况、诊断及诊断依据、鉴别诊断、治疗原则及手术方式。

第二节　病例讨论、手术参观及尿流动力学检查

一、见习要求

（1）掌握泌尿外科结石、肿瘤、前列腺增生症、先天性尿道下裂、隐睾症等常见病的手术病例。

（2）了解体外冲击波碎石机及尿流动力学检查仪。

二、教学准备

（1）泌尿外科常见病（结石、肿瘤、前列腺增生症、先天性尿道下裂、隐睾症等）的手术病例。

（2）2～8 台泌尿外科手术。

（3）体外冲击波碎石机及尿流动力学检查仪。

三、见习方法与内容

（一）病例讨论

选择典型病例（结石、肿瘤和前列腺增生症等）进行床边讨论，教师纠正病历中存在的问题。

（1）评述病历的书写情况和存在问题，及时纠正。

（2）在病房由一位学生报告病史，一位学生进行泌尿外科的体格检查，一位学生进行病例分析，提出自己的诊断、鉴别诊断以及进一步需要的检查项目，一位学生提出具体的治疗方案。

（3）随时指出和纠正学生的问题，引导学生进行临床病例分析，抓住问题的实质，培养临床思维和独立思考能力。

（4）总结学生的分析，纠正不正确的观点，提出正确的观点，通过临床具体病例的教学，加深学生对泌尿外科常见病（尿石症、泌尿系肿瘤、前列腺增生症等）的了解。

（二）手术参观

教师讲解手术前总结，指出手术适应证、术前准备和手术方式，包括切口选择、各层次解剖、术中和术后注意事项。学生分成 2 ～ 3 组，分别参观不同的手术，每位同学固定参观 1 台，不能随意在手术室内走动。老师讲解手术的切口位置、消毒范围、各层次解剖、重要的手术步骤和操作。手术结束后，老师及时总结手术的要点及注意事项。

（三）尿流动力学检查仪参观

了解尿流动力学检查仪的工作原理和操作方法。

（陈　羽）

第十七章 胸 外 科

一、见习要求

(1) 掌握胸外伤常见种类、临床表现、诊断方法和急救处理。特别是肋骨骨折、气胸、血胸的急救处理。

(2) 了解常见胸外伤的病因、病理生理、手术治疗方法。

(3) 了解急慢性脓胸的临床表现和处理原则。

(4) 掌握肺部肿物，特别是肺癌的临床表现、诊断方法、治疗原则。

(5) 掌握食道肿瘤，特别是食道癌的临床表现、诊断方法、治疗原则。

(6) 了解贲门失弛缓症的临床表现、诊断方法、治疗原则。

(7) 掌握纵隔常用分区，常见肿物的临床表现、诊断方法、治疗原则。

(8) 掌握胸腔引流的指征、方法、拔除指征。

二、见习方法与内容

学生分组临床询问病史和体检。教师讲述本专科询问病史的方法及重点，纠正不正确的体检动作，简述常用的无创检查和有创检查项目和意义，以及如何做术前准备。

(一) 肋骨骨折

(1) 病因：第4～7肋长而固定，最易在暴力或钝器撞击胸部时内弯折断。

(2) 病理：肋骨骨折端刺破胸膜和肺所致以下病理生理改变：气胸、血胸、皮下气肿、血痰、咯血、反常呼吸，以及严重时的呼吸循环衰竭。(解释反常呼吸运动)

(3) 临床表现：局部疼痛、骨摩擦感（音)、反常呼吸、皮下气肿。

(4) 诊断：X线胸片。注意与胸壁软组织挫伤鉴别。

(5) 急救：消灭反常呼吸。

(6) 治疗：

1) 闭合性单处肋骨骨折：止痛、固定、防治并发症。(解释胶布固定法)

2) 闭合性多根多处肋骨骨折：局部压迫包扎，反常呼吸时要紧急处理，保证呼吸道通畅。

3) 反常呼吸的局部处理：①包扎固定法；②牵引固定法；③内固定法。

4) 开放性肋骨骨折：清创缝合、固定。

(二) 气胸

(1) 分类：气胸分闭合性、开放性、张力性三种。

(2) 治疗原则：

1）闭合性：少数（30%）为无明显症状，自行吸收。

大多数为气体症状重，体征明显，需穿刺抽气或行闭式引流。

2）开放性：胸膜腔负压消失、肺受压萎陷、纵隔扑动（解释其病理生理）。急救：变开放性为闭合性，穿刺抽气或清创缝合后闭式引流。

3）张力性：胸腔内压不断提高。急救：主动排气、胸腔内减压。放置闭式引流。

（三）血胸

（1）病理：肺组织裂伤、肋间血管或胸廓内血管损伤，心脏大血管受损。

（2）进行性血胸诊断依据：

1）脉搏逐渐增快，血压持续下降。

2）输血补液后，血压不升或升后又降。

3）血红蛋白、红细胞及红细胞压积继续降低。

4）因血液凝固，胸穿抽不出血液，但 X 线片示阴影增大。

5）闭式引流持续 3 小时，每小时超过 200mL。

（3）治疗：

1）非进行性：抽出积血，抗感染。

2）进行性出血：剖胸探查。

3）凝固性血胸：剖胸清血块或纤维剥除。

（四）胸外伤

胸外伤剖胸探查指征：①胸膜腔进行性出血。

②引流后大量漏气、呼吸困难。③心脏损伤。④胸腹联合伤。⑤胸内异物存留。

（五）胸腔闭式引流

（1）适应证：①气胸、血胸或脓胸，需要持续排气、排血或排脓者。②切开胸膜腔者。

（2）方法：

1）部位：锁骨中线第2肋间排气，腋后线第6～8肋间排液。

2）水封瓶引流原理、水柱波动观察及意义。

3）撤除引流的指征：每天引流小于50mL，肺复张良好。

（六）脓胸

胸膜腔受化脓性病原体感染，产生脓性渗出液积聚，称为脓胸。

（1）脓胸的分期：渗出期（急性期）、纤维化期和机化期。

（2）急性脓胸：全身中毒征象、胸液征象、感染血象。

治疗原则：①控制感染。②排净脓液促使肺早日扩张。

（3）慢性脓胸：急性脓胸经4～6周治疗，脓腔不消失、脓液稠厚见大量沉积物者。

1）形成原因：①急性脓胸治疗不当。②原发病未彻底治愈或异物残留。③特异性感染。

2）与急性脓胸的区别：纤维板形成、呼吸受限。

3）治疗原则：消除病因，闭合脓腔。

4）治疗方法：①开放引流术；②胸膜纤维板剥除术；③胸廓改形术。

（七）肺癌

（1）临床表现：咳嗽、咳血丝痰或咳痰，痰中带血；胸闷、胸痛、气促等。如肿物浸润压迫邻近器官组织可有相应表现。

（2）诊断：临床表现，X 线、CT，支气管镜，纵隔镜，穿刺活检，PET - CT 等。

（3）治疗原则：以手术为主的综合治疗。包括手术、放疗、化疗、生物靶向治疗、免疫治疗、中医中药治疗等。

（4）手术禁忌证：①胸外淋巴结转移；②远处转移；③广泛肺门纵隔淋巴结转移；④胸膜转移；⑤神经血管损害；⑥心、肺、肝、肾功能衰退，全身情况差。

（八）纵隔肿瘤

（1）解剖分区法：五区法。

（2）常见纵隔肿瘤：

1）神经源性肿瘤，后纵隔多见。

2）畸胎瘤与皮样囊肿，前纵隔多见。

3）胸腺瘤或胸内异位组织肿瘤，前上纵隔多见。

4）淋巴源性肿瘤，双侧中纵隔多见。

5）纵隔囊肿。

纵隔肿瘤良性居多，诊断主要靠X线，一经确诊都应早期手术切除。

（九）食道癌

（1）解剖上食管分颈、胸、腹三部。胸段食管分上、中、下三段，分界标志为主动脉弓平面和肺下静脉平面。（解释目前肿瘤学上食管分段的不同）

（2）食道癌以中段为多见，下段次之，上段较少。下段切除率最高。

（3）典型表现：进行性吞咽困难。

（4）诊断：①临床表现；②X线食道吞钡；③带网气囊食管脱落细胞检查；④食道镜或电子胃镜；⑤胸腹部CT。

（5）鉴别诊断：①贲门失弛缓症；②良性食管肿物。

（6）治疗：以手术为主的综合治疗。包括手术、放疗、化疗、生物靶向治疗、免疫治疗、中医中药治疗等。

（7）手术禁忌证：①病变广泛且累及邻近重要器官；②左锁骨上淋巴结转移；③远处器官或组织转移；④严重恶液质者；⑤严重心、肺或肝功能不全者。

（十）贲门失弛缓症

（1）临床表现：青壮年多见，吞咽不畅，胸骨后沉重感或阻塞感；症状与精神情绪有关，时重时轻；呕吐，溢食，呕吐物不含胃酸。

（2）诊断：①临床表现；②X 线食道吞钡；③食道动力学检查；④食道镜或电子胃镜。

（3）治疗：轻者内科治疗；症状重者手术治疗，即改良的 Heller 手术。

（巫国勇）

第十八章　心脏外科

一、见习要求

（1）掌握几种常见先天性心脏病如动脉导管未闭、房间隔缺损、室间隔缺损及法洛四联症的临床表现、手术指征和治疗方法。

（2）掌握风湿性二尖瓣疾病的临床表现、手术指征和外科治疗方法，了解机械瓣和生物瓣的选择原则。

（3）了解慢性缩窄性心包炎、心脏黏液瘤的临床表现和外科治疗原则。

（4）掌握冠脉搭桥的手术指征。

（5）了解体外循环手术的术前准备和术后处理，掌握急性心包填塞的临床表现和处理原则。

（6）示教心脏外科手术，重点讲解体外循环建立的步骤和术中的心肌保护措施。

二、见习方法与内容

（一）病房见习

学生分为若干组，临床询问病史并体检。教师讲述本专科询问病史的方法及重点，纠正不正确的体检动作，简述常用的辅助检查项目及其意义，以及如何做术前准备。

1. **动脉导管未闭**（patent ductus arteriosus，PDA）

（1）分型：管型、漏斗型与窗型。

（2）病理生理：左向右分流→肺充血→肺动脉高压。

（3）临床表现：

1）症状：分流小者可无症状，分流大者表现为心悸、气促、乏力、肺炎、不易喂养等。

2）体征：P_2 亢进，L_2 连续性杂音、收缩期杂音伴震颤、差异性紫绀（下半身发绀）、艾森曼格综合征（eisenmenger syndrome）。

3）辅助检查：心电图、X 线、超声心动图、心血管造影等。

（4）鉴别诊断：①主动脉与肺动脉间隔缺损；②主动脉窦瘤破裂；③冠状动静脉瘘；④室间隔缺损合并主动脉关闭不全。

（5）治疗：

1）手术指征：非依赖性 PDA：大分流者即时手术、早期手术；小分流者可考虑适当延期至学龄前手术，出现艾森曼格综合征视为畸形矫治的手术禁忌，但可进行心肺联合移植手术。依赖性 PDA 需与原发病一起矫治。

2）手术方式：①导管结扎或钳闭为最常用；②切断缝合；③内口缝闭；④导管封堵法。

2. **房间隔缺损**（atrial septal defect，ASD）

（1）分类：①原发孔房间隔缺损：部分心内膜垫缺损、完全性心内膜垫缺损。②继发孔房间隔缺损：

中央型（卵圆孔型）、上腔型（静脉窦型）、下腔型、混合型。

（2）病理生理：左向右分流→肺高压→右向左分流（艾森曼格综合征）。

（3）临床表现：

1）症状：劳力性心悸气促，晚期发绀并右心衰。

2）体格检查：P_2 亢进固定分裂，L_2 SM、无震颤。

3）辅助检查：心电图、超声心动图、X 线、心血管造影。

心电图表现：①继发孔房缺：电轴右偏、右束支传导阻滞、P 波高大、右室肥大；②原发孔房缺：电轴左偏、P-R 间期延长、左室高电压。

（4）治疗：

1）手术适应证：①无症状、右房室扩大者应手术；②合并肺高压应尽早手术；③艾森曼格综合征为房缺修补手术禁忌。

2）手术四大高危因素：①年龄大于 40 岁；②中度以上肺高压；③右心衰；④心律失常。

3）手术方式：①体外循环下房缺直视修补；②导管伞封堵：仅适用于中央型、合适大小的房间隔缺损。

3. 室间隔缺损（ventricular septal defect，VSD）

（1）分类：膜部缺损、漏斗部缺损、肌部缺损。

（2）病理生理：左向右分流→肺充血→肺高压→艾森曼格综合征。

（3）临床表现：

1）症状：小孔室缺分流量少可无症状；大室缺分流量大表现为劳力性心悸气促，晚期出现紫绀。

2）体格检查：P_2亢进，$L_{3\sim4}$收缩期杂音伴震颤。

3）X线：肺充血、严重肺高压者肺血管残根样改变、左室大或者双心室大等。

4）心电图：正常或左心室肥厚劳损、左右心室肥厚劳损等。

5）超声心动图：描述缺损部位、大小，评估肺压力等。

6）导管检查：直接测定肺动脉压、计算肺血管阻力。

（4）治疗：

1）手术适应证：①小孔室间隔缺损：肌部、膜部室间隔缺损，3岁前有自闭可能，否则手术。其依据为：有心内膜炎风险，干下型室缺可造成主动脉关闭不全，社会问题，心理压力。②大分流室间隔缺损：尽早手术。

2）手术方法：①体外循环直视下进行缺损修补。根据缺损位置可选择经右心房切口、肺动脉切口或者右室流出道切口，停跳或者不停跳下修补，直接缝合和补片修补等。②导管封堵。需严格选择病例，如缺损修补后再通、肌部缺损等，不适合于干下型缺损，并可能出现瓣膜功能受损、心律失常等并发症，远期效果有待评估。

4. 肺动脉口狭窄（pulmonary stenosis，PS）

（1）分类：肺动脉瓣狭窄、右心室漏斗部狭窄、肺动脉主干狭窄。

（2）病理生理：左心室/肺动脉压力阶差→左心室压力明显增加→右心衰。

（3）分级：轻度小于 40mmHg，中度为 40 ～ 100mmHg，重度大于 100mmHg。

（4）临床表现：

1）症状：轻度可无症状；中到重度可出现活动后心悸、气促、活动耐力下降，偶见晕厥，可有周围性紫绀，最后出现右心衰。

2）体格检查：P_2 减弱或者消失、L_2 收缩期杂音伴震颤。

3）心电图：左心室肥大。

4）X 线：肺血减少、右心室增大。

5）超声心动图：了解狭窄部位及程度。

6）心导管：右心室测压。

（5）治疗：

1）手术适应证：轻度可不处理，中度以上应手术治疗。

2）手术方法：①低温直视下肺动脉瓣交界切开术。②体外循环下直视矫治：瓣膜交界切开，流出道疏通、心包补片扩大修补等。③球囊扩张法：易并发肺动脉瓣关闭不全，其长期疗效尚待明确。

5. 法洛四联症（tetralogy of fallot，TOF，F4）

（1）定义：右室漏斗部或圆锥发育不全所致的一种具有特征性肺动脉狭窄和室间隔缺损的心脏畸形。主要包括四种解剖畸形：肺动脉狭窄、室间隔缺损、主动脉骑跨、右心室肥厚。

（2）病理生理：肺动脉狭窄使右室排血障碍，

右心室压力增高，右心室肥大；血流自右向左分流引起紫绀，分流量与主动脉骑跨程度决定紫绀程度；体循环阻力突然下降或右室漏斗部肌肉强烈收缩引起肺血流骤减，致缺氧发作。

（3）临床表现：

1）症状：出生后即有呼吸困难，3～6个月后紫绀，随年龄增加加重，蹲距是特征性表现，缺氧发作。

2）体检：紫绀，杵状指，P_2 减低，$L_{3\sim4}$ 收缩期震颤。

3）实验室检查：红细胞计数、红细胞压积、血红蛋白升高。

4）X线：肺血少、心腰凹陷。

5）心电图：电轴右偏，右室肥厚。

6）超声心动图、心脏CT：左心室发育情况、肺动脉发育情况，麦克弓指数。

（4）治疗：

1）手术适应证：手术方法和效果取决于肺动脉发育情况、心室发育情况。

2）手术方法：①姑息性手术：体－肺分流术、右室流出道补片扩大术。②根治性手术：室缺修补、流出道疏通、流出道补片扩大。

6. 二尖瓣狭窄

（1）病因：风湿热最常见。

（2）病理：瓣叶粘连、增厚、钙化、挛缩，波及瓣下结构。

（3）分型：隔膜型、隔膜漏斗型、漏斗型。

（4）病理生理：瓣口面积缩小→血流通过障碍→肺静脉压增高（40mmHg）→肺水肿→肺毛细血管压力升高→肺动脉压升高→右心衰。

（5）临床表现：

1）症状：与狭窄程度相关：①1.5～2.0cm^2 为轻度狭窄；②1.0～1.5cm^2 为中度狭窄；③小于1.0cm^2 为重度狭窄。

从初次风湿性心脏炎到出现明显二尖瓣狭窄的症状可长达10年；此后10～20年逐渐丧失活动能力，表现为劳累型气促、咳嗽、端坐呼吸、急性肺水肿、咯血、发绀、心悸、乏力等。

2）体格检查：二尖瓣面容，心前区抬举性搏动、S_1 亢进、心尖区DM隆隆样杂音。二尖瓣开瓣音（opening snap，OS）：漏斗型二尖瓣开瓣音消失；Graham－Settll 杂音：严重肺动脉高压时，由于肺动脉及其瓣环的扩张，相对性肺动脉瓣关闭不全的杂音。可有充血性心力衰竭和急性肺水肿体征，血管栓塞以脑栓塞最常见。

3）心电图：左心房、右心房、右心室扩大，电轴右偏，P波增宽，右心室肥大伴劳损和心房颤动，房性早搏，房性心动过速，心房扑动，阵发性心房颤动，持久性心房颤动。

4）X线：左心房大、双房影、Kerley线、粟粒型阴影。

5）超声心动图：了解各心腔室的大小，瓣膜狭窄程度，瓣膜成分，肺动脉压力，有无左房血栓等。

6）心导管、超高速CT、CT、MRI等。

(6) 治疗：

1) 手术指征：①有症状，心功能 Ⅱ～Ⅲ 级以上。②X 线：心脏扩大，中度以上肺瘀血、肺高压。③心电图：房颤、左心房肥大、右心室肥大。④超声心动图：瓣口 $<1 \sim 1.5cm^2$、血栓、瓣膜反光钙化。⑤伴有明显瓣膜关闭不全、感染性心内膜炎等。

2) 手术时机的选择：①无风湿活动；②合并有中风或重要器官栓塞，病情稳定；③无并发活动性感染病症（瓣膜本身感染例外）；④无活动性出血病。

3) 手术方式：①闭式二尖瓣交界分离术。主要适用于风湿性二尖瓣狭窄，心功能Ⅱ级以上，瓣膜改变为隔膜型，无左房血栓，无关闭不全，无主动脉瓣膜病变的病例。②直视下二尖瓣交界切开或瓣膜整形术。主要适用于风湿性二尖瓣狭窄、瓣膜病变较严重，合并有关闭不全，主动脉瓣病变，二尖瓣狭窄、左房有血栓，二尖瓣闭式扩张后再狭窄者。③体外循环下行二尖瓣置换术（生物瓣或机械瓣）。主要适用于二尖瓣钙化或瓣下结构病变严重、整形等无法修复瓣膜的功能者。

4) 人工瓣膜：生物瓣、机械瓣、组织工程瓣、转基因瓣。

生物瓣适用于：①禁用抗凝剂者、出血性溃疡患者；②社会环境及精神病人；③特殊职业及业余运动爱好者；④年轻育龄女性，自愿 10～12 年后再次手术者；⑥65 岁以上高龄患者。

7. 冠心病

冠状动脉搭桥手术的适应证：①心绞痛内科药物

治疗无效、不宜行 PTCA（经皮冠状动脉成形术）者；②检查有阳性征，无心绞痛之冠脉狭窄，不能行 PTCA 者；③左主干病变；④冠脉三支病变；⑤PTCA 的急性并发症；⑥心肌梗塞溶栓及 PTCA 治疗无效者；⑦有心肌梗塞并发症如二尖瓣关闭不全、室间隔穿孔、室壁瘤形成等。

8. **心脏黏液瘤**（cardiac myxoma）

（1）概述：心脏原发性肿瘤中良性占 75%，其中黏液瘤占良性肿瘤的 50%。女性多于男性；年龄多介于 30～50 岁之间（70%）。可见于任何心脏的房室，但左心房较多见，占 93% 以上。

（2）病理生理：突出心腔内的瘤体妨碍正常的血流，出现类似二尖瓣狭窄或关闭不全表现。

（3）临床表现：

1）血流阻塞现象。病人心脏的杂音可随体位的改变而出现杂音性质、响度的改变。

2）全身反应。瘤体出血，变性坏死，引起全身免疫反应，发热、消瘦等。

3）动脉栓塞。如偏瘫、失语、昏迷、腹泻等。

4）其他检查。X 线、ECG 的改变与二尖瓣病变相似。UCG 可见随心搏而移动的云雾状光团回声波。

（4）治疗：应尽早手术，以防止肿瘤恶变、脱落、堵塞瓣口造成死亡等。

9. **慢性缩窄性心包炎**

（1）病因：结核性、化脓性、血性心包积液治疗后及非特异性。

（2）病理生理：心脏长期受机械性束缚，心搏减少，回流受阻。

(3) 临床表现：重度右心衰竭征。

(4) 手术切除范围和原则：①先左心，后右心。先流出道，后流入道。②两侧达膈神经，上至大血管根部，下达心包膈面。

(二) 手术示教

(1) 讲解手术示教病例的诊断要点、手术抉择和术式、参观过程中的手术步骤。示教病例以先天性心脏病畸形矫治术或瓣膜置换手术为主。

心脏手术有以下三种方式：①常温心脏手术；②低温心内直视手术；③体外循环心内直视手术。

(2) 低体温的意义：增强人体组织对缺氧的耐受性。体温28℃时耗氧减少50%，20℃时减少80%，30℃时可阻断血循环安全时限8～10min。

(3) 体外循环：人体外应用人工心肺机进行血液气体交换的过程。

部件：①血泵（人工心），用以驱动血液；②氧合器（人工肺），用以血液气体交换；③变温器；④滤器。

(4) 体外循环的建立：麻醉→显露心脏→肝素化（3mg/kg）→主动脉插管→上下腔静脉插管，并接通已预备好的人工肺机管道→转流、降温（并行循环）→阻断，心脏停搏及心肌保护→手术。

(5) 体循期监测项目：心率、心律、血压（灌注压）、中心静脉压、尿量、血气。

(6) 体外循环的撤除：术毕→复温→心脏复跳

→开放并行循环→停止体外循环→鱼精蛋白中和肝素（比例1：1.5）→拔管。

（7）体循期间心肌保护措施：①心脏局部的深低温，降低心肌的能量消耗。②使用心肌保护停搏液、使心脏的电－机械活动停止，减少心肌无氧或有氧代谢；心表局部深低温。③心脏的充分引流，防止心肌过度被动牵张。

（8）术后复苏监护措施：①心血管系统监测。②呼吸系统辅助监测。③神经系统监测。④微循环灌注监测。⑤水、电解质和酸碱平衡监测。⑥血容量监测、失血量观察。

（三）心脏术后监护

（1）监护室的概念：应用先进的检测手段对生命指征的连续监测以及及时的救治医护过程。

（2）监护的内容：见“体外循环复苏措施”相关内容。

（3）心血管系统监护和人工呼吸机的应用。

（4）急性心包填塞的诊断和处理：

1）病理生理：失血性休克，心脏压塞。

2）临床表现：失血性休克、静脉压升高、心搏微弱、心音遥远、动脉压降低、低氧、尿少。

3）急救：立即施行手术，心包腔减压，心内出血止血。

（姚尖平）

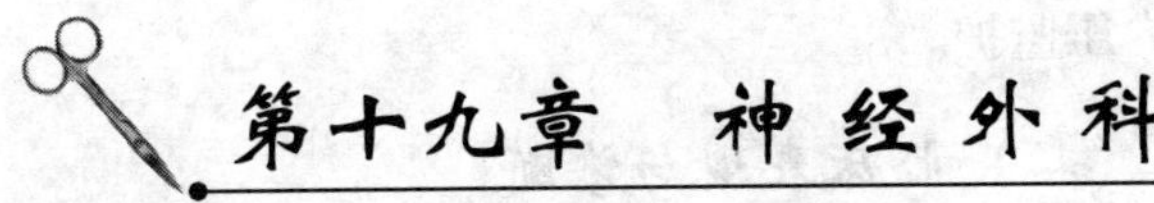

第十九章 神经外科

神经外科见习时间具体安排：

单元一：教学查房2学时，神经放射学、读片知识介绍2学时。

单元二：病例讨论3学时，手术示教或观看录像1学时。

第一节 教学查房

颅内压增高

一、见习要求

(1) 了解颅内高压的定义、病因、病理生理、颅内压增高的类型。

(2) 掌握颅内高压的临床表现、诊断步骤、处理原则和检查方法。

二、见习方法与内容

(一) 典型病例示教

颅内肿瘤、颅内血肿、脑挫裂伤及脑水肿、脑脓肿、肉芽肿（寄生虫、炎症性）、脑积水、颅腔狭小病变（狭颅症）、颅内 A-VM、颅脑手术或脑外伤后颅内压监护。

（二）临床表现与诊断

1. 病史

有无头痛、呕吐、瘫痪和麻木、癫痫、视力下降、复视，智力、记忆力减退等情况和发病经过。外伤史、脑炎史、小儿出生史、头颅增大情况、恶性肿瘤和全身疾病史（尿毒症、肝昏迷、毒血症）。

2. 体检

一般状态（神志、精神、病容、体位、步态）、生命体征（血压、脉搏、呼吸、体温）。神经系统方面，注意头颅形态、大小、囟门张力、头皮静脉、破壶音、眼球活动、瞳孔大小及形状、对光反射、眼底视乳头情况，其余颅神经改变、四肢肌力和肌张力、感觉（深浅感觉）、深浅反射、病理反射，以及其他器官情况。

3. 辅助检查

腰椎穿刺（脑脊液压力、常规和生化）、脑电图、头颅 X 线平片、脑血管造影、CT、MRI。

4. 诊断

（1）是否存在颅内高压。

1）病史和体格检查，如“三主征”等。

2）腰穿测压（慎用）或颅内压监测、压强持续大于 2.0kPa（正常为 0.7～2.0kPa）。

3）颅骨平片。

4）造影或 CT 等，注意鉴别诊断。

(2) 分类。颅内压增高有急性、亚急性、慢性，弥漫性、局限性几类。

(3) 病因。

1) 颅内占位性病变（颅内血肿、肿瘤、脓肿、寄生虫或炎症、霉菌性肉芽肿）。

2) 脑体积增大病变（各种脑水肿如脑挫裂伤、炎症、缺血缺氧、中毒等）。

3) 脑脊液分泌或吸收失调（交通或梗阻性脑积水、良性颅压增高等）。

4) 颅腔狭小病变（狭颅症、颅底凹陷症等先天性疾病）。

5) 脑血流量或静脉压的持续增加病变（颅内AVM等）。配合特殊检查如腰穿、CT、MRI、脑血管造影等以明确。

(4) 定位。

1) 功能定位：根据脑功能区损害的临床表现而确定（意识、智力、精神症状、语言功能、书写、视觉、运动、感觉、反射、颅神经损害等）。

2) X线平片、脑血管造影、CT、MRI，明确病变部位。

(5) 颅内压监护。脑室插管法、蛛网膜下腔插管法和直接硬膜外法，能了解颅内压的持续动态变化，早期发现颅内压增高，广泛用于颅脑外伤和肿瘤术后数天内。

(三) 处理原则

(1) 一般处理原则：①病情观察（意识、瞳孔、肢体功能、生命体征等)。②维持营养和水电解质酸碱平衡。③防止误吸入和保持呼吸道通畅、供氧。④防止诱发颅内压增高的因素(便秘、咳嗽、不良体位、灌肠等)。

(2)病因治疗(手术和非手术治疗)。

(3)降低颅内压。可根据临床表现进行或在颅内压监护下进行。①脱水利尿(高渗利尿剂和非汞利尿剂等)。②激素应用。③控制补液量。④冬眠低温疗法。⑤脑脊液外引流。⑥巴比妥治疗。⑦辅助过度换气。

(4)抗菌素应用(预防和控制感染)。

(5)对症处理(止痛、禁用呼吸抑制剂、癫痫发作者抗癫痫治疗)。

急性脑疝

一、见习要求

(1)了解急性脑疝的病因和形成机理。

(2)熟悉小脑幕切迹疝和枕骨大孔疝的临床表现。

(3)掌握急性脑疝的紧急处理原则。

二、见习方法与内容

(一)典型病例示教

各种颅脑外伤、颅内血肿、颅内肿瘤、颅内寄生虫及慢性肉芽肿、脑脓肿等所致小脑幕切迹疝和枕骨大孔疝。

（二）临床表现与诊断

1. 病史

病因、意识障碍情况、生命体征及瞳孔变化情况、应用药物情况。

2. 体检

重点神经系统检查、生命体征、意识状态（GCS法）、瞳孔（大小形状和光反射）、视乳头和眼球活动及眼震情况。去脑强直、四肢肌力、肌张力、深浅反射和病理反射情况。

3. 诊断

（1）小脑幕切迹疝：①急性颅内压增高症状（剧烈头痛、频繁呕吐、烦躁不安）。②意识改变。嗜睡至昏迷，反应迟钝或消失。③双侧瞳孔不对称，病侧先小后大，光反射减弱或消失。④运动障碍，散大瞳孔的对侧肢体瘫痪，锥体束征阳性，去大脑强直。⑤生命体征紊乱。

（2）枕骨大孔疝：①颅内压增高征，剧烈头痛和呕吐。②生命体征紊乱，呼吸早期停止，意识改变晚而没有瞳孔改变。③颈项部症状，颈项疼痛和颈项强直。

（三）急性脑疝的紧急处理原则

（1）降低颅内压：①脱水利尿、应用甘露醇等。②激素。③脑脊液外引流（脑室）。

（2）病因治疗。争取时间手术去除病因。

（3）姑息疗法。病因未明者可行减压术（内、外减压法）、脑脊液分流术（严禁腰穿放液）。

颅脑损伤

一、见习要求

（1）了解颅脑损伤的机制。

（2）掌握脑震荡、脑挫裂伤、颅骨骨折（颅盖骨和颅底骨骨折）、颅内血肿（特别是硬膜外血肿）的临床表现和诊断。

（3）掌握颅脑损伤的处理原则。

二、见习方法与内容

（一）典型病例示教

脑震荡、脑挫裂伤（特别是对冲伤）、颅内血肿（特别是硬膜外血肿）、颅骨骨折（颅盖骨和颅底骨骨折）。

（二）临床表现和诊断

1. 病史

了解受伤的时间、暴力情况（性质、速度、方向、大小、数量），伤者姿势、部位和经过（受伤部位与头部关系及伤时头部状态，颅内压增高情况和神经功能受损症状发展），伤后处理经过和伤前健康状况。

2. **体检**

(1) 伤口情况。包括伤口的部位、数量、大小、深浅，有无血肿、出血、骨折、异物污染、脑组织溢出或膨出。

(2) 耳、鼻、口腔情况。如脑脊液漏及血块，头面部皮肤黏膜瘀斑，眼眶及咽后壁情况。

(3) 神经系统检查。生命体征、意识状态(GCS法)、眼部情况（视力、瞳孔、眼球运动和震颤)、运动感觉功能、深浅反射、病理反射、其他颅神经情况、脑膜刺激征。

(4) 全身胸、腹、脊柱和四肢的情况。

3. **辅助检查（有选择性地进行）**

(1) 腰穿（脑脊液压力、脑脊液常规和生化）。

(2) X线平片。

(3) CT。

(4) MR检查。

(5) 脑血管造影检查。

4. **诊断**

(1) 颅底骨折（主要靠临床综合征诊断）。

1) 头部外伤后脑脊液鼻漏（血水）。

2) 熊猫眼征。

3) 可存在视神经和嗅神经功能损害。

4) CT或X线平片可见颅内积气、蝶窦或额窦液平。

(2) 中颅窝骨折。

1) 头部外伤后出现脑脊液耳漏（血水）或鼻漏。

2）可合并第8或第2、3、4、5、6颅神经损害。有些损害颈内动脉、海绵窦后出现动静脉瘘而有搏动性突眼。

3）X线平片或CT可见颅内积气、鼓室或乳突蜂房高密度影。

（3）后颅窝骨折。

1）外伤（头部）乳突或颈项部皮肤瘀斑。

2）可存在后组颅神经（第8～12）损伤。

3）CT或X线平片可见颅内积气或乳突蜂房高密度影。

（4）脑震荡。

1）头部外伤史。

2）伤后短暂性意识障碍，一般少于30分钟。

3）清醒后头痛、头晕、恶心、呕吐和逆行性遗忘。

4）神经系统和腰穿压力正常，脑脊液中无红细胞。

5）CT和X线平片未见异常。

（5）脑挫裂伤。

1）伤后即昏迷，时间长、程度深，一般超过30分钟，甚至伤后持续昏迷。

2）醒后有头痛、头晕、呕吐症状。

3）蛛网膜下腔出血表现（颈抵抗、脑膜刺激征、腰穿血性脑脊液或红细胞增多）。

4）生命体征不同程度紊乱。

5）脑局灶性功能损害（运动、感觉、语言、精神异常，癫痫等）或锥体束征阳性。

6）CT 有颅内低密度或点状高密度灶，周围水肿。

（6）脑干损伤。

1）伤后即昏迷，时间长（约数周至数年）。

2）去大脑强直。

3）双侧锥体束征阳性。

4）生命体征显著紊乱（高热、脉搏快或慢、呼吸不规则、血压不稳等）。

5）瞳孔极度缩小或多边、对光反射减弱或消失、双眼同向凝视、双眼球固定或分离、内聚。也有一侧眼球活动时另一侧固定的。

6）CT 示脑干肿胀，环池变窄或消失。

（7）颅内血肿。分为急性（3 天以内）、亚急性（3 天至 3 周）和慢性血肿（3 周以上）；按部位又分为硬膜外、硬膜下、脑内、脑室内和多发性血肿。

1）急性硬膜外血肿：①有颅脑损伤史，多属于直接加速伤。②伤后意识中间清醒期（原发昏迷→清醒→继发昏迷）。③脑受压的表现（头痛、呕吐、意识改变、神经系统局灶性体征、癫痫等）或脑疝综合征进行性加重。④生命体征改变（颅内压力增高表现）。⑤X 线平片（头颅）骨折线跨过血管沟（特别是脑膜中动脉沟）。⑥头颅超声波中线结构对侧移位。⑦CT 骨板下相应骨折部位双凸面镜高密度影。

2）急性硬膜下血肿：①相当于脑挫伤的外伤史，多为对冲伤。②伤后意识障碍进行性加深，多无中间清醒期。③颅内压力增高和脑疝综合征出现较快。④腰椎穿刺压力高，脑脊液红细胞增多。⑤X 线平片多无颅骨骨折，有则多在枕部。⑥CT 硬膜下新月形高密度影较为广泛，多伴有脑挫裂伤和脑水肿。

（三）颅脑损伤分类

（1）根据格拉斯哥（Glasgow）昏迷计分（GCS）（表 19－1），颅脑损伤分为轻、中、重型三型。

表 19－1　格拉斯哥昏迷计分（GSS）

睁眼反应		言语反应		运动反应	
正常睁眼	4	回答正确	5	遵命运作	6
呼唤睁眼	3	回答错误	4	定位动作	5
刺痛睁眼	2	含混不清	3	肢体逃避	4
无反应	1	唯有叹息	2	肢体屈曲	3
		无反应	1	肢体过伸	2
				无反应	1

（2）按照性质，颅脑损伤又可分为闭合性和开放性损伤（硬膜破裂、脑脊液与外界相通）两种。

（3）按照伤情轻重，颅脑损伤又可分为三型。

轻型（Ⅰ型）：单纯性脑震荡，伴有或无颅骨骨折。①昏迷 20 分钟。②仅有轻度头晕、头痛等自觉症状。③神经系统和脑脊液检查无明显改变。

中型（Ⅱ型）：轻度脑挫裂伤，有或无颅骨骨折及蛛网膜下腔出血，无脑受压者。①昏迷 6 小时以内。②有轻度神经系统阳性体征。③体温、呼吸、脉搏、血压有轻度改变。

重型（Ⅲ型）：广泛颅骨骨折，广泛脑挫裂伤，脑干损伤或颅内血肿。①深昏迷，昏迷在6小时以上，意识障碍逐渐加重或出现再昏迷。②有明显神经系统阳性体征。③体温、呼吸、脉搏、血压有明显改变。

（4）按格拉斯哥昏迷评分法，颅脑损伤可分为：

轻型：GCS 13～15分。

中型：GCS 8～12分。

重型：GCS 3～7分。

特重型：GCS 3～5分，伤后持续昏迷。

（四）颅脑损伤的处理原则

（1）卧床休息。重者头高位（休克除外）。

（2）维持营养和电解质、酸碱平衡。

（3）病情观察。生命体征、瞳孔、意识、肢体活动情况和新症状、体征的出现。

（4）辅助检查。有选择地进行腰穿、CT、X线头颅平片和脑血管造影等。

（5）对症治疗。保持呼吸道通畅、纠正休克、止痛、抗癫痫、降温、镇静等。

（6）特殊治疗。颅内高压的处理、手术清除病灶或减压术、精神营养药物、腰椎穿刺、并发症和后遗症的治疗、伤口处理等。

（五）颅脑手术后的处理要点

（1）密切观察病情变化。生命体征，运动、感觉功能，语言、神志、瞳孔情况，伤口引流情况，失血情况等。

（2）防治脑水肿（水肿高峰期在第 3～7 天）。控制补液量（限制生理量以内），应用激素、脱水剂（首选甘露醇和速尿）。如病情需要可以在颅压监护下进行。

（3）保持呼吸道通畅，有梗阻性呼吸困难者则行气管切开，改善供氧（予吸氧）。

（4）维持水、电解质、酸碱平衡。

（5）应用止血药物。

（6）应用抗生素防治感染。

（7）引流拔出后注意伤口愈合情况。病情稳定的可行腰穿测压，了解脑脊液情况和放出颅内积血减少后遗症。

（8）注意营养（包括营养神经药物），加强护理防褥疮。

（9）对症处理。镇静、抗癫痫和止痛，不能应用抑制呼吸中枢的药物。

（六）各种脑外伤的处理要点

1. 现场急救

（1）昏迷病人应保持呼吸道通畅、吸氧。

（2）伤口处理。止血、包扎，开放性伤口要用无菌敷料保护。

（3）休克处理。注意合并伤的处理。

（4）脑疝时积极脱水，呼吸循环不稳或衰竭时就地抢救。

2. **头皮损伤**

血肿可自行吸收，大血肿可穿刺加压包扎，感染则引流。裂伤72小时内无感染Ⅰ期缝合。撕脱伤可吻合血管皮肤再植或植皮（骨膜下撕脱者则Ⅱ期进行）。

3. **颅盖骨骨折**

（1）线形骨折无需特殊处理，要注意并发症。

（2）凹陷性骨折若陷入深于1cm且在重要功能区或有局灶症状则手术复位或清创；硬膜撕破的要修补缝合硬膜。凹陷骨折位于大静脉窦表面且无症状者不手术，如需手术则准备充足血液和止血用具。

4. **颅底骨折**

（1）绝对卧床休息，半坐卧位（利于引流体位）。

（2）脑脊液漏禁止冲洗或者堵塞和腰穿。

（3）3～4周不愈合（无自愈倾向）或感染则行修补术（硬膜修补）。

（4）预防性应用抗生素。

（5）必要时给予输血、输液。

5. **开放性颅脑损伤**

（1）纠正患者全身情况，尽早行彻底清创手术（清除骨碎片、血肿、异物和无生机脑组织）消灭创面、彻底止血，关闭伤口，必要时行外引流。以后按闭合性损伤治疗。

（2）抗感染。

1）预防破伤风（注射破伤风抗毒素）。

2）密切观察患者的病情变化。

6. 脑震荡

休息1周。镇静，止痛，神经营养药物治疗和心理治疗。

7. 脑挫裂伤

卧床1～2周。对症治疗，给予神经营养药物，降低颅内压、消除脑水肿，密切观察病情。

8. 颅内血肿

确诊后脱水同时迅速准备手术清除血肿和坏死脑组织、减压。术后防治脑水肿（激素、甘露醇、速尿脱水），抗菌素和神经功能康复治疗。CT确诊幕上颅内血肿量在30mL以下可严密观察下保守治疗。

9. 脑干损伤

（1）保持呼吸道通畅，必要时行气管切开。维持呼吸道、循环功能稳定。

（2）控制脑水肿（脱水、激素治疗、限制补液量、止血、吸氧等）。

（3）注意电解质、酸碱平衡失调。

（4）对症处理（高热、休克控制，去大脑强直的处理）。

（5）改善代谢（能量合剂、维生素、脑活素等）。

（6）积极防治感染和并发症（肺炎和消化道出血等）。

10. 脑干损伤的恢复期

（1）苏醒药应用。

（2）脑功能恢复治疗（高压氧、功能锻炼、理疗、针灸等）。

（3）加强营养和营养神经药物的应用。

（4）防治并发症，如褥疮等。

第二节　头颅放射诊断（阅片知识介绍）

一、见习要求

（1）了解正常颅骨平片表现及颅骨骨折、蝶鞍病变和颅内高压的头颅X线平片的表现。

（2）初步认识CT和MRI的脑肿瘤、血肿、脑脓肿、脑积水的表现。血管造影的适应证和禁忌证、方法和占位性病变表现。脊髓造影的适应证、禁忌证、方法和脊膜下髓外占位和髓内占位性病变的表现。

二、见习方法与内容

（一）颅骨平片

（1）正常颅骨平片。注意颅骨结构、脑膜中动脉沟、骨缝、蝶鞍、松果体钙化斑。

（2）颅骨骨折：①线形骨折（形态和鉴别诊断）；②凹陷性骨折（形态和凹陷程度）。

（3）慢性颅内压增高：①骨质变薄及颅缝分离；②脑回指压征；③蝶鞍改变。

（4）鞍内肿瘤：蝶鞍改变。

（二）脊髓造影：腰穿或侧穿

（1）髓外硬膜下占位病变（杯口征、脊髓移位）。

（2）脊髓髓内占位性病变（脊髓梭形膨大）。

（三）脑室造影：额角穿刺法

（1）正常脑室形态。

（2）脑积水脑室形态或脑室占位性变的充盈缺损。

（四）脑血管造影：颈静脉造影

（1）正常脑血管造影片。注意大脑前动脉、中动脉位置和形态。

（2）颅内血肿：无血管受压、前动脉移位。

（3）颅内占位性病变或血管性病变：血管移位、异常血管。

（五）CT 片

（1）颅内血肿：注意密度和形态特点：①脑内血肿。②硬膜下血肿。③硬膜外血肿。

（2）颅内肿瘤：根据密度、形态和周围水肿特点、部位特点、结合病史，分为：①脑膜瘤。②胶质瘤。③垂体瘤。④脑脓肿。⑤脑积水。

（六）MRI 片

（1）正常颅内结构的 MR 表现。

（2）脑肿瘤、脑血管病、脊髓肿瘤。

第三节　病 例 讨 论

一、见习要求

通过讨论能掌握颅底骨折、硬膜外血肿、硬膜下血肿、脑干损伤的受伤机制、临床表现。加深了解脑挫伤定位诊断和脑外伤的处理原则。

二、见习方法与内容

（一）颅底骨折

注意诊断类型、颅脑损伤的受伤机制和损伤定位。

（二）急性硬膜外血肿

（1）诊断和诊断依据。包括分类、损伤部位、性质、机制等。

（2）急救措施。

（3）预后估计。

（三）硬膜下水肿（急性）

（1）诊断和分类。

（2）脑疝的分类。

（3）去大脑强直和锥体束征的临床意义。

（4）手术情况的估计。

（四）原发性脑干损伤

（1）诊断和分类。

（2）损伤定位。

（3）治疗方法和预后估计。

第四节　手术示教或观看录像

一、见习要求

了解颅脑手术的基本方法和途径、手术定位技巧。

二、见习方法与内容

观看教学录像片《颅脑外伤的手术治疗》或《硬膜外血肿手术治疗》，或进手术室参观颅脑手术。主要参观头皮切口定位、止血方法、皮肤分离、颅骨成形术、硬膜切开。

注意脑组织的止血方法和切除方法的特点。

［附一］神经外科病例

［病例一］

男，32 岁，1985 年 3 月 15 日急诊入院。

主诉：头部外伤 15 小时，昏迷 10 小时。

现病史：昨晚 7 时 30 分骑摩托车与汽车相撞，头着地，当时不省人事，送我院急诊室半小时后清醒，诉头痛、呕吐3次、左耳持续流血性液体。今天凌晨1时神志转模糊，不能对答，小便失禁。4时烦躁不安，注射镇静剂无效，入院治疗。

过去史：无特殊。

体检：BP 120/90mmHg，P 78次/分钟，R 20次/分钟。神志模糊，不能对答，烦躁乱动。后枕部头皮有血肿2cm×2cm，左面部皮肤擦伤，左外耳道有血性液体流出。双侧瞳孔4mm，对光反应尚好，眼球无震颤，左侧鼻唇沟稍浅，余颅神经未见异常。左侧腹壁反射稍减弱，四肢可自主活动，双下肢Babinski征（+）。

X线照片：头颞、左顶线形骨折。

初步诊断：重型颅脑外伤。颅内血肿，颅骨骨折。

治疗经过：3月16日，在冬+局麻下行双侧额部钻孔探查，发现硬膜呈蓝色，切开硬膜有暗红色血液流出，即行冠状切口，双侧额颞部开颅，发现右额极脑挫裂伤，脑内及硬膜下血肿，清除血肿50mL及清除破碎的坏死脑组织，去骨瓣行减压术，左额颞部有广泛的脑挫裂伤，脑水肿明显及薄层的硬膜下血肿，行颞肌下减压，手术顺利，术后行脑室内颅内压监护（ICP），并行脑室引流术。3月17日，ICP 30～40mmHg。3月19日呼吸困难行气管切开。3月20日脑室引流液150mL，ICP 8mmHg。3月22日撤除颅内压监护，腰穿测压230mmHg。3月24日病人开始清醒，但有精神症状，乱语打人，可以进食，伤口愈合良好。4月15日精神症状控制，可以下地步行。4 月 23 日痊愈出院。

出院诊断：（1）重型闭合性颅脑外伤。

（2）双侧额颞脑挫裂伤、硬膜下血肿。

［病例二］

女，20 岁，1986 年 1 月 20 日入院。

主诉：摔伤头部，头痛、呕吐 2 天。

现病史：2 天前骑自行车不慎摔倒，枕部着地，当即昏迷，5 分钟后清醒，醒后觉头痛，呕吐 5 次，吐出为胃内容物。现仍有恶心、头晕、头痛，不能进食，四肢乏力，伤后无抽搐。

过去史：无头部外伤史，无癫痫史。

体检：BP 110/70mmHg，P 70 次/分钟，R 18 次/分钟。神清，对答切题，左枕部头皮有血肿 2cm × 2cm。双侧眼球各方活动好，双侧眼底未见异常，耳鼻未见血性液体。颈抵抗，余颅神经未见异常。深浅反射正常，四肢肌力、肌张力正常，病理神经反射未引出。

头颅照片：左枕骨线形骨折，长 5cm。

CT 扫描：小于 7/1，OM 线上 1. 6cm 层面可见枕骨骨折。3. 2 ～4cm 层面，右额底中线旁可见高密度血肿影，大小为 4cm ×1. 2cm，周围有低密度水肿带，右侧侧脑室前角略后移，透明隔左移。

入院诊断：（1）右额极对冲性脑挫裂伤合并脑内血肿。

（2）左枕骨线形骨折。

治疗经过：入院后行保守治疗，脱水，予皮质激素及对症处理。1月27日复查CT血肿吸收，症状好转，痊愈出院。

［病例三］

女，40岁，1983年2月1日入院。

主诉：肥胖、闭经3年，视力下降半年。

现病史：3年前开始肥胖，至今体重增加10kg，但食欲无亢进，全身乏力，懒动，好睡，怕冷。近半年来视力下降，双眼视力从1.0下降至0.5，视物范围缩小，走路时经常撞人。闭经3年，性欲下降，近来发现乳房有少量乳汁溢出。起病后，无多饮、多尿。

过去史：一向身体健康，月经正常，无脑外伤或脑炎史。

体检：BP 80/60mmHg，P 68次/分钟，R 20次/分钟。神清，肥胖，头颅大小正常，双侧眼球各方活动好，双侧眼底神经乳头苍白，边缘尚清，Vod 0.5 Vos 0.4。双颞侧偏盲，余颅神经未见异常。四肢肌力、肌张力正常，病理神经反射未引出。

蝶鞍照片：蝶鞍呈球形扩大，后床突向上翘起。

CT扫描：鞍内可见低密度肿块，大小约1.5cm×2cm，鞍上池消失。

诊断：垂体瘤。

住院经过：入院后，于1983年2月10日在冬+局麻下行右额开颅，经额底入路，探查鞍区，发现鞍隔隆起，双侧视神经受压，视交叉距离增宽，行垂体瘤大部分切除，手术顺利。术后2周视力恢复，Vod

0.8 Vos 0.7。2 月 18 日出院，在肿瘤医院行放射治疗。

病理切片：嫌色性垂体瘤。

[病例四]

男，20 岁，1984 年 1 月 4 日急诊入院。

主诉：右耳流脓 3 年，发热、头痛 20 天。

现病史：3 年前右耳在一次感冒后出现疼痛、流脓，以后一直反复发作流脓。曾在当地医院中医用“耳散”吹入治疗无效，1 年后听力下降。20 天前，右耳脓液分泌减少，并觉头痛、发热、颈硬，间有恶心、呕吐，近 3 天来头痛加剧，频频呕吐，倦睡。当地医院诊断为“化脓性脑膜炎”，未排除“脑脓肿”，转我院诊治。

过去史：自幼体弱，易感冒，无脑炎或头部外伤史。

体检：BP 120/70mmHg，P 60 次/分钟，R 20 次/分钟。神清，呆滞，痛苦表情。头颅大小正常，双侧眼球各方活动好，无震颤，双眼视乳头鼻侧稍模糊，左侧同向性偏盲，左侧鼻唇沟稍浅。右侧耳道有黄色脓液溢出，乳突稍压痛。右 BC = AC，左 AC > BC，Weder 偏右。颈抵抗。左侧腹壁提睾反射减弱，四肢肌张力、肌力正常，右下肢锥体束征（+）。

乳突照片：右乳突慢性化脓性炎症表现合并胆脂瘤。

CT 扫描：右颞叶有一圆形低密度影，周边呈环形增强，大小约 3cm × 3cm × 2.5cm，病灶周围有脑水肿。

诊断：（1）耳源性右颞叶脑脓肿。

（2）慢性化脓性中耳乳突炎合并胆脂瘤。

住院经过：入院后行右颞快速钻颅，穿刺脓肿，穿入皮层下 3cm，即抽到黄绿色黏稠脓液 30mL，并注入庆大霉素、钡胶浆 2mL，过滤空气 3mL，照片。共穿刺 4 次，脓腔已缩小，共抽脓液 60mL，最后一次仅抽到 1mL 脓液，头痛消失，下地步行，转耳科行乳突根治术。3 个月后复查 CT，脓腔已闭合，残留造影剂。

［附二］神经外科病例讨论练习

［病例一］

男，38 岁，1984 年 10 月 18 日急诊入院。

主诉：骑摩托车摔倒，头部外伤，右耳流血 13 小时。

现病史：伤者昨夜 8 时许骑摩托车撞在砖头上摔倒，右侧头部着地，当即神志恍惚片刻，无昏迷、头痛、呕吐，有右耳流血，听力下降，由他人扶起送往我院急诊入院。

既往史：去年曾因骑摩托车与汽车相撞，跌倒昏迷，右耳流血，右颅中凹骨折停顿住院，治愈出院。

体检：BP 120/70mmHg，P 80 次/分钟，R 20 次/分钟。神清，病苦面容，对答切题。右侧外耳道有陈旧性血水，乳突后皮肤有瘀斑，其余头皮未见损伤。睁眼自如，双侧眼球各方活动好，双侧瞳孔等圆等大，直径 3mm，对光反应好。右侧鼻唇沟变浅，右侧皱额差。右耳听力下降。右 BC > AC，Weber 偏差，颅神经未见异常。胸、腹、心肺正常，四肢肌力、肌张力正常，深浅反射存在对称，病理神经反射未引出。

头颅照片：右额后有线形骨折，长 4cm，并通过颅底。

讨论：（1）应诊断为何种类型颅脑外伤？

（2）有无颅神经损伤，其损伤机制与部位如何？

［病例二］

男，7 岁，1980 年 3 月 5 日急诊入院。

主诉：因打架摔倒，头部外伤，昏迷 5 小时。

现病史：伤者于 6 小时前与同学打架摔倒，右颞部着地，当即昏迷，5 分钟后清醒，自己回到家中，但觉头痛逐渐加重伴呕吐，1 小时后家人发现不省人事，到当地卫生院诊治，发现神志不清，BP 120/80mmHg，P 60 次/分钟，右侧瞳孔大于左侧瞳孔，对光反应消失，用甘露醇快速静脉注射后，送我院急诊入院，伤后无抽搐。

既往史：健康，头部无外伤史，无癫痫、头痛史。

体检：BP 130/80mmHg，P 58 次/分钟，R 18 次/分钟。浅昏迷，躁动，有呻吟。右颞部颞肌处肿胀，该处头皮少许擦伤，未见到凹陷性骨折，刺痛无睁眼。双侧眼球向右侧凝视，右侧瞳孔 5mm，呈椭圆形，对光反应消失；左侧瞳孔 2.5mm，圆形，对光反应存在。

耳、鼻、口腔未见流血，左侧鼻唇沟变浅。胸、腹、心脏未见异常。左侧上下肢张力升高，右侧上下肢肌张力正常。压眶上神经及针刺左上下肢无活动反应，右侧上下肢可自主活动，针刺有逃避反应，浅反射消失，左上下腱反射亢进，左下肢锥体束征阳性。

头颅照片：右颞骨线形骨折，长达5cm。

讨论：（1）诊断及诊断依据。包括分型、估计损伤部位、性质、机制、GCS等。

（2）急救措施。

（3）病人预后的估计。

[病例三]

男，15岁，1981年11月3日急诊入院。

主诉：被汽车撞伤头部，昏迷8小时。

现病史：8小时前，伤者横过马路时，不幸被一辆1.5吨货车撞倒，左枕部着地，当即昏迷不醒，未见耳鼻流血，即送当地医院抢救。据称右侧瞳孔大于左侧，血压高，呼吸慢，痰多，当地诊治情况欠详，疑“颅内血肿”转送我院。

既往史：一向健康，无特殊病史。

体检：BP 140/90mmHg，P 58次/分钟，R 12次/分钟。中度昏迷，呼吸困难，鼾音，全身呈去大脑强直状态。左枕后部头皮有血肿2cm×2cm，强痛刺激无睁眼反应。双侧眼球向左侧凝视；右侧瞳孔5mm，对光反应消失，左侧瞳孔3.5mm，圆形，对光反应弱。左侧鼻唇沟变浅。口、鼻、耳未见流血、流液。舌后坠，痰音，胸腹未见伤痕，双肺可闻干性啰音，心脏未见异常。四肢肌张力增高，左侧上下肢尤其明显，左上下肢对痛刺激无反应；右上下肢对痛刺激有回缩反应，浅反射消失，深反射两侧减弱，双下肢锥体束征阳性。

头颅照片：未见头颅骨折征。

脑超声波检查：中线波向左移位 1cm。

讨论：（1）临床诊断属何种类型颅脑损伤？GCS 多少？是否需要进一步检查，估计结果如何？

（2）本例有无出现脑疝？属何种脑疝？

（3）为什么出现去大脑强直状态和双侧锥体束征？

（4）如何手术治疗？

[病例四]

男，43 岁，1985 年 7 月 30 日下午 6 时急诊入院。

主诉：骑自行车与汽车相撞昏迷 8 小时。

现病史：伤者于上午 10 时许骑自行车拐弯时与汽车尾部相撞，当时头部受伤，跌倒昏迷至今。左额颞先着地，头皮裂伤，流血。在当地医院扩创缝合包扎，当时检查：BP 110/70mmHg，P 80 次/分钟，R 20 次/分钟。双侧瞳孔等圆，对光反应迟钝。左下肢小腿畸形，作一般处理，即送我院。下午 1 时 30 分到我院急诊，检查：昏迷，BP 80/60mmHg，双侧瞳孔 3mm，对光反应消失，呼吸不规则。给予输血 300mL 及注射可拉明后，BP 120/70mmHg，呼吸无改善而入院治疗。

体检：BP 130/80mmHg，P 92 次/分钟，R 31 次/分钟。中度昏迷，强痛刺激无呻吟、无睁眼。左额部头皮裂伤约 5cm，已逢合包扎。双侧瞳孔 2mm，对光反应消失。眼球正中固定，角膜反射消失，耳鼻未见血性液体流出。双侧鼻唇沟对称，颈软，胸腹未见伤痕，未见肋骨骨折，呼吸不规则。双肺有痰鸣音，腹壁提睾反射消失。针刺双下肢过伸反应。双下肢 Babinski 征（+）。左小腿中段畸形，并有骨擦音。双上肢屈曲内旋，双下肢挺直。

X 线照片：（1）头颅未骨折，但蝶窦内有可疑液平面，不排除颅底骨折。

（2）左胫骨中 1/3 斜行骨折。

讨论：（1）诊断何种类型颅脑外伤？脑损伤部位在哪里？GCS 多少？

（2）采用什么治疗方法及预后估计怎样？

（林佳平）

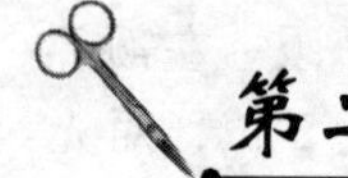

第二十章　动物外科实验指导

第一节　静脉切开术

静脉切开术常常是静脉穿刺难以成功时的应急救治技术。要求准确、快速完成该操作，以便临床上静脉补液（注意：在有条件的医疗单位，应尽可能采用深静脉穿刺置管补液，尽可能减少作静脉切开补液）。

一、见习要求

（1）熟悉临床上静脉切开的手术步骤及解剖层次。

（2）熟悉静脉切开插管输液的方法。

（3）巩固练习无菌技术和基本操作。

二、见习方法与内容

（一）适应证

（1）外周静脉难以穿刺而又需要紧急大量补液治疗的各种危急伤病（如各种休克、严重外伤等）。

（2）静脉心血管造影、右心室内起搏电极的安装等，亦需要静脉切开。

（3）中心静脉压测定可采用静脉切开，也可通过深静脉穿刺置管测定。

（二）解剖要点

实验动物狗，前肢头静脉在前肢内侧皮下，沿前肢内侧外缘上行，小隐静脉于后肢胫部下1/3的外侧浅表皮下，由前侧方向后走行，并汇集小隐静脉脚背和底支的血液。前肢头静脉较后肢小隐静脉粗大。

本实验是以狗的股静脉模拟人体的大隐静脉作静脉切开补液。

（三）麻醉与体位

（1）麻醉：3%戊巴比妥钠25～30mg/kg腹腔内注射。

（2）体位：仰卧位、固定肢体。

（3）拟手术的腹股沟区及会阴区备皮去毛。

（四）手术步骤

（1）切口。本实验是以狗的股静脉模拟人体的大隐静脉，方法是在大腿内侧上1/3摸到股动脉搏动后，在其内侧纵行切开皮肤（切口3～4cm）。

（2）游离股静脉。分离皮下软组织，找到股静脉，将其周围组织分离，游离出长约2cm的静脉。注意不要分破血管。

（3）穿线过股静脉，股静脉远心端结扎，近心端打一活结：取一根长约30cm长的4号丝线，折成2等分，由血管钳夹住线之双折处，经静脉下方穿过,然后剪成两段，并分开拉向静脉两端，可先在静脉远心端结扎，以免切开静脉时出血，线结暂不剪断留作牵引；另一段丝线放于静脉近心端，作一很松的活结，暂不收紧，以待固定静脉插入的针头或管。

（4）准备好输液装置。检查静脉插管的塑料管，头端应剪成一钝头斜面，不宜过尖。用注射液少许冲洗塑料管，并将所输液体灌满管腔内。

（5）切开股静脉，放置静脉输液管。将两条丝线吊起，助手拉紧远心端结扎线，术者拉近心端丝线，用小弯剪剪开血管周径 1/3 ～ 1/2（勿剪断），将塑料管插入静脉管腔内 5cm 以上，将近心端丝线结扎，固定塑料管，接上补液，见无漏液或漏血后，缝合皮肤，固定塑料管。

第二节　剖腹探查术

剖腹探查术是腹部手术的前期操作部分，有多种手术切口可供选择。本实验以狗的上腹部正中切口作为操作练习。

一、见习要求

（1）熟悉临床上剖腹术的手术步骤及解剖层次。

（2）巩固练习无菌技术和基本操作。

二、见习方法与内容

（一）适应证

（1）各种胃肠外科、肝胆外科、泌尿外科和妇产科等需要开腹手术的疾病，如肿瘤、结石等。

(2) 腹部外伤时有内脏损伤（出血、腹膜炎）的情况。

(二) 解剖要点

腹前外侧壁的上界为剑突、肋弓及第 11、12 肋的游离缘，下界为耻骨联合、腹股沟及髂嵴。两外侧界为腋后线。腹前外侧壁层次由浅入深可分为六层。

1. 皮肤

腹壁皮肤薄，富有弹性，移动性较大，但正中线、脐环以及腹股沟等处皮肤活动度较小。

2. 皮下组织（浅筋膜）

皮下组织由脂肪及疏松结缔组织构成，约在脐平面以下可分为浅、深两层。浅层为 Camper 筋膜，为富有弹性的纤维筋膜，为脂肪层，向下与大腿的脂肪层相连续；深层为 Scarpa 筋膜，为富有弹力纤维的膜样组织，较坚韧，与深面肌肉相贴。在中线处附着于腹白线，向下于腹股沟韧带下方约一横指处附着于阔筋膜，Scarpa 筋膜在耻骨结节与耻骨联合之间继续下行至阴囊，与会阴浅筋膜（Colle 筋膜）相连。

3. 肌层

腹前壁的肌肉由两侧的扁平肌和中间的腹直肌所组成，各层扁平肌纤维的方向均不相同。扁平肌由浅入深有腹外斜肌、腹内斜肌及腹横肌。三层肌纤维呈交叉排列；腹外斜肌的纤维方向，斜向前下，向内侧近腹直肌外缘处形成一宽而薄的腱膜，越过腹直肌的浅面，止于腹白线。腹内斜肌纤维的方向，斜向上内，与肋间内肌纤维方向一致。在腹直肌外侧缘附近变成腱膜，然后分为两层包裹腹直肌，构成腹直肌鞘。在脐下 4 ～ 5cm 处腹内斜肌及腹横肌的筋膜均移行于腹直肌鞘前层，鞘的后层缺如，形成一弓状游离缘，称之为半环线，此线以下部分，腹直肌的后面仅有增厚的腹横筋膜。两侧腹直肌鞘在中线相连处为腹白线。腹白线血管较少。腹横肌最薄，其纤维方向为横行，变成腱膜后行于腹直肌深面，但在脐与耻骨联合的中点以下移行于腹直肌的浅面。腹直肌纤维呈垂直，位于腹白线两侧，被腹直肌鞘所包裹，前面有腱划 3 ～ 4 条，深入肌中，并与腹直肌鞘前层密切愈着。

4. 腹横筋膜

该筋膜是衬于腹横肌深面的一层筋膜，与腹膜壁层之间有腹膜外脂肪，该层脂肪与腹膜后间隙的疏松结缔组织相连续。

5. 腹膜外脂肪

腹膜外脂肪为充填于腹横筋膜与腹膜壁层之间的脂肪组织，下腹部特别是腹股沟处脂肪组织较多。

6. 腹膜壁层

腹膜壁层为腹壁的最内层，与覆盖脏器表面的腹膜脏层相移行，脏、壁两层之间的空隙为腹膜腔，其内有少量浆液。腹膜壁层也较薄。临床上腹部手术作切口时，所称的切开腹膜指的是将腹膜筋膜、腹膜外脂肪及腹膜壁层切开。

腹前壁的血管和神经：腹前壁的深层动脉有腹壁上、下动脉，进腹直肌鞘后，走行于腹直肌深面或肌内，在脐附近相互吻合。在腹前壁外侧有第 7 ～ 11 肋间动脉及肋下动脉和四对腰动脉，走行于腹内斜肌与腹横肌之间。腹壁下动脉和腹壁浅动脉的表面投影，都相当于腹股沟韧带中、内 1/3 交点与脐的连线。腹前壁深静脉与同名动脉伴行。

腹前壁的神经有第 7 ～ 11 肋间神经、肋下神经、髂腹下神经及髂腹股沟神经。肋间和肋下神经在腹内斜肌与腹横肌之间斜向前下方走行，至腹直肌外侧缘穿入腹直肌鞘进入腹直肌，穿出腹直肌鞘前层，以前皮支终于皮肤，行经腹壁外侧时，发出外侧皮支，分布于外侧皮肤。相邻的上、下神经间有重叠分布。第 7 肋间神经向前至正中线分布于剑突下，第 10 肋间神经位于脐平面。髂腹下及髂腹股沟神经分布于耻骨上区。做腹部手术切口时，应尽量减少神经损伤，防止术后腹肌发生萎缩，形成切口疝。

（三）麻醉与体位

（1）麻醉：3% 戊巴比妥钠 25 ～ 30mg/kg 腹腔内注射。

（2）体位：仰卧位、固定肢体。

（3）拟手术的全腹区域备皮去毛。

（四）手术步骤

（1）切口。上腹部正中切口是自剑突起沿正中线向下所做的直切口，长度根据手术需要而定。如切口必须绕过脐部，最好绕其左侧，可避免伤及肝圆韧带。此种切口因切开腹白线后剪开腹膜即进入腹腔，不会伤及肌肉、血管和神经，出血甚少，操作方便。虽然腹白线仅有一层腱膜组织，血液供应较差，缝合后不够牢固，但对腹部外伤的剖腹探查或紧急手术，为更快进入腹腔，可以考虑采用此切口。近年来对于一般体质较好的病人，在急腹症中应用较多。

下腹部正中切口，因为腹白线窄，两侧腹直肌互相接近，术后愈合牢固。妇产科和泌尿外科手术常采用此切口。

（2）切开皮肤、皮下组织、腹白线及腹膜壁层。切开皮肤、皮下组织后找到腹白线，将其切开暴露腹膜，术者及助手镊起腹膜，确认没有镊起脏器组织，用刀切开一小口，然后用左手食指和中指伸入腹腔，沿两指之间剪开腹膜，切勿伤及内脏，各层组织必须彻底止血。

（3）探查腹腔病变。在临床上开腹后需要仔细探查腹腔病变情况，然后再决定手术方式。老师可示教学生如何进行腹腔探查。

第三节　胃 造 口 术

胃造口术（gastrostomy）是在胃腔和前腹壁之间建立一相通的瘘管，瘘管内壁由黏膜或浆膜构成。由黏膜构成的瘘管常常为永久性胃造口，它是由部分胃壁构成的胃腔与体外之间相通的管道；由浆膜构成的瘘管常为暂时性胃造口，通常在胃腔与体外需放置一导管相通，瘘管壁由浆膜构成。

一、见习要求

（1）熟悉临床上胃造口术的手术步骤及解剖层次。

（2）巩固练习无菌技术和基本操作。

二、见习方法与内容

（一）适应证

胃造口术主要用来灌食或进行胃减压引流。晚期的咽部、食管或贲门恶性肿瘤，或邻近器官恶性肿瘤压迫食管，造成食管严重梗阻，而又不能切除肿瘤者，或严重广泛的瘢痕性食管狭窄不适于行食管胃吻合者，为解决病人进食问题，均宜行胃造口术。

（二）麻醉与体位

（1）麻醉：3% 戊巴比妥钠 25 ～30mg/kg 腹腔内注射。

（2）体位：仰卧位、固定肢体。

（3）拟手术的全腹区域备皮去毛。

（三）手术步骤

（1）麻醉后取仰卧位。常规消毒皮肤，铺无菌巾及手术单。

（2）切口。做上腹正中或左上腹直肌切口进入腹腔。本实验以上腹正中切口。

（3）放置导管。将胃提至切口处，于胃前壁无血管区尽量远离幽门做两圈同心的荷包缝合（或三圈同心的荷包缝合），每圈距离 0.5 ~ 1.0cm。用湿纱布覆盖造瘘周围后，准备吸引器，用两把止血钳提起荷包缝合中心的胃壁，戳一切口（图 20 - 1）。将事先备好的蕈形引流导管顶端自侧孔处剪去，使之成为漏斗状，然后自切口插进胃腔内 5 ~ 6cm。由内到外分别将两个荷包缝合缩紧结扎，使胃壁紧紧围绕导管（图 20 - 2）。

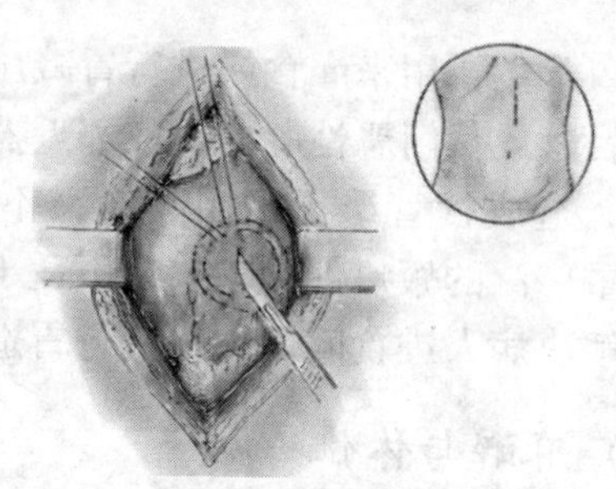

图20-1　胃造口术的两个荷包缝合

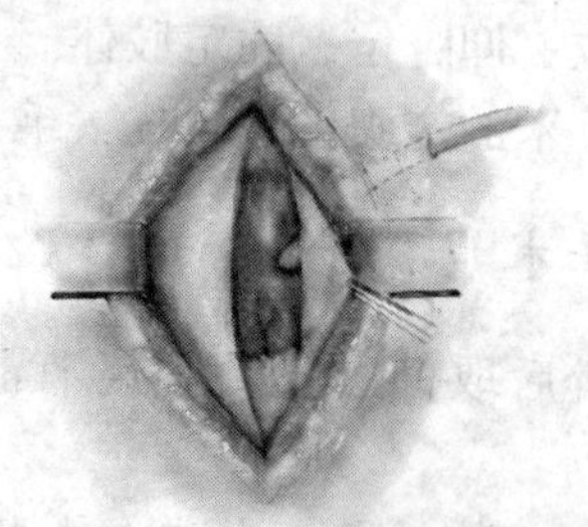

图20-2　胃造口术的蕈形导管放置

（4）引出导管。在原腹壁切口的外侧约 3cm 处再作长 1 ～ 2cm 纵行切口，并用止血钳伸入腹腔将蕈形导管自此切口拉出。同时将胃壁用细丝线缝合 2 ～ 3 针固定于导管穿出的腹膜上。注意缝合固定的胃壁不应有张力（图 20 – 3）。

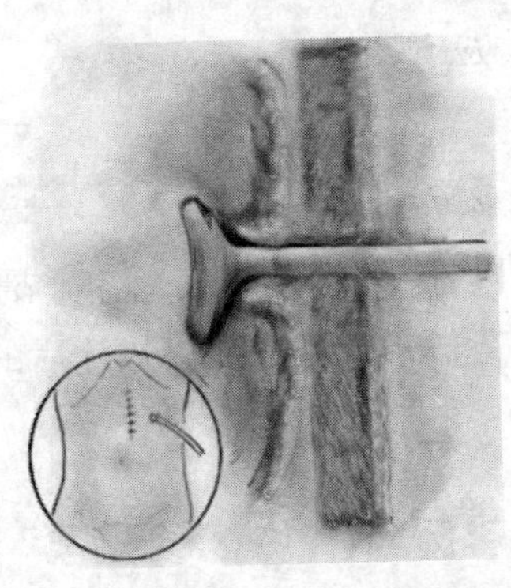

图 20 – 3　胃造口术的蕈形导管放置侧面图

（5）逐层缝合腹壁，并将穿出导管的小切口皮肤缝合一针，结扎固定导管。

第四节　胃十二指肠溃疡急性穿孔修补术

胃十二指肠溃疡急性穿孔修补术可使胃十二指肠内容物不再继续自穿孔处漏出，同时清除腹腔内的漏出物及渗液，以解除腹膜炎对病人的主要威胁，是治疗溃疡病急性穿孔常采用的手术方法。

一、见习要求

（1）熟悉临床上胃十二指肠溃疡急性穿孔修补

术的手术步骤及解剖层次。

（2）巩固练习无菌技术和基本操作。

二、见习方法与内容

（一）适应证

（1）胃十二指肠溃疡穿孔。

（2）胃外伤性穿孔。

本实验是以狗模拟人的胃十二指肠溃疡急性穿孔修补术，将胃造口术放置的导管拔除后的孔道作为胃穿孔灶。

（二）麻醉与体位

（1）麻醉：3%戊巴比妥钠25～30mg/kg腹腔内注射。

（2）体位：仰卧位、固定肢体。

（3）拟手术的全腹区域备皮去毛。

（三）手术步骤

（1）麻醉后取仰卧位。常规消毒皮肤，铺无菌巾及手术单。

（2）切口。作右上腹直肌切口、上腹正中或上腹正中旁切口。本实验采取上腹正中切口。

（3）探查腹腔，寻找穿孔灶。临床上切开腹腔后，首先吸净腹腔内渗液及由穿孔处漏出的胃肠内容物。用手牵住胃前壁大弯侧，将胃向下拉，并提向切口，以显露胃幽门窦部及十二指肠第一部前壁。由于胃、十二指肠溃疡急性穿孔多数发生在这个部位，所以一般在此处多能找到穿孔部位。有时穿孔被食物堵塞、脓苔遮盖或与周围组织器官粘连而不易被发现。假如在此部位确实找不到穿孔，应考虑到近贲门端的穿孔、胃后壁穿孔或十二指肠低位穿孔的可能。

本实验是以狗胃造口术放置的导管拔除后的孔道作为胃穿孔灶。

（4）缝合穿孔。在穿孔的周围距边缘 0.3 ～ 0.5cm 处沿胃及十二指肠纵轴平行的方向，用细丝线作全层间断缝合，3 针即可。轻轻结扎缝线将穿孔闭合，缝线暂不剪断；结扎时勿用力过大，以免割破组织。利用原缝线结扎固定一块大网膜，将穿孔处遮盖。如果穿孔较大或穿孔周围组织水肿严重，瘢痕组织过多，不易结扎缝线将穿孔闭合时，可先用一块大网膜将穿孔遮盖或填塞后，再结扎缝线（图 20 -4）。

（5）冲洗腹腔。将胃或十二指肠放回原位，用大量无菌温生理盐水将腹腔冲洗干净。冲洗时操作要轻柔以免加重刺激，并应注意两侧膈下及盆腔的冲洗。穿孔时间较久、腹腔污染严重者，或因病情危重不允许彻底冲洗腹腔时，可于左、右下腹部作切口分别放置“香烟”引流或引流管。

（6）逐层缝合腹壁切口。

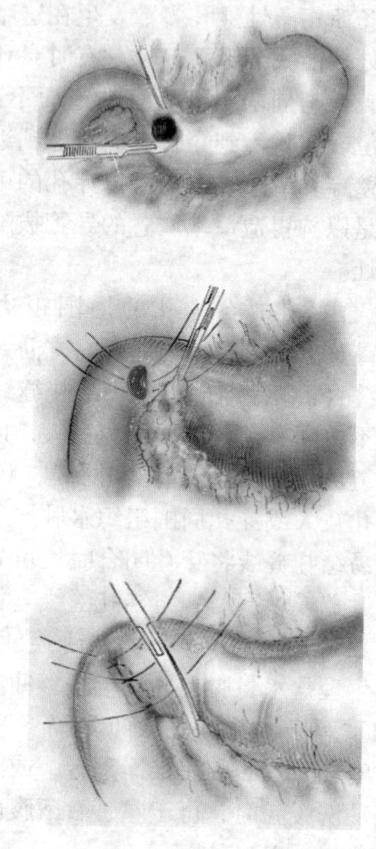

图 20 -4　胃十二指肠溃疡急性穿孔修补术

第五节　阑尾切除术

阑尾切除术（appendectomy）是切除阑尾病变的一种手术方式。临床上常用于治疗急性阑尾炎。

一、见习要求

(1) 熟悉阑尾切除术的手术步骤及解剖层次。

(2) 巩固练习无菌技术和基本操作。

二、见习方法与内容

(一) 适应证

(1) 除了阑尾周围脓肿外的其他类型急性阑尾炎。

(2) 老年人、小儿及妊娠期阑尾炎，症状较明显者。

(3) 阑尾脓肿经治疗后好转，但仍有慢性阑尾炎症状者，可择期行阑尾切除术。

(4) 反复发作的慢性阑尾炎。

(二) 解剖要点

阑尾位于右髂窝部，外形呈蚯蚓状，长 5 ~ 10cm，直径为 0. 5 ~ 0. 7cm。阑尾起于盲肠根部，附于盲肠后内侧壁，是三条结肠带的会合点。因此，沿盲肠的三条结肠带向顶端追踪即可寻到阑尾基底部，这有助于手术中快速找到阑尾。阑尾的体表投影约在脐与右髂前上棘连线的中外 1/3 交界处，称为麦氏点 (McBurney 点)。麦氏点是选择阑尾手术切口的标记点。阑尾由阑尾系膜内的血管供血。

狗的阑尾与人不同，比较粗大，如末指头粗。

（三）麻醉及体位

（1）麻醉：3%戊巴比妥钠25～30mg/kg腹腔内注射。

（2）体位：仰卧位、固定肢体。

（3）拟手术的腹股沟区备皮去毛。

（四）手术步骤

（1）本实验以上腹正中切口向下延长。

（2）寻找阑尾，分离其系膜（图20－5 A、B）。顺结肠往右找到盲肠的盲端即“阑尾”，用阑尾钳提起阑尾末端，分离结扎阑尾系膜，阑尾血管处用4号线双重结扎，直至使阑尾游离。

（3）荷包缝合（图20－5 C）。在距阑尾根部0.8～1.0cm处，作一通过盲肠浆肌层的荷包缝线，暂不收紧。

（4）处理阑尾根部（图20－5 D、E）。在离根部0.5cm远端处以直血管钳压榨阑尾一次，松钳，在压迹处用7号丝线结扎，若根部太宽，可贯穿缝合结扎。周围用纱布保护，距结扎线远端0.5cm用直钳夹住阑尾，用刀紧贴直钳切断阑尾。残端依次用2%碘酒、75%酒精、生理盐水棉枝处理。助手用钳夹住阑尾根部结扎线头，将残端推向盲肠，术者提起荷包缝合线收紧结扎，将残端埋入盲肠内。如果荷包包埋不满意，再加1～2针浆肌层间断缝合加固包埋。

（5）检查无出血、无异物后按层缝合腹壁切口。

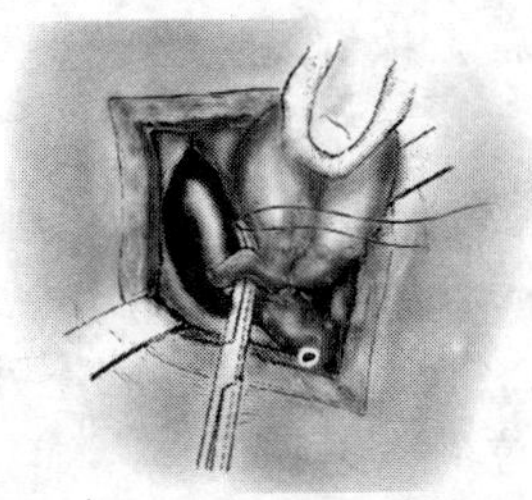

A. 找出阑尾

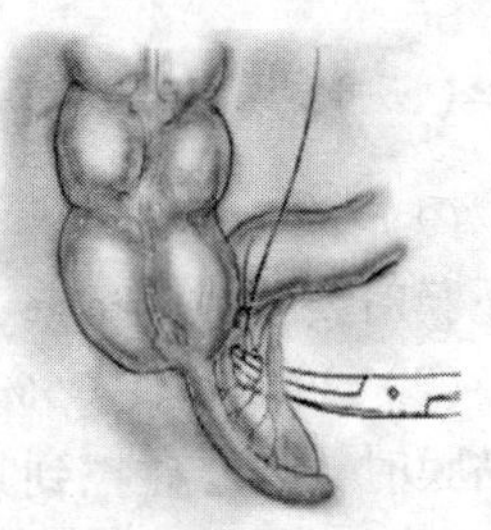

B. 戳孔分离系膜

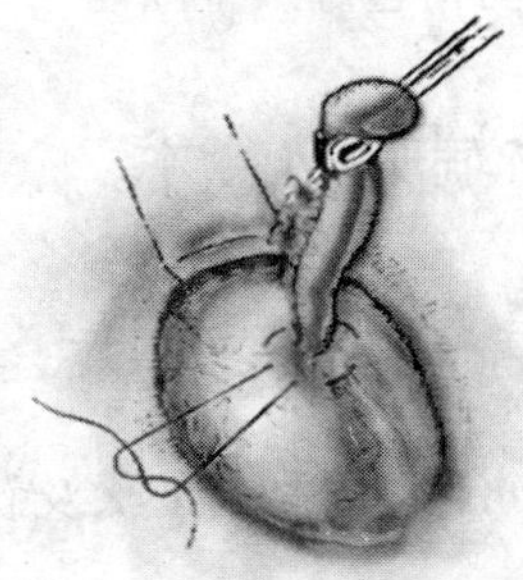

C. 荷包缝合

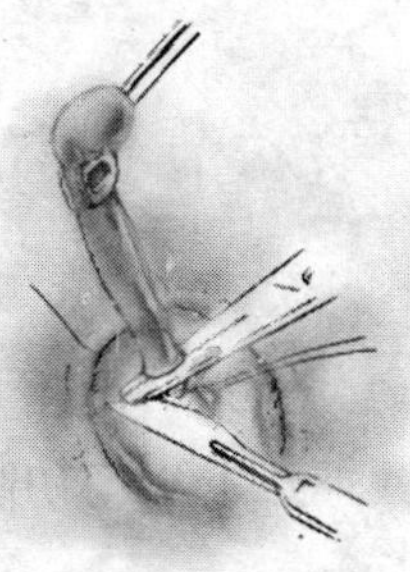

D. 结扎切断阑尾

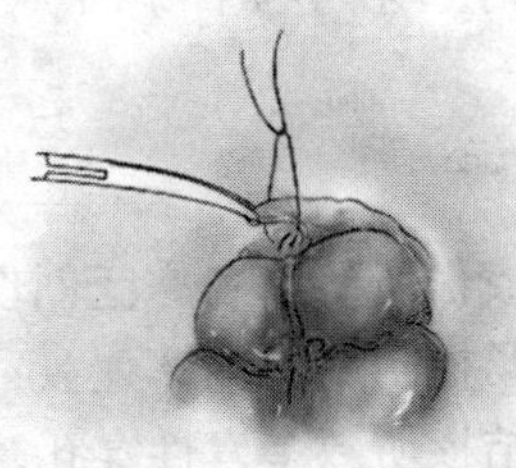

E. 包埋阑尾残端

图 20－5　阑尾切除术

（五）术中注意事项

（1）因为狗的阑尾系膜很短，所以术中处理阑尾系膜时要紧靠阑尾壁，以防将回肠壁撕裂。

（2）2%碘酒、75%酒精、生理盐水涂擦阑尾残端黏膜时，切忌碰擦到其他部位，以防灼伤。

（3）用4号丝线做荷包缝合，收紧荷包缝线时两食指需水平位适当用劲，以防荷包缝线扯断。

第六节　小肠切除端端吻合术

一、见习要求

（1）熟悉小肠切除端端吻合术的手术步骤及解剖层次。

（2）巩固练习无菌技术和基本操作。

二、见习方法与内容

（一）适应证

（1）外伤、战伤所致小肠广泛创伤。

（2）绞窄性肠梗阻所致肠坏死。

（3）伤寒、结核所致多发性穿孔。

（4）梗阻性局限性回肠炎。

（5）小肠肿瘤。

（二）解剖要点

小肠是消化管中最长的一段，也是消化与吸收营养物质的重要场所。小肠上端续于胃的幽门，下端与盲肠相接，成人小肠全长 5 ～ 6m。小肠盘曲于腹腔中、下部，分为十二指肠、空肠和回肠三部分。十二指肠是小肠的起始部，长约 25cm，位置较为固定，呈“C”型弯曲包绕胰头。十二指肠和空肠交界处形成十二指肠空肠曲，它位于横结肠系膜根部、第 2 腰椎左侧，并以十二指肠悬韧带（Treitz ligament）固定。此韧带是区分十二指肠与空肠的重要标志。空肠与回肠位于横结肠下区，完全由腹膜所包裹，为腹膜内位器官，所以空肠和回肠在腹腔内有高度的活动性。两者之间并无明显分界线，一般在手术时可根据肠管的粗细、厚薄，肠系膜血管弓的多少、大小以及肠管周围脂肪沉积的多少来辨认。空肠肠管较回肠稍宽而厚，肠系膜血管弓也较大而稀，但脂肪沉积不如回肠多。此外，空肠占小肠上段的 40%，回肠占小肠下段的 60%；或小肠上段 2/5 为空肠，下段 3/5 为回肠。小肠通过扇形的肠系膜自左上向右下附着于腹后壁。小肠系膜由两层腹膜组成，两层之间有血管、神经及淋巴管走行。远端肠系膜含脂肪组织较多，故回肠系膜内的血管网不易看清，但系膜内的血管弓多于空肠系膜内血管弓。手术时可根据上述特点予以区别。

小肠血液供给颇为丰富，空、回肠的血液来自肠系膜上动脉，此动脉发出右结肠动脉、结肠中动脉、回结肠动脉和 15 ～ 20 个小肠动脉支。小肠动脉支均自肠系膜上动脉左侧缘发出，在肠系膜两层之间走行，上部的小肠动脉支主要分布至空肠，称空肠动脉；下部的主要分布至回肠，称回肠动脉。每条空、回肠动脉都先分为两支，与其邻近的肠动脉分支彼此吻合形成第一级动脉弓，弓的分支再相互吻合成二级弓、三级弓，甚至四级弓，最多可达五级弓。一般空腔的上 1/4 段只见一级弓，越向回肠末端弓的数目越多。由最后一级弓发出直动脉分布到相应之肠段。小肠的静脉与动脉伴行，最后汇入肠系膜上静脉至门静脉，小肠的淋巴先引流至肠系膜根部淋巴结，再到肠系膜上动脉周围淋巴结，最后汇入腹主动脉旁淋巴结而入乳糜池。

（三）麻醉与体位

（1）麻醉：3% 戊巴比妥钠 25 ～ 30mg/kg 腹腔内注射。

（2）体位：仰卧位、固定肢体。

（3）拟手术的全腹区域备皮去毛。

（四）手术步骤

（1）切口。本实验以腹部正中切口。

（2）进入腹腔后进行腹内探查。找到病变肠管，确定病变性质后，先在切口周围铺好盐水纱布垫，将拟切除的坏死肠袢托出腹腔之外。

（3）确定小肠切除范围（图 20 - 6 A）。一般在离病变部位的近、远两端的健康肠管各 5 ～ 10cm 处切断；若为肿瘤，可根据肠系膜淋巴结转移情况而决定，切除范围应略多一些，并包括区域淋巴结的广泛切除，可直至肠系膜根部。

(4) 处理肠系膜及其血管。根据病灶部位确定肠管切除范围，扇形切开肠系膜，分离结扎肠系膜血管，观察肠管颜色及血管搏动情况。

(5) 切断肠管。在血循环良好交界处用有齿直钳（Kocher 钳）斜行钳于肠管（钳在肠管横轴呈 30°处），其外侧分别钳上肠钳，在有齿直钳的外侧切断肠管，移去切除的肠管，断端用碘伏溶液消毒。对系膜缘肠壁切除较多，可增大吻合口口径。

(6) 吻合肠管（图 20－6 B、C）。将远、近两端并拢，在两端系膜缘及其对侧各作浆肌层缝合一针作为牵引线，接着行吻合口后壁内层的间断全层（或连续交锁）缝合，吻合口前壁内层间断（或全层连续）内翻缝合，外层则行间断浆肌层缝合（Lembert 缝合）。

(7) 缝合肠系膜裂孔（图 20－6 D）。用 1 号丝线间断（或连续）缝闭肠系膜裂孔，缝合时应注意避开血管，以免造成血肿、出血或影响肠管的血运，缝合时针距要适宜，不留空隙，以免引起术后内疝。

(8) 检查吻合口通畅情况（图 20－6 E）。用拇指和食指捏住吻合口两端肠壁，以指尖对合检查吻合口的通畅程度。一般吻合口大小以能容纳两指尖为宜。检查远、近肠段有无扭曲。

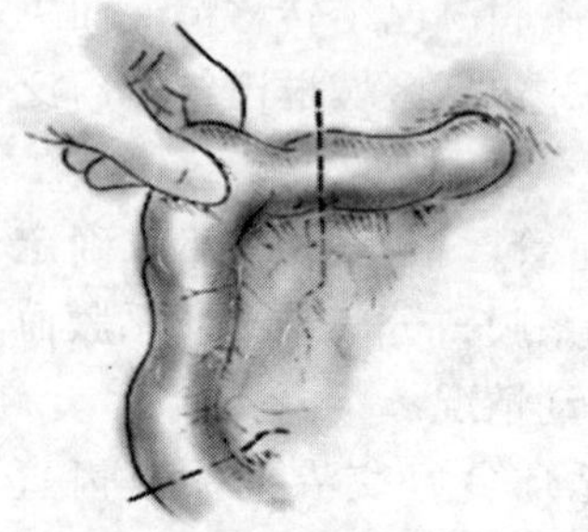

A. 切除范围

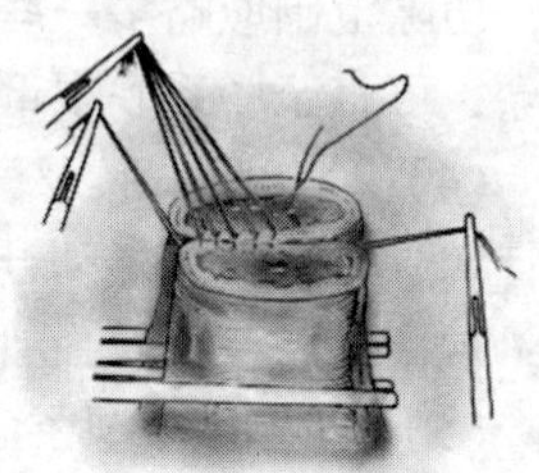

B. 后壁全层间断缝合

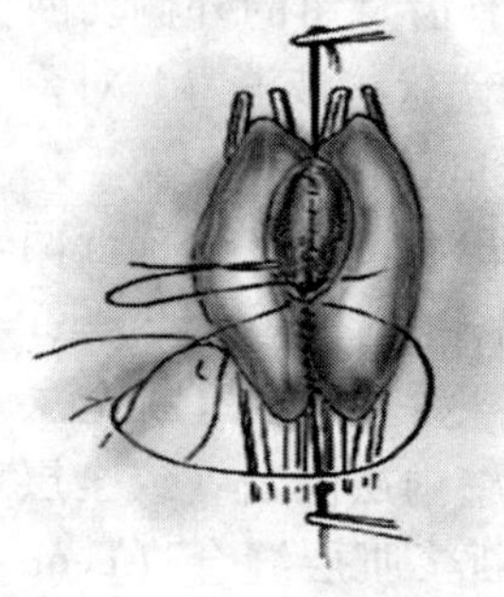

C. 前壁全层间断缝合

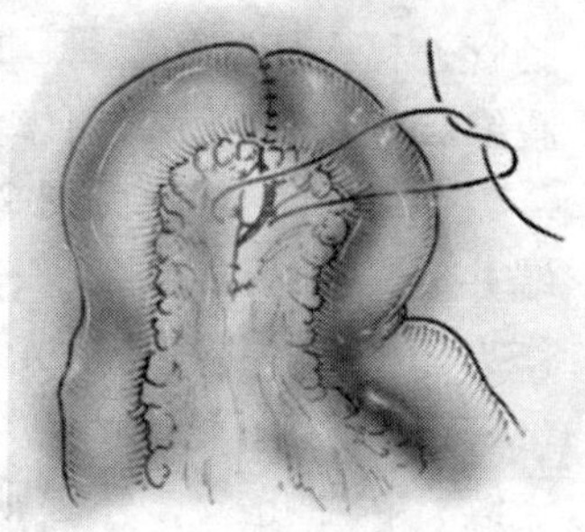

D. 缝闭系膜切缘

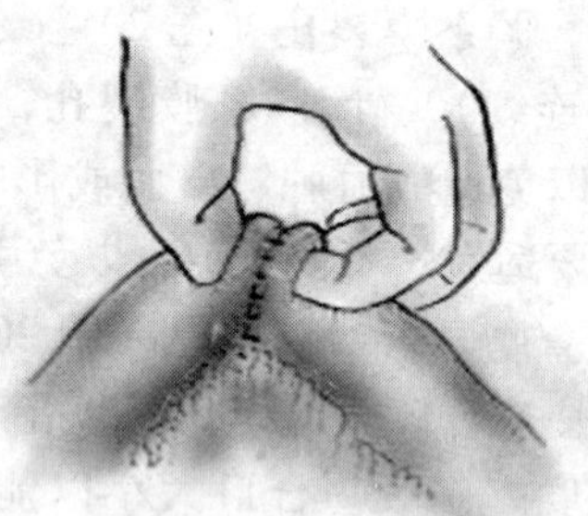

E. 检查吻合口

图 20－6　小肠切除端端吻合术

(9) 关闭腹腔。将吻合好的肠管轻轻放回腹腔(注意按顺序放回，切勿扭转)。分别以4号丝线和1号丝线依次缝合腹壁切口各层组织，关闭腹腔（腹膜可用1号铬制肠线连续缝合)。

(五) 术中注意事项

(1) 在决定行肠切除吻合术前，首先应判断肠管的生机活力，特别在疑有大段肠管坏死，由于留下的小肠不多，必须争取多保留肠管时，严格鉴定肠管是否坏死就更显得重要。确定肠管坏死，主要根据肠管的色泽、弹性、蠕动、肠系膜血管搏动等征象：①肠管是紫褐色、暗红色、黑色或灰白色；②肠壁变薄、变脆、变软、无弹性；③肠管浆膜失去光泽；④肠系膜血管搏动消失；⑤肠管失去蠕动能力。以上现象经热敷后无改善时，应决定切除。

(2) 手术中应做好污染手术的隔离措施，要妥善保护手术野，将坏死肠袢与腹腔及切口隔离开，以减少腹腔及切口的污染。

(3) 小肠严重膨胀、不便进行手术操作时，可先进行穿刺或切开肠管减压，减压后的针孔或小切口可予以修补缝合或暂时夹闭，待后一并切除。

(4) 肠系膜切除范围应成扇形，使其和切除的肠管血液供应范围一致。吻合口处肠管的血运必须良好，以保证吻合口的愈合。

(5) 两端肠腔大小相差较大时，可将口径小的断端切线斜度加大，以扩大口径。差距太大时可做端侧吻合。吻合时必须是全层缝合，使两肠壁的浆膜面相接触，以利愈合。

(6) 肠吻合时边缘不宜翻入过多，以免吻合口狭窄。一般全层缝合应距离边缘0.4～0.5cm。在拉紧每针缝线时，应准确地将黏膜翻入，否则黏膜外翻会影响吻合口的愈合，甚至引起肠“唇”样漏，导致弥漫性腹膜炎。

(7) 慢性肠梗阻病人，如近端肠腔明显增大、水肿及全身情况较差时，即使勉强吻合，吻合口往往不易愈合。估计吻合后有不愈合的可能性时，可行暂时性肠造口（但以不用为宜）。

(8) 前壁全层缝合时，进针勿过深，以防将后壁缝入，造成肠腔狭窄。另外，浆肌层缝合不应穿通肠腔壁全层，缝线结扎不宜过紧，以免割裂肠壁。

(9) 缝闭肠系膜裂孔时，勿将系膜血管结扎，也不能将其穿破引起出血，因肠系膜组织疏松，出血后不易止血而形成较大的血肿，甚至可压迫血管影响肠管的血液供应。

第七节 胃空肠吻合术

一、见习要求

(1) 熟悉胃空肠吻合术的手术步骤及解剖层次。

(2) 熟悉胃肠道手术的隔离措施。

(3) 巩固练习无菌技术和基本操作。

二、见习方法与内容

（一）适应证

（1）胃窦部癌不能作切除术者。

（2）胃溃疡引起幽门梗阻，一般情况差者。

（二）麻醉与体位

（1）麻醉：3%戊巴比妥钠25～30mg/kg腹腔内注射。

（2）体位：仰卧位、固定肢体。

（3）拟手术的全腹区域备皮去毛。

（三）手术步骤

胃空肠吻合的方式有两种：

一是结肠前胃前壁空肠吻合术。该手术具有操作较简便、吻合口可选在较高的位置等优点。因此，在要求尽量缩短手术时间，或幽门部癌作胃空肠吻合要求吻合口的位置较高时，宜选用此种手术方式。但此种手术方式，空肠输入襻须绕过横结肠和大网膜，因而输入襻较长，较易引起输入襻内胆汁、胰液和肠液的潴留，从而产生症状。如空肠输入襻过短，可因横结肠及大网膜的压迫而引起梗阻。

二是结肠后胃后壁空肠吻合术。该手术具有空肠输入襻较短的优点，但操作较复杂，因而手术时间延长，并且术后发生粘连较多，故不适于需要再次手术切除胃的病例。当横结肠系膜过短或其上血管过多，不能找到足够大的间隙通过胃空肠吻合处，或胃后壁有较多的粘连时，也不能应用此法。

本实验采用结肠前胃前壁空肠吻合术。步骤为：

（1）麻醉后仰卧位。常规消毒皮肤，铺无菌巾及手术单。

（2）切口。腹部正中切口。

（3）选定吻合部位（图 20 – 7 A）。一般在胃的前壁大弯侧近幽门处低垂部位作吻合，如为胃幽门部肿瘤，吻合口应距肿瘤边缘 3 ～ 5cm。吻合口长约 6cm。将空肠距十二指肠空肠曲（悬韧带）约 15 ～ 20cm 经横结肠前提到胃前壁的选定吻合处，使空肠的近端对贲门端，远端对幽门端，并以丝线缝合两端作牵引固定。注意应使两固定缝线之间胃壁和肠管等长。

（4）吻合。将两牵引线间的胃壁和肠管作浆肌层连续缝合或间断缝合，即后壁外层缝合（图 20 – 7 B）。用温纱布妥善遮盖保护周围组织，用两把肠钳距吻合处 5 ～ 10cm 轻轻夹住空肠两端及残胃端，距缝合线 0. 5cm 与其平行并等长先后切开胃壁及空肠，结扎出血点。切开胃壁时，宜先切开浆肌层，缝扎黏膜下血管，然后再切断血管并切开黏膜，以防出血过多。胃、肠切口的后壁自一端起至另一端作全层连续交锁缝合（图 20 – 7 C）。将胃、肠切口的前壁自一端起至另一端距边缘 0. 5cm 左右作全层连续内翻缝合（Connell 缝合，图 20 – 7 D）。去除肠钳，将前壁再作一层浆肌层间断缝合（图 20 – 7 E）。

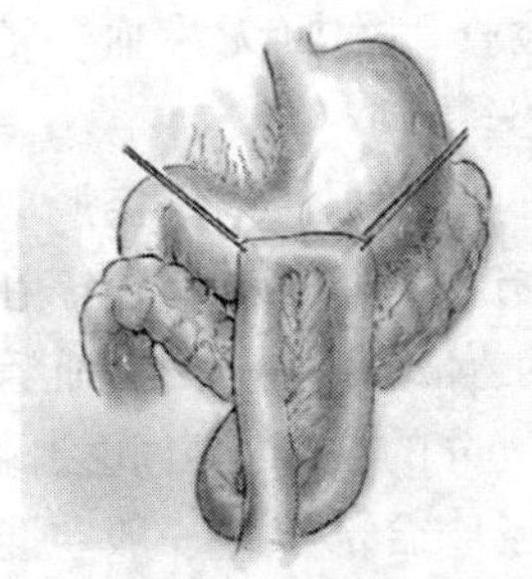

A. 选定吻合部位

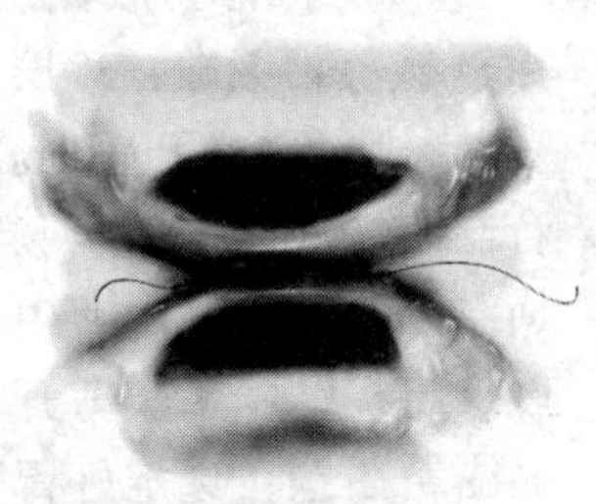

B. 后壁浆肌层缝合

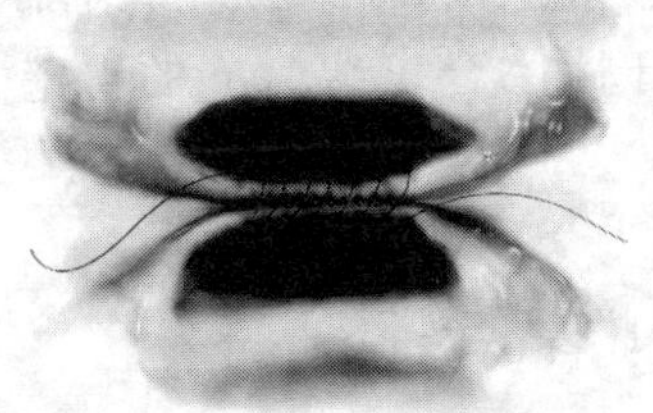

C. 后壁全层缝合

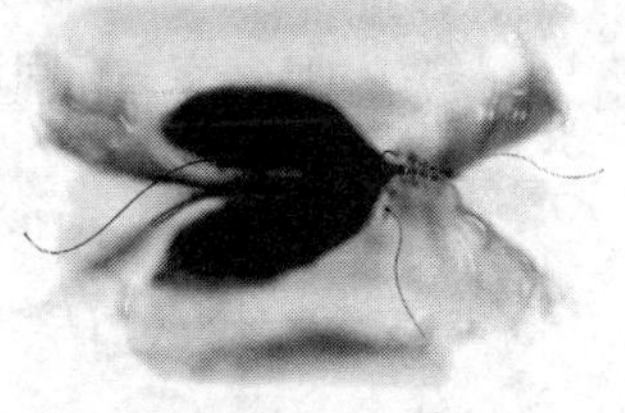

D. 前壁全层内翻缝合

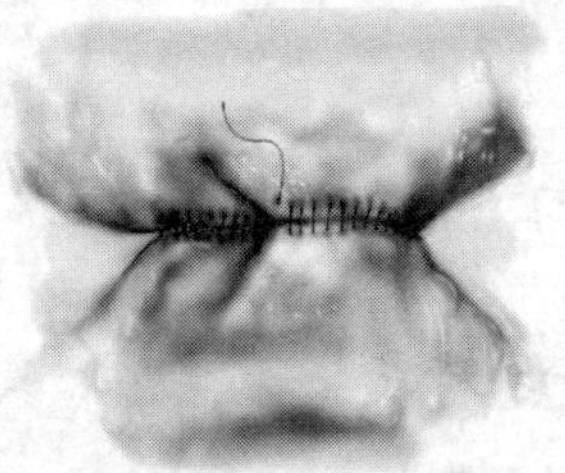

E. 前壁浆肌层缝合

图 20－7　胃空肠吻合术

（5）检查吻合口。如吻合口能通过三横指，且输出口及输入口能通过一拇指，即为吻合口通畅。

（6）将胃肠放回腹腔，检查手术野无渗血，清点器械等物无缺，逐层缝合腹壁切口。

结肠后胃后壁空肠吻合术：结肠后胃后壁空肠吻合与结肠前胃前壁空肠吻合的方法基本相同。但需在横结肠系膜上、结肠中动脉的左侧，选择一无血管区，将横结肠系膜剪开长5～6cm的裂隙。自此裂隙显露胃后壁，选定好胃壁及空肠吻合部位，一般空肠输入襻长约10cm；胃壁的吻合处在胃大弯侧的低垂位置。胃空肠吻合口缝合完毕后，将横结肠系膜裂隙的边缘用细丝线缝合固定于距吻合口约1cm的胃壁浆肌层上。

第八节　关腹手术

一、见习要求

掌握关腹术。

二、见习方法与内容

（一）手术步骤

（1）关腹前应清点手术器械及敷料，检查腹腔有无器械或纱布遗留，创面彻底止血，并用生理盐水冲洗腹腔，吸尽腹内液体。理顺肠管位置，拉下并覆盖好大网膜，逐层关闭腹腔。

（2）用弯血管钳将腹膜切口的上下端及两侧缘夹住，用4号丝线从下向上行间断褥式外翻缝合

（或间断缝合）。然后用7号丝线间断缝合腹白线。再分别用1号丝线间断缝合皮下组织及皮肤。

（二）术中注意事项

（1）缝合皮肤前需先用酒精棉球消毒切口两侧皮肤，缝合皮肤后用有齿镊整理对合皮肤切口缘，再以无菌纱布覆盖包扎。

（2）注意关腹时的针距保持在0.8～1cm，边距保持在0.5～0.8cm，不宜过宽。

第九节　气管切开术

气管切开术（traceotomy）系切开颈段气管，放入金属气管套管，以解除喉源性呼吸困难、呼吸机能失常或下呼吸道分泌物潴留所致呼吸困难的一种常见手术。因此临床医师均应掌握这一抢救技能。

一、见习要求

（1）了解急救手术的一般性处理。

（2）了解气管切开术的基本方法和步骤。

（3）巩固练习无菌技术和基本操作。

二、见习方法与内容

（一）适应证

（1）各种原因引起的上呼吸道梗阻。

（2）下呼吸道分泌物积留难以自行清除者。

(3) 作为口腔、咽、喉、颈部大手术的辅助手术。

(二) 解剖要点

狗属于哺乳类动物，其组织结构都比较接近于人类。狗的颈部较长，高举在躯干的前上方，故头颈部能自由活动。颈部软组织层次较人类薄弱，气管前肌群不如人类发达。甲状腺位于气管中段两侧，绝大多数无甲状腺峡部。所以狗的气管较容易暴露。颈段气管位于颈前部正中线，全长由 40 ～ 45 个气管软骨环组成，其环并不完整，呈 "C" 形。缺口对向后方，后壁由平滑肌纤维和结缔组织构成的膜性壁所封闭，紧贴后方的食管前壁。

(三) 麻醉与体位

(1) 麻醉：3% 戊巴比妥钠 25 ～ 30mg/kg 腹腔内注射。

(2) 体位：仰卧位、固定肢体。肩部垫以软枕，使头尽量后仰。

(3) 拟手术的颈前区备皮去毛。

(四) 手术步骤

(1) 切口。在胸骨上窝作颈部正中线纵形切口，长 4 ～ 5cm。

(2) 找到气管。切开皮肤及薄层的颈前肌肉，稍分离气管前的疏松组织，显露气管前肌群后即可找到气管（图 20－8 A)。

（3）切开气管。气管充分显露后，以弧形尖刀刀刃自下向上挑开 3～4 个气管软骨环。

（4）放置大小适当的气管套管：气管切开后立即用气管牵开钳或弯血管钳撑开软骨环切口，清除气管内血液或分泌物，插入适宜的气管套管，并立即拔出管芯，然后将套管两侧的纱布带打结固定气管套管于颈部（图 20－8 B）。

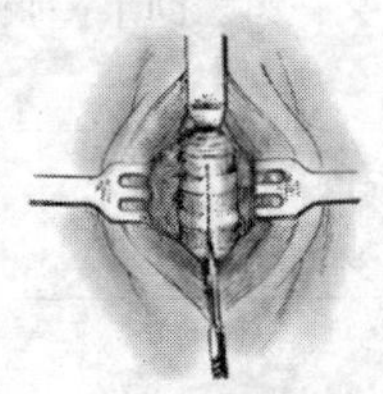

A. 找到气管

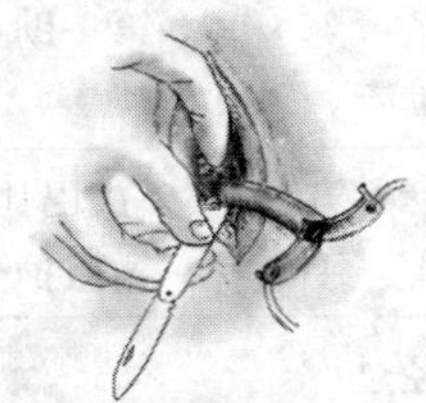

B. 置入气管套管

图 20－8　气管切开术

（5）缝闭切口。如果切口较长，可在切口之上缝合 1～2 针，若切口不大时，切口下端可不必缝合，以防发生皮下气肿。切口外面以剪开一缺口的无菌纱布覆盖。术毕。

[附] 动物外科手术记录（范文）

手术台号：1
手术日期：2009 年 12 月 18 日上午 8 时 50 分至上午 10 时 10 分
手术名称：阑尾切除术
手术者：陈××，第一助手：王××，第二助手：张××，第三助手：李××
动物麻醉方法：3% 戊巴比妥钠腹腔内注射麻醉； 麻醉者：手术者，器械护士：刘××
手术经过： 　　麻醉成功后，仰卧位，腹部常规消毒及铺无菌巾。取腹部正中切口，长约 15cm，逐层开腹。探查无气体、液体溢出，腹腔内无渗液。腹膜无充血、水肿，大网膜正常。沿盲肠及结肠带找到阑尾，阑尾位于回盲部内下方，见阑尾粗大，如末指头粗，表面无充血、水肿，遂行阑尾切除术。 　　提起阑尾，分离及离断阑尾系膜，阑尾动脉处双重结扎。距阑尾根部 1cm 的盲肠壁上用 4 号丝线作一浆肌层荷包缝合（备用）；距阑尾根部 0.5cm 处以直血管钳压榨阑尾一次，松钳，在压迹处用 7 号丝线结扎。周围用纱布保护，距结扎线远端 0.5cm 处用直钳夹住阑尾，用刀紧贴直钳切断阑尾。保留的阑尾残端依次用 2% 碘酒、75% 酒精、生理盐水棉枝处理。助手用钳夹住阑尾根部结扎线头，将残端推向盲肠，术者提起荷包缝合线收紧结扎，将残端埋入盲肠内。

（续上表）

检查创面无活动性出血，清点敷料器械准确无误后逐层缝闭切口。术毕。 术后评语：麻醉满意，术程顺利，生命体征平稳，术中出血约20mL，无输血，补液500mL，术毕安返。切除标本解剖后送病理检查。 手术医生签名：陈×× 记录时间：2010 年 4 月 18 日

（陈创奇　陈泓磊）